Dylan Werner

PRANAYAMA
ATEM IST LEBEN

Bibliografische Information der Deutschen Nationalbibliothek
Die Deutsche Nationalbibliothek verzeichnet diese Publikation in der Deutschen Nationalbibliografie. Detaillierte bibliografische Daten sind im Internet über https://dnb.de abrufbar.

Für Fragen und Anregungen
info@m-vg.de

Wichtiger Hinweis
Dieses Buch ist für Lernzwecke gedacht. Es stellt keinen Ersatz für eine individuelle medizinische Beratung dar und sollte auch nicht als solcher benutzt werden. Wenn Sie medizinischen Rat einholen wollen, konsultieren Sie bitte einen qualifizierten Arzt. Der Verlag und der Autor haften für keine nachteiligen Auswirkungen, die in einem direkten oder indirekten Zusammenhang mit den Informationen stehen, die in diesem Buch enthalten sind.

Ausschließlich zum Zweck der besseren Lesbarkeit wurde auf eine genderspezifische Schreibweise sowie eine Mehrfachbezeichnung verzichtet. Alle personenbezogenen Bezeichnungen sind somit geschlechtsneutral zu verstehen.

2. Auflage 2025

Türkenstraße 89
80799 München
Tel.: 089 651285-0

Die englische Originalausgabe erschien 2021 bei Victory Belt Publishing Inc. c/o Simon & Schuster, Inc. unter dem Titel *The Illuminated Breath. Transform Your Physical, Cognitive & Emotional Well-Being by Harnessing the Science of Ancient Yoga Breath Practices.* Copyright © 2021 by Dylan Werner. All Rights Reserved.

Übersetzung: Mark Bergmann
Redaktion: Stefanie Heim, Berlin
Umschlaggestaltung: Manuela Amode, München
Umschlagabbildung: riva Verlag, unter Verwendung von Shutterstock/Oleh Markov, maglyvi, natrot
Illustrationen im Innenteil: Dylan Werner
Layout: Kat Lannom, Katja Muggli
Satz: Satzwerk Huber, Germering, Katja Gluch
Druck: Balto Print UAB, Litauen
Printed in the EU

ISBN Print 978-3-7423-2046-9
ISBN E-Book (EPUB, Mobi) 978-3-7453-1804-3

Wir produzieren nachhaltig
www.m-vg.de

Weitere Informationen zum Verlag finden Sie unter
www.rivaverlag.de
Beachten Sie auch unsere weiteren Verlage unter www.m-vg.de

Dylan Werner

PRANAYAMA
ATEM IST LEBEN

Entdecke die Atemtechniken des Yoga, um physische, mentale und emotionale Stärke zu erlangen

riva

Inhalt

Vorwort ... 6

Einführung: Entfessle die Kraft deiner Atmung ... 10
Fernöstliche Philosophie trifft auf westliche Wissenschaft ... 12
So verwendest du dieses Buch ... 15

Kapitel 1: Die Physiologie der Atmung ... 19
Zellatmung ... 20
Das Kohlensäure-Bicarbonat-Puffersystem ... 22
Kohlendioxid und der Bohreffekt ... 24
Die oberen Atemwege ... 28
Die Bedeutung von Stickstoffmonoxid ... 30
Die Lunge ... 32
VO_2 max ... 35
Die Atemmuskulatur ... 36
Klinische Werte versus tatsächliche Werte ... 39
Die Vorteile des Unteratmens ... 41
Effekte des Höhentrainings durch Atemübungen ... 43
Überatmen im Yoga ... 45
Lernen, weniger zu atmen ... 47
Haltung und Atmung ... 49

Kapitel 2: Systeme der Balance ... 55
Das autonome Nervensystem und die Polyvagaltheorie ... 57
Die Nadis: Kanäle der Energie ... 76
Die Gunas: Ausdruck von Energie ... 83
Die Prana Vayus: ein Beziehungssystem ... 91
Zusammenführen der Systeme ... 99

Kapitel 3: Pranayama – die yogische Atemmethode **105**
Yoga: Die Philosophie der Verbindung 106
Atmung und die Kraft der Intention 110
Die Komponenten der Atmung 111
Energetische Verschlüsse – die Bandhas 117
Pranayama-Übungen 122
Pranayama-Effekte 182

Kapitel 4: Atemsequenzen erstellen **185**
Was es bei Atemsequenzen zu beachten gilt 186
Die Atemsequenzwelle 200

Kapitel 5: Atemsequenzen mit verschiedenen Funktionen **211**
Gleichmut 212
Tiefenentspannung 217
Energieschub 222
Stress- und Angstlinderung 229
Schlaf 235
Konzentration und Gedächtnis 243
Sportliche Leistung 250
Schnellerer Stoffwechsel und Gewichtsverlust 259
Libido und sexuelle Erregung 266
Regeneration nach dem Training 273
Eine Chance für Wachstum 281

Epilog: Atmen lernen 284
Über den Autor 290
Quellenverzeichnis 291
Register 295

Vorwort

Es heißt, man solle ein Buch niemals mit Details versehen, die darauf schließen lassen, wann es verfasst wurde. Details also, durch die das Buch und sein Inhalt mit der Zeit veraltet erscheinen könnten. Doch Anfang des Jahres 2020 geschah etwas so Unerwartetes und Katastrophales, dass diese alte Regel für das vorliegende Buch ihre Gültigkeit verlor. Die gesamte Erde befand sich plötzlich im Kampf mit einer Krankheit namens COVID-19. Und während Menschen in aller Herren Länder ihre Bürgerpflicht wahrnahmen und sich in ihre Wohnungen und Häuser zurückzogen, stürmten Einsatz- und Rettungskräfte an die vorderste Front, um die Welt wieder in ihre Fugen zu bringen. Ärzte, Krankenschwestern und Co. bekamen es mit einer Atemwegserkrankung zu tun, die vor allem jene besonders hart traf, die ohnehin schon Schwierigkeiten mit ihrer Atmung hatten. Während Kranke an Beatmungsgeräten hingen und die Gesunden oder Asymptomatischen Münder und Nasen mit Masken bedeckten, veränderte die Welt kollektiv ihre Atmung.

Vor diesem Hintergrund hat Dylan Werner in einer kleinen Wohnung in London Tag und Nacht still und einsam für dieses Buch recherchiert, es geschrieben und illustriert. Als er mich anrief, um mir zu sagen, dass er etwas schreiben wolle, dass »lustigerweise nichts mit Yoga, sondern mit Atmung« zu tun habe, musste ich daheim, an meinem eigenen kleinen Rückzugsort, lächeln. Denn ich wusste, dass das – was immer er schreibt – von Herzen kommen, philosophisch, innovativ und vor allem nützlich sein würde. In diesem Moment und in allen noch folgenden, in einer globalen Pandemie oder Zeiten körperlichen Wohlbefindens über alle Grenzen hinweg, benötigen wir eine Anleitung für eine der fundamentalsten Tätigkeiten, die wir unablässig ausführen: Atmen. Mit anderen Worten: *Pranayama* ist absolut zeitlos. Dylan – ein renommierter Yogalehrer, der noch immer voller Demut dazulernt – erklärt in diesem, seinem ersten Buch, warum er über mehr als genug Erfahrung verfügt, um uns den richtigen Weg zu weisen.

Während die meisten Autoren eine oftmals zurückhaltende Distanz zwischen sich und dem inhaltlichen Gegenstand ihres Werks wahren, so als würden sie so ihr herausragendes theoretisches Wissen dazu unterstreichen wollen, taucht Dylan spielerisch und mit vollem Herzen in sein Thema ein: die Geschichte und Methodik der Atmung. Dabei motiviert er seine Leser, ebenso eifrig und neugierig zu sein wie er und auch jene Sache zu üben, die auf den ersten

Blick banal erscheint. Wir alle atmen doch, warum sollten wir etwas lernen, das wir längst beherrschen? Dylan räumt in diesem Buch mit Missverständnissen zur vermeintlich einfachen Atemarbeit auf. Er geht auf die Funktion und Physiologie von Atmung ein und erklärt, was auf biologischer und sogar kognitiver Ebene passiert, wenn wir etwa überatmen oder hauptsächlich durch den Mund Luft holen. Anhand aufschlussreicher praktischer Beispiele plädiert er für einen ausgewogenen, intelligenten und heilsamen Lebensentwurf – in jeder Sekunde und während jedes Atemzugs unseres Alltags. Er erläutert – nicht als distanzierter Beobachter, sondern als ein engagierter und erfahrener Praktiker – zeitgenössische und altbewährte Methoden sowie deren mögliche Einsatzgebiete, ihre Abwandlungen und Vorteile und schafft Fehlinterpretationen und Mythen aus der Welt. Dylan erklärt mithilfe von Erläuterungstexten, Schritt-für-Schritt-Anleitungen und umfangreichen Schaubildern nicht nur, wie sich die Atmung modifizieren lässt, um bestimmte Ergebnisse zu erzielen, sondern auch, wie Atemsequenzen verändert oder miteinander kombiniert werden können, um sie individuell an den Lernenden anzupassen. Kurzum: *Pranayama* ist kein reines Lehrbuch, sondern vielmehr eine durch den Leser gestaltbare Anleitung, die sich nicht an imaginierte Statisten richtet, sondern an echte Individuen.

Dylan und ich unterhielten uns mehrfach über die Hürden beim Vollenden eines Manuskripts – in welche Richtung es überhaupt gehen soll, wie genau man es dann formt und wie man es schließlich zu Ende bringt. Während eines dieser Gespräche erzählte ich ihm von einem ganz außergewöhnlichen Gemälde Rembrandts namens »Der Künstler in seinem Atelier«. Darauf abgebildet ist im Vordergrund eine gewaltige, bedrohlich wirkende Staffelei, auf der eine ebenso große Leinwand ruht. Wir sehen nur die Rückseite des Gemäldes und wenn wir unseren Blick nach links wandern lassen, erkennen wir einen winzigen Maler, im Schatten des vor ihm thronenden Werks. Als ich Dylan das Bild zeigte, stellte ich mir vor, wie er die Aufgabe, die vor ihm lag – die sprichwörtlich blanke Leinwand –, als solche erkennen würde. Außerdem stellte ich mir vor, wie er auf die Staffelei klettert und einen einarmigen Handstand darauf ausführt.

Zweck dieser kleinen Anekdote soll nicht Lobhudelei zum Debüt eines zweifellos talentierten Autors sein. Stattdessen will ich damit betonen, dass wir jedes noch so große Gemälde zu unserer Zufriedenheit vollenden können, wenn wir es Pinselstrich für Pinselstrich angehen. Greifen wir jedoch ängstlich nach dem Pinsel, wird das Ganze zum schmerzhaften Krampf.

In diesem Buch zeigt uns Dylan, dass im Alltag dasselbe gilt. Wenn wir uns einzig auf die Zukunft konzentrieren, auf die Jahre, die noch vor uns liegen, und deshalb bei jeder Bewegung gespannt den Atem anhalten, dann werden wir von der Größe der leeren Leinwand schier überwältigt sein. Doch wenn wir von Tag zu Tag denken und von Atemzug zu Atemzug, dann werden wir nicht nur ein bewundernswertes Gemälde fertigen, sondern dies im Zustand absoluter Gesundheit vollbringen. Es kommt nicht darauf an, bloß am Leben zu sein – sondern darauf, aktiv zu leben.

Dylan Werners *Pranayama* erklärt uns eine vermeintlich einfache Sache, die wir schon tun, seit wir das Licht der Welt erblickt haben, ganz neu. Dabei enthüllt er, welch profunden Einfluss diese wohl unmerklichste unserer Tätigkeiten, das Atmen, auf unser Leben hat. Denn letztlich ist Atmung das Allerwichtigste.

Kiersten Jakobsen, PhD

EINFÜHRUNG

Entfessle die Kraft deiner Atmung

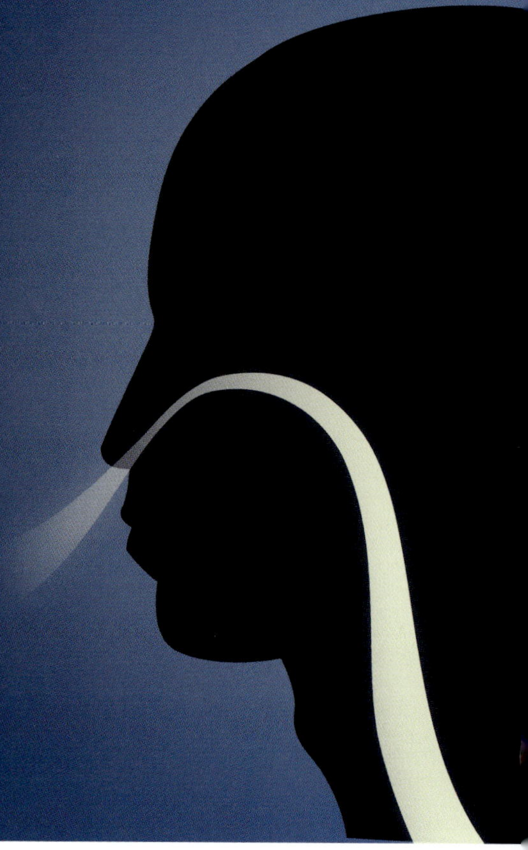

Atmen ist eine unserer natürlichsten Tätigkeiten. Vom ersten Atemzug an bis zum letzten verbringen wir unser gesamtes Leben in einem immerwährenden Kreislauf aus Ein- und Ausatmen. Dennoch wurde nur wenigen von uns beigebracht, wie und warum man atmet, wie uns Atmung emotional, energetisch, physisch und spirituell beeinflussen kann oder wie wir unsere Atmung für positiven Wandel nutzen können.

2009 kam ich mit *Pranayama* zum ersten Mal mit irgendeiner Art von Atemübung in Berührung. *Pranayama*, eine yogische Atemübung, existiert bereits seit Tausenden von Jahren. Doch trotz ihrer langen Geschichte sind nur wenige schriftliche Aufzeichnungen erhalten. Die Übungen wurden meist von Lehrer zu Schüler weitergegeben, wodurch sich viele abgewandelte Lehren verbreiteten. Als junger Schüler fiel mir auf, dass verschiedene Lehrer dieselben Praktiken mit unterschiedlicher Methodik erklärten und ihnen eine immense Bandbreite körperlicher und energetischer Wirkungen zuschrieben.

Als ich mich auf der Suche nach Antworten historischer Literatur zuwendete, fand ich darin kaum Details zu diesen Praktiken und ihrem Nutzen. Die Texte waren häufig mystischer Natur und basierten auf keinerlei physiologischem Fundament, das den körperlichen Nutzen der Übungen erklären konnte. Auch als ich mir aktuelle Studien zum Thema *Pranayama* durchlas, fand ich nur wenige Belege dafür, wie oder weshalb die Praktiken ihre Wirkung entfalten. Die Informationen, die sich hinter zitierten Quellen verbargen, mit denen bestimmte Behauptungen gestützt werden sollten, waren häufig falsch, irreführend oder schlicht frei erfunden. In aller Regel folgten auf eine knappe Beschreibung der Übung nur eine Reihe allgemeiner Hinweise zu einigen körperlichen Vorteilen.

Glücklicherweise lernte ich im Laufe der Zeit ein paar Lehrer kennen, die mir diese Atemtechniken nicht nur demonstrierten, sondern mir auch die Physiologie und den Nutzen dahinter erklären konnten. Diesen Lehrern, die mir ihr Wissen anvertrauten und mir damit die richtige Richtung wiesen, bin ich heute sehr dankbar. Wenn man sich neues Wissen aneignen möchte, ist eine der größten Herausforderungen, die richtigen Fragen zu stellen. Denn beim Versuch, richtige Antworten auf falsche Fragen zu finden, stehen wir oft mit leereren Händen da als vorher. Während ich mich eingehender mit Atemtraining befasste, begann ich mich auch immer mehr für die emotionalen und energetischen Effekte der Atmung zu öffnen. Anfangs stand ich allem, was nur im Entferntesten mit Spiritualität zu tun hatte, skeptisch gegenüber. Weite Teile der yogischen Philosophie sprachen mich schlicht nicht an, weil ich nicht einsah, in welcher Weise sie mir nützlich sein sollten. Anfangs fand ich etwa das Konzept der Chakren (kleine Energiezentren im Körper) spannend, verstand aber nicht, wie mir das Wissen über sie helfen sollte. Ich bin meinen Trainern zu großer Dankbarkeit verpflichtet. Sie nahmen mich an die Hand und zeigten mir, was zu sehen ich selbst nicht in der Lage war. Doch selbst als ich mein Verständnis von *Prana* (die Sanskritbezeichnung für »Energie«) und den physiologischen Effekten von Atmung erweitert hatte, brauchte ich Jahre, um ihre Zusammenhänge zu verstehen. Heute weiß ich zwar, dass beide zwei Seiten derselben Medaille verkörpern, dennoch ist mir bewusst, dass ich noch ganz am Anfang meines Wegs stehe, das Potenzial zu begreifen, mit dem Atmung unser Leben auf bedeutsame und transformative Weise beeinflussen kann.

Fernöstliche Philosophie trifft auf westliche Wissenschaft

Während meines Studiums der Atmung begann ich zu realisieren, dass ich mich auf zwei parallel verlaufenden Pfaden gleichzeitig bewegte. Auf dem ersten erforschte ich die physiologischen Effekte mithilfe moderner Wissenschaft, auf dem zweiten untersuchte ich mithilfe fernöstlicher und yogischer Weisheiten die energetischen Bewegungen des Prana. Dabei erkannte ich eines Tages, dass diese beiden Systeme im Grunde dieselbe Sache erklärten – nur eben in unterschiedlichen Sprachen. Als noch faszinierender empfand ich, dass die Atmung das fernöstliche und das westliche System auf dieselbe Weise beeinflusst.

Das autonome Nervensystem ist gewissermaßen unser westliches Energiesystem. Es beeinflusst unsere emotionalen und physischen Reaktionen auf Situationen, die Angst, Furcht, Gefahr, das Gefühl von Behaglichkeit oder Sicherheit auslösen. Es hält eine innere Stabilität aufrecht und kontrolliert all unsere wichtigen Organe sowie das kardiorespiratorische System. Das autonome Nervensystem reguliert diese Funktionen mit seinen Nebenzweigen: Die meisten haben sicher schon einmal vom sympathischen und parasympathischen Nervensystem gehört; die wenigsten aber wissen, dass sich das autonome Nervensystem mithilfe der Polyvagaltheorie in drei Nebenzweige untergliedern lässt. Dank dieser Theorie bekommen wir ein tieferes Verständnis davon, wie das Nervensystem Emotionen und soziales Engagement beeinflusst. Die Hauptaufgabe des autonomen Nervensystems ist es, das innerkörperliche Gleichgewicht, die sogenannte Homöostase, aufrechtzuerhalten. Zu viel vom einem erzeugt ein Defizit des anderen, die Folgen sind Funktionsstörungen und Ungleichgewichte körperlicher sowie emotionaler Natur.

Die Atmung hat einen unmittelbaren Effekt auf das Nervensystem und kann dessen Balance direkt beeinflussen. Einatmen stimuliert das sympathische Nervensystem und ausatmen das parasympathische Nervensystem. Sobald wir verstanden haben, dass das autonome Nervensystem unsere Emotionen, Stimmung, Herzfrequenz, Verdauung, Sexualität und vieles mehr kontrolliert und unsere Atmung direkte Änderungen in diesem System hervorrufen kann, werden wir erkennen, welche Macht wir über den physischen Teil unseres Körpers und unsere Emotionen besitzen.

Yoga zeichnet sprichwörtlich unterschiedliche Landkarten, die uns helfen, ein und dieselbe Region über einen anderen Bezugspunkt zu betrachten. Stelle dir eine Karte mit der Topographie Kaliforniens vor, dazu eine weitere mit dem Straßennetz des US-Bundesstaats und eine dritte, auf der die Umrisse der dortigen Städte skizziert sind. Alle drei Karten vermitteln uns einen anderen Blick auf Kalifornien. Dennoch spielt es keine Rolle, welche Karte wir uns anschauen, während wir die Küste hinauffahren – wir fahren stets in die gleiche Richtung.

Dasselbe gilt für die verschiedenen yogischen Energiesysteme. Diese Yogaphilosophien helfen, Ungleichgewichte in unserem Leben zu identifizieren, und zeigen uns, in welche Richtung wir uns energetisch bewegen müssen, um wieder Balance, Frieden und Harmonie herzustellen. Um unsere Ungleichgewichte besser zu verstehen, können wir beispielsweise unser Wissen über die *Gunas* nutzen, die physischen Manifestationen von Energie, die in allen Dingen existiert. Die drei *Gunas* repräsentieren den kontinuierlichen Fluss energetischer Bewegung, vom Aufsteigen und Ausbreiten bis hin zum Absinken und Zusammenziehen. Diese Energieströme finden Ausdruck in der Natur und in uns selbst. Die *Gunas* stehen für unsere physischen und emotionalen Attribute und bieten uns eine andere Art von Karte, mit deren Hilfe wir unser Selbst besser verstehen können, um so ein bewussteres und gesünderes Leben zu führen. Die Energie der *Gunas* fließt genauso im Einklang mit der Atmung wie das autonome Nervensystem. Wenn wir einatmen, steigt unsere Energie auf und breitet sich aus, und beim Ausatmen sinkt sie wieder und zieht sich zusammen. Während wir uns in unserer Umwelt zurechtfinden, lernen wir, diese Karten zu nutzen. Und wenn wir einmal das Gefühl haben, wir hätten uns verlaufen, dann können diese Systeme uns Auskunft darüber geben, in welche Richtung wir weiterziehen sollten.

Unsere Atmung beeinflusst nicht nur auf ganz tiefgreifende Weise unsere Emotionen, sondern auch unsere Physiologie. Nur mithilfe unserer Atmung können wir den pH-Wert unseres Bluts verändern, unsere Herzfrequenz beschleunigen oder verlangsamen, unseren Blutdruck senken, die Fähigkeit verbessern, uns zu konzentrieren und neue Erinnerungen zu formen, unsere sportliche Leistungsfähigkeit steigern und vieles mehr.

Die große Frage lautet also: Wie können wir Atmung – die uns jederzeit zur Verfügung steht, egal wo wir sind oder was wir auch tun – einsetzen, um unsere Absichten zu manifestieren und uns näher an unsere Ziele heranzuführen? Jede Atemtechnik oder *Pranayama*-Übung besitzt einzigartige Eigenschaften und eröffnet verschiedene Möglichkeiten, Körper und Geist zu beeinflussen. Typischerweise löst eine einzelne Atemtechnik mehrere Effekte aus und ist für eine ganze Reihe von Anwendungen geeignet. Wenn wir verstehen, was Atmung bewirkt und vor allem wie und warum sie es tut, dann können wir jede dieser Techniken individuell anpassen, mehrere Techniken miteinander kombinieren, nur die Komponenten von Übungen herauspicken, die uns physisch oder energetisch näher an unsere Ziele und Absichten heranbringen, und diese Atemtechniken in einer bestimmten Reihenfolge ausführen, die ihre Effekte betont und sogar noch verstärkt.

Ich habe diese Methode der Atemsequenzierung entwickelt und in den vergangenen Jahren mit Tausenden Menschen auf der ganzen Welt geteilt. Es handelt sich dabei um kein traditionelles *Pranayama*-Konzept und meine Methode ist deutlich komplizierter als die meisten anderen Atemübungen, die du sonst finden wirst. Was ich in diesem Buch anbiete, ist gleichermaßen neu und uralt. Ich habe nicht die Absicht, Wissen, das jahrtausendelang weitergegeben wurde, abzugrenzen von neuesten Forschungsergebnissen und physiologischen Entdeckungen. Stattdessen verwende ich einen Ansatz, den ich in all den Jahren des Yogatrainings und -studiums gelernt habe: Alles hängt miteinander zusammen und baut aufeinander auf. Es gibt keine Trennung zwischen Geist, Körper und Seele. Das einende Element ist ganz klar unsere Atmung. Nur mit einem derart ganzheitlichen Ansatz werden wir zu umfassenden Ergebnissen gelangen.

Obwohl Atmung simpel erscheint, weil sie nur aus Einatmen, innerer Retention, Ausatmen und äußerer Retention besteht, so sind diese vier Phasen doch unglaublich komplex. Bereits das Verändern nur eines Elements kann praktisch jeden Aspekt des Lebens ein wenig beeinflussen, so wie jede Farbe eines Regenbogens aus einer Kombination der Farben Rot, Gelb und Blau entsteht. Beim Erkennen der Möglichkeiten, die Atmung uns bietet, sind wir beinahe wie angehende Künstler, die erstmals lernen, wie sie diese Farben vermischen können. Für viele von uns ist Atmung ein Werkzeug, von dem wir nie wussten, wie man es verwendet – oder dass wir es überhaupt besitzen.

So verwendest du dieses Buch

Dieses Buch ist in fünf Kapitel untergliedert. Das erste Kapitel erklärt die Physiologie der Atmung, die anatomischen Strukturen, die daran beteiligt sind, und die physischen Effekte, die sie auf Körper und Geist ausübt. Für jene, die mit Anatomie sonst wenig am Hut haben, können diese Informationen mitunter recht schwer verständlich sein. Deshalb habe ich wichtige physiologische Konzepte im gesamten Buch grafisch hervorgehoben und alles mit wissenschaftlichem Bezug wird mehrfach und auf verschiedene Arten erläutert, sodass du einen möglichst einfachen Zugang dazu findest. Die physiologischen Effekte und Erklärungen sind immer mit praktischen Atemübungen verknüpft. Nach dem Lesen dieses Buchs solltest du also gut mit den verschiedenen Konzepten vertraut sein.

Das zweite Kapitel behandelt etwas, das ich als »Gleichgewichtssysteme« bezeichne. Du lernst darin, wie Energie durch den Einfluss unseres Atems durch den Körper wandert. Wir beginnen mit dem Nervensystem, sowohl mit seinen physischen Funktionen im gesamten Körper als auch mit den emotionalen Auswirkungen, und arbeiten uns anschließend durch unterschiedliche Theorien, die uns helfen sollen, unsere Reaktionen und Tendenzen in Situationen zu verstehen, die aus unserer inneren und äußeren Umgebung erwachsen. Anschließend lernst du die fernöstliche Perspektive mit ihren Yogaphilosophien kennen und erfährst, wie Yoga die Art und Weise vorgibt, mit der Energie sich bewegt.

Im dritten Kapitel über *Pranayama* und die Konzepte hinter den yogischen Atemübungen geht es mit der fernöstlichen Philosophie weiter. Dabei wird jede *Pranayama*-Übung Schritt für Schritt erklärt, um ihre Technik, ihre energetischen, emotionalen und physiologischen Effekte sowie ihre Einsatzmöglichkeiten zu veranschaulichen.

Diese ersten drei Kapitel schaffen ein grundlegendes Verständnis der Atmung. Kapitel 4 zeigt, wie du diese *Pranayama*-Übungen und Atemkonzepte an deine individuellen Ziele anpassen und so sequenzieren kannst, dass sie den Zweck deines Trainings erfüllen.

Im letzten Kapitel stelle ich zehn von mir selbst kreierte Atemsequenzen vor, die unterschiedliche Aspekte und Umstände des Lebens abdecken, in denen Atmung als mächtiges Werkzeug zur Manifestation positiver Veränderungen eingesetzt wird und Gesundheit und Wohlbefinden nachhaltig beeinflussen können. Im Rahmen dieser Sequenzen vermittle ich Erkenntnisse, die ich während meines abwechslungsreichen Lebens gesammelt habe, und teile Informationen, die wir alle bereits kennen, vermutlich aber noch einmal hören sollten.

Ich möchte an dieser Stelle betonen, dass dieses Buch nicht nur für Yogapraktizierende geeignet ist. Es ist für jeden gedacht, der ein besseres, glücklicheres und gesünderes Leben führen möchte. Ich verwende eine Reihe von Yogakonzepten, Sanskritbegriffen, uraltem Wissen und *Pranayama*-Techniken, die seit Tausenden von Jahren praktiziert werden, um näher an Aspekte des Yoga heranzuführen. Ich möchte hingegen keine der metaphysischen Ideen zu Energie oder *Prana* vertiefen oder gar die physische Existenz solcher yogischen Konzepte belegen. Genauso wenig behaupte ich, dass sie nicht existieren. Ich erläutere jedes davon auf eine Weise, die es uns ermöglicht zu verstehen, welche emotionalen Umstände unseres Lebens ihnen zugrunde liegen und wie unsere energetischen Tendenzen zu diesem oder jenem Extrem hingezogen werden können. Diese Yogaphilosophien fungieren wie ein Vergrößerungsglas, durch das wir Teile unseres Lebens betrachten können, die uns vorher vielleicht gar nicht bewusst waren, die aber tief sitzende Quellen für Schmerzen und Leid sein können. Eine Karte ist nur dann nützlich, wenn wir wissen, wie man sie benutzt, und wenn sie uns den Weg dorthin zeigt, wo wir tatsächlich hinwollen. Ich bin überzeugt, dass diese Karten wertvolle Informationen darüber bereithalten, wie wir unsere Leben wieder in Balance bringen.

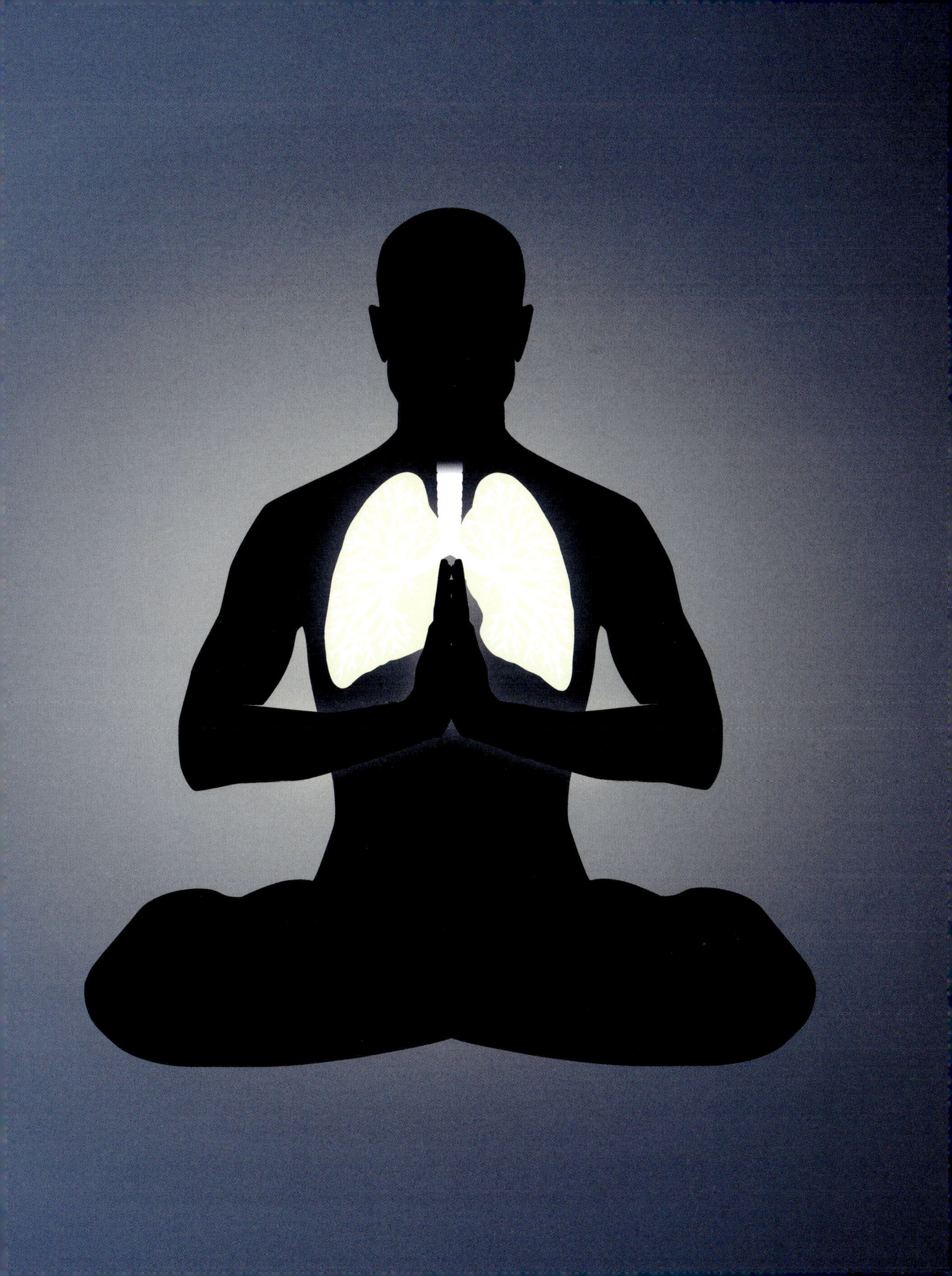

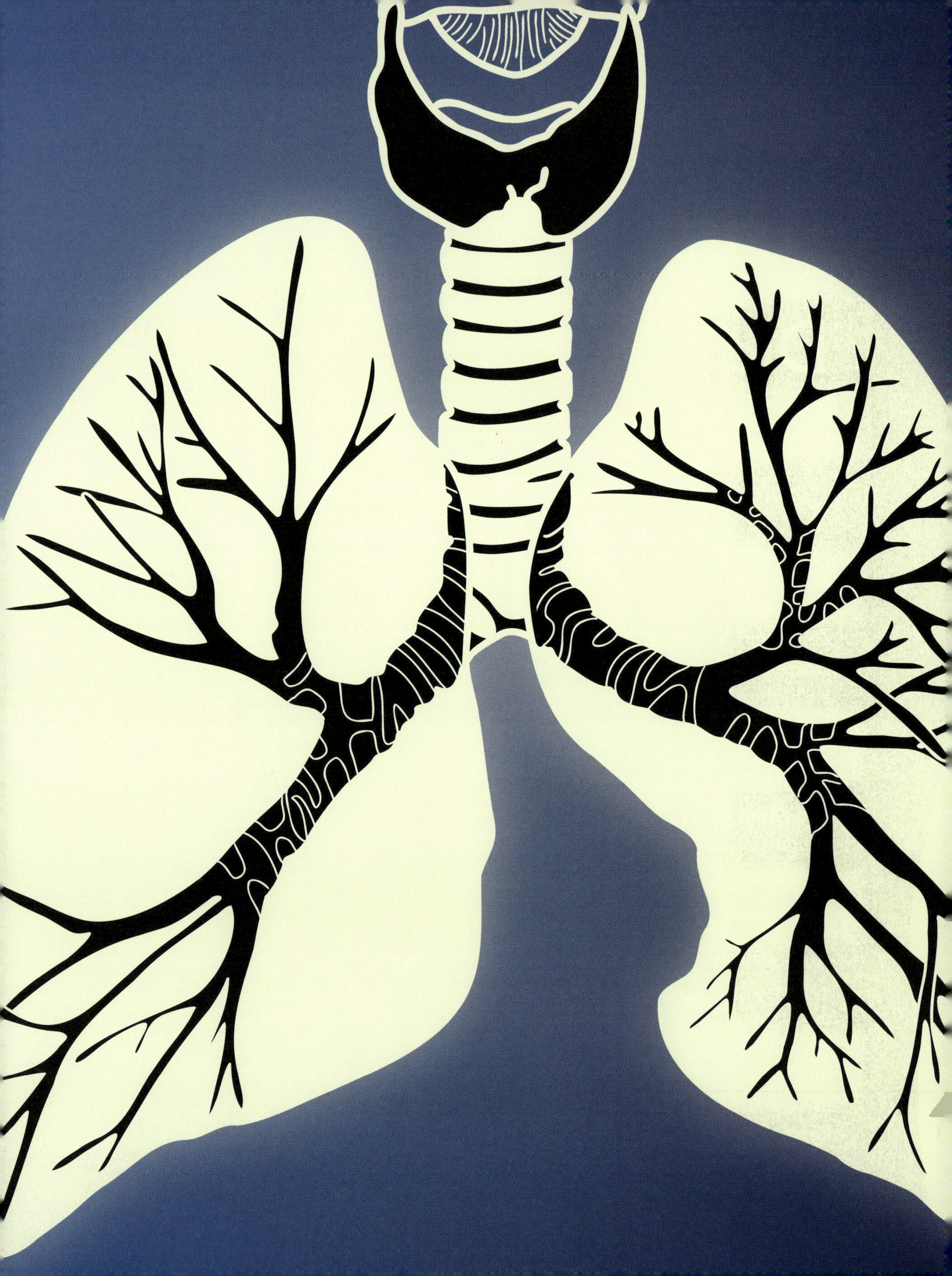

KAPITEL 1

Die Physiologie der Atmung

Wieso atmen wir? Das mag wie eine alberne Frage klingen, weil wir selbstverständlich atmen, um zu leben. Wir alle wissen, dass von allen Dingen, die wir zum Leben benötigen, Atmen das wichtigste ist. Atmung versorgt unsere Zellen mit Sauerstoff, sodass sie funktionieren, Energie erzeugen und Abfallstoffe beseitigen können. Doch unserer Atmung kommen mehr Aufgaben zu als bloßer Gasaustausch. Sie beeinflusst alles, vom Herz-Kreislauf-System bis zur Balance und Funktionalität des Nervensystems. Von ihr hängt ab, wie wir uns in schwierigen Situationen verhalten. Atmen hilft, den pH-Wert im Blut beizubehalten und zu regulieren, und bestimmt, wie effektiv wir Infektionen und Krankheiten abwehren. Gutes Atemtraining kann maßgeblich zu einer gesteigerten sportlichen Leistung und Erholung beitragen und sogar Gedächtnis, Lernfähigkeit und Konzentration verbessern. Wir können mithilfe der Atmung unsere Libido, Verdauung und vieles mehr verbessern.

Als Yogalehrer und Pädagoge bringe ich meinen Schülern bei, Stichworte wie »atme«, oder schlimmer noch: »einfach atmen«, zu vermeiden. Weil wir ständig atmen und sterben, wenn wir damit aufhören, werden selbst jene mal Luft holen, die ihren Atem anhalten – ob ihre Lehrer ihnen das nun vorgeben oder nicht. Es zählt nicht, dass wir »einfach atmen«, sondern wie wir atmen. Da unsere Atmung in der Lage ist, praktisch jede Facette unseres mentalen und körperlichen Wohlbefindens zu beeinflussen, können wir Kontrolle und Einfluss über dieses Wohlbefinden erlangen, indem wir lernen, korrekt zu atmen.

Zellatmung

Hauptzweck unserer Atmung ist es, durch Inhalation Sauerstoff aufzunehmen und durch Exhalation unnötige Gase loszuwerden. Beide Seiten dieses Atemzyklus fördern die Zellatmung, sprich den Vorgang, bei dem Zellen Energie produzieren. Dieser komplizierte Prozess ist mitunter schwer zu verstehen, aber das Konzept dahinter eigentlich recht simpel. Die Nahrung, die wir zu uns nehmen, wird im Rahmen der Verdauung aufgespalten, um Treibstoff für unsere Zellen bereitzustellen. Der wichtigste Treibstoff ist Glukose. Glukose und Sauerstoff verbinden sich in kleinen Zellorganellen, den sogenannten Mitochondrien. Die Mitochondrien wandeln dann Glukose und Sauerstoff in Kohlenstoffdioxid, Wasser und Energie um. Diese Energie entsteht in Form von Adenosintriphosphat, kurz: ATP, das der Körper als Treibstoff nutzen kann. Die wichtigste Aufgabe der Lunge ist es daher, Sauerstoff aufzunehmen, um die Zellatmung zu ermöglichen, und Kohlenstoffdioxid und Wasser auszuatmen. Dir war bislang vielleicht gar nicht bewusst, dass du beim Atmen auch Wasser ausstößt, aber wenn du einmal in deine Hand hineinatmest, kannst du die Feuchtigkeit spüren. Ein weiteres, vielleicht etwas greifbareres Beispiel für dieses Phänomen: Haucht man ein kaltes Glas mit warmer Atemluft an, läuft es an. Die dabei entstehende Dunstschicht ist nichts anderes als Wasser und Wärme aus deinem Atem.

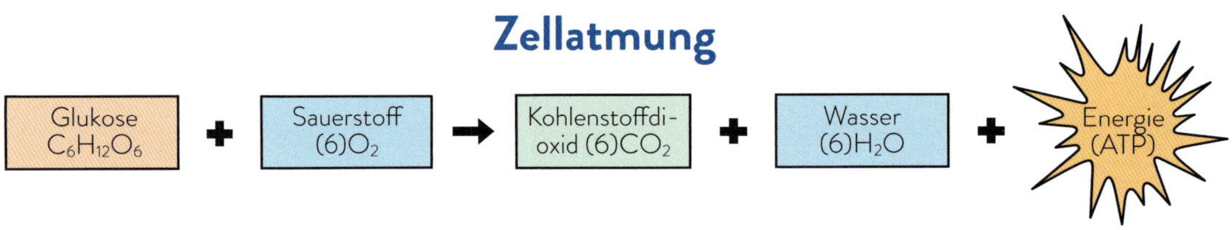

Bei der Zellatmung verbinden sich Glukose und Sauerstoff. Bei dieser chemischen Reaktion entstehen Energie sowie die Abbaustoffe Kohlenstoffdioxid und Wasser.

Atmung spielt auch eine wichtige Rolle bei der Regulierung des pH-Werts im Blut. Der normale Blut-pH-Wert beträgt 7,4, schwankt aber zwischen 7,35 und 7,45. Atmen wir schneller, steigt der pH-Wert und wir werden basischer. Verlangsamen wir unsere Atmung, sinkt der pH-Wert und wir werden saurer. Unser Körper überwacht den pH-Wert im Blut konstant und reguliert ihn, indem er Frequenz und Tiefe unserer Atemzüge entsprechend anpasst. Im Ruhezustand ist unsere Atmung langsam und flach. Gehen wir aber joggen, dann atmen wir schneller und tiefer. Diese beschleunigte Atmung spiegelt sowohl unseren erhöhten Energieverbrauch als auch die gestiegene Kohlenstoffdioxidproduktion wider, die den pH-Wert im Blut sinken lassen (was uns in einen sauren Zustand versetzt). Um dies zu regulieren, müssen wir also all das zusätzliche Kohlenstoffdioxid ausatmen.

Die pH-Skala

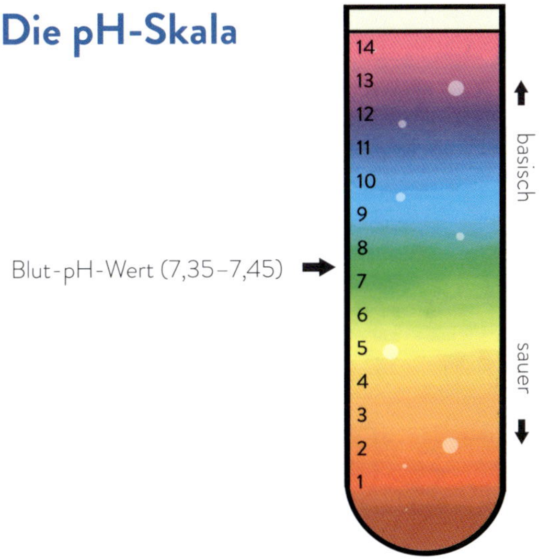

Die Abkürzung pH steht für »Potenzial des Wasserstoffs«. Die Skala reicht von 0 bis 14, wobei 0 in hohem Maße säurehaltig (wie Batteriesäure), 14 in hohem Maße basisch (wie flüssiger Rohrreiniger) und 7 neutral bedeutet (wie Wasser). Das pH-Gleichgewicht in unserem Blut ist äußerst empfindlich und liegt zwischen 7,35 und 7,45. Wird das Blut zu sauer oder zu basisch, kann das zu ernsthaften gesundheitlichen Problemen führen. Fällt der pH-Wert im Blut unter 6,8 oder steigt auf über 7,8, hat das den Tod zur Folge.

Das Kohlensäure-Bicarbonat-Puffersystem

Im Rahmen seines normalen Stoffwechselprozesses setzt der Körper Wasserstoffionen (H+) frei, die das Blut saurer machen. Befinden sich zu viele Wasserstoffionen im Blut, verbindet sie der Körper mit Bicarbonat (HCO_3-) und bildet daraus Kohlensäure (H_2CO_3). Anschließend ist er in der Lage, die Kohlensäure in Kohlenstoffdioxid (CO_2) und Wasser (H_2O) aufzuspalten, die dann ausgeatmet werden, wodurch das Blut wieder basischer wird. Werden wir aber zu basisch, verbindet sich das Kohlenstoffdioxid mit Wasser aus dem Blut, um daraus Kohlensäure herzustellen, wodurch das Blut wieder saurer wird und die übermäßige Alkalität neutralisiert.[1] Um dieses Buch so verständlich wie möglich zu halten, werde ich bei Verweisen auf die Wirkung von Kohlenstoffdioxid auf den Körper einfach von Kohlendioxid sprechen.

Puffersystem

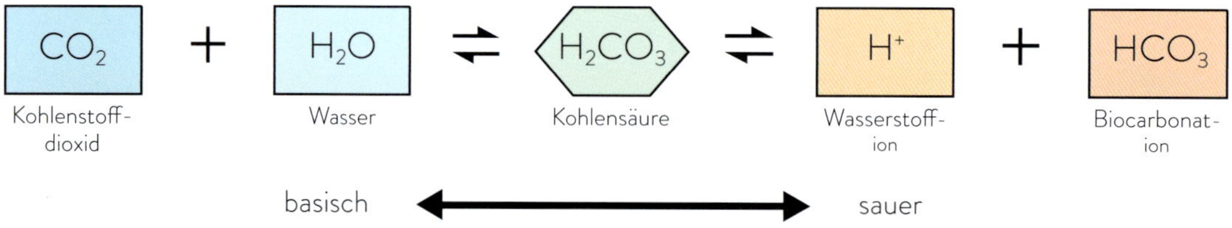

Das Kohlensäure-Bicarbonat-Puffersystem hält den pH-Wert im Blut auf einem gleichmäßigen Niveau. Ist das Blut zu sauer, mit zu vielen freien Wasserstoffionen, dann formen diese Wasserstoffionen gemeinsam mit Bicarbonat-Ionen Kohlensäure, die dann in Wasser und Kohlendioxid aufgespalten und schließlich mithilfe der Lunge ausgeatmet wird. Ist das Blut zu basisch, verbinden sich Wasser und Kohlendioxid zu Kohlensäure und der Prozess verläuft umgekehrt.

Unsere Atmung wird vom autonomen Nervensystem und vom zentralen Nervensystem gesteuert. Es handelt sich dabei also um einen unfreiwilligen Prozess, den wir in einem bestimmten Maß jedoch außer Kraft setzen können. (Siehe Kapitel 2, ab Seite 57, für mehr Informationen zum Nervensystem.) Wir sind etwa in der Lage, absichtlich zu hyperventilieren und dadurch unseren pH-Wert im Blut zu erhöhen, bis wir uns ganz schwindlig und benommen fühlen, ein Kribbeln in Gesicht und Körper spüren und Muskelspasmen in Händen und Füßen haben. Wenn wir längere Zeit schnell und tief atmen, verlieren wir irgendwann das Bewusstsein. Wir können auch versuchen, unseren Atem möglichst lange anzuhalten, bis unser Zwerchfell beginnt, sich zu verkrampfen und wir ein intensives Gefühl spüren, das als »Lufthunger« bekannt ist. Mit ausreichend Training und Disziplin schaffen wir es eventuell, den Drang, Luft zu holen, zu unterbinden, bis wir ohnmächtig werden. Üblicherweise übernimmt das autonome Nervensystem aber die Kontrolle, bevor wir das Bewusstsein verlieren, und stellt unsere natürliche Atmung wieder her. In den meisten Fällen wollen wir uns ohnehin nicht willentlich in derart extreme Zustände versetzen, aber unsere Fähigkeit, bewusst Frequenz, Rhythmus und Tiefe unserer Atmung zu verändern, verleiht uns die Macht, sie als effektives Werkzeug einzusetzen, mit dem sich Gesundheit, Gefühlszustand und Wohlbefinden verbessern lässt.

Ich führe mit meinen Schülern gern ein kleines Experiment durch, wenn ich zum Thema Atmung lehre. Die Ergebnisse dieses Experiments sind in der Regel in allen Gruppen gleich. Ich lasse die Teilnehmer etwa eine Minute lang sehr schnell und tief atmen, meist durch den Mund. Sobald die Minute um ist und alle sich benommen und schwindlig fühlen, frage ich sie, ob sie sich deshalb so fühlen, weil sie nun zu viel Sauerstoff im Gehirn haben. Die meisten antworten mit Ja.

Wir glauben, mehr atmen zu müssen, wenn wir mehr Sauerstoff in unsere Zellen befördern wollen, dabei spielt eigentlich Kohlendioxid die wichtigste Rolle in diesem Austauschprozess. Wir transportieren außerdem nicht mehr Sauerstoff in unsere Zellen, nur weil wir mehr Luft einatmen. Das liegt hauptsächlich daran, dass unser Blut bereits vollständig mit Sauerstoff gesättigt ist. Die Sauerstoffsättigung im Blut liegt bei einem gesunden Menschen normalerweise zwischen 95 und 99 Prozent. Dies bedeutet, das Hämoglobin der roten Blutkörperchen ist bereits mit so viel Sauerstoff beladen, wie es transportieren kann. Der Versuch, ihnen noch mehr Sauerstoff aufzuzwingen, würde zu keiner weiteren Verbesserung führen. Stelle dir einen völlig überfüllten U-Bahn-Waggon vor: Würde man dort zwei weitere Passagiere hineinzwängen, dürfte das weder den Beförderungsvorgang selbst verbessern noch die Stimmung bei jenen, die transportiert werden.

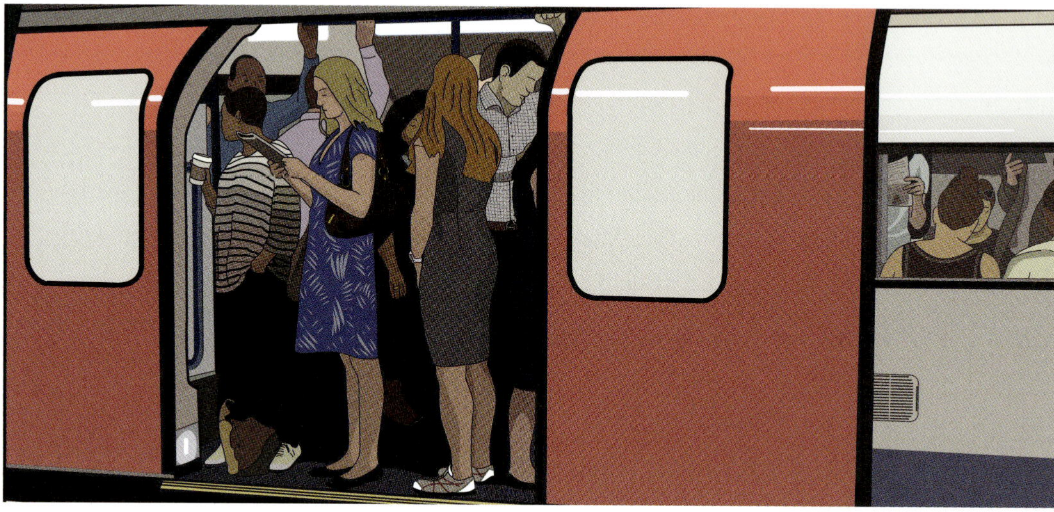

Dass wir mehr Sauerstoff aufnehmen, wenn wir mehr atmen, ist ein weitverbreiteter Irrglaube. Die normale Sauerstoffsättigung im Blut liegt bei einem gesunden Menschen zwischen 95 und 99 Prozent. Der Blutkreislauf funktioniert wie ein Netz aus U-Bahn-Linien, dessen »Züge« unsere roten Blutkörperchen sind, die Sauerstoff in unseren Körper transportieren. Sind diese Züge voll, bringt es nichts, noch mehr Passagiere hineinzuzwängen. Stattdessen müssen wir die Anzahl der Züge – also der roten Blutkörperchen – erhöhen und den Vorgang des Ein- und Aussteigens der Passagiere so effizient wie möglich gestalten.

Kohlendioxid und der Bohreffekt

Warum wird uns schwindlig, wenn wir zu schnell atmen? Um diese Frage zu beantworten, müssen wir zunächst verstehen, welche Rolle Kohlendioxid bei der Atmung spielt. Eine sehr bedeutende nämlich, und zwar bei jedem unserer Atemzüge. Es ist ein weitverbreiteter Irrglaube, dass wir atmen, wenn es uns an Sauerstoff mangelt. Tatsächlich wird unsere Atmung abhängig vom Kohlendioxidgehalt im Blut stimuliert. (Außer bei Menschen mit chronischen Atemwegserkrankungen wie Emphysemen oder einer chronisch obstruktiven Lungenerkrankung – kurz: COPD –, die mit abnormal hohen Kohlendioxidwerten leben und deren Atmung tatsächlich an einen niedrigen Sauerstoffwert gekoppelt ist.) Wenn wir unseren Atem anhalten, registrieren unsere Chemorezeptoren ein Absinken des pH-Werts – der

Säuregehalt im Blut steigt – und einen Anstieg des Kohlendioxidgehalts im Blut, was uns zum Luftholen animiert. Je höher der Kohlendioxidgehalt im Blut ist, umso größer ist auch der Drang zu atmen. Dieser wachsende Drang ist der Grund dafür, dass es mit der Zeit immer schwerer wird, die Luft anzuhalten. Wenn wir diesen starken Drang, Luft zu holen, verspüren, haben wir in der Regel noch mehr als genug Sauerstoff im Blut zur Verfügung. Wenn ich den Atem anhalte und dabei den Sauerstoffgehalt in meinem Blut messe, dann registriere ich erst nach etwa 3 Minuten Retention einen Abfall der Sauerstoffsättigung – also lange nach Einsetzen des Atemdrangs. Wie lange es dauert, bis der SpO_2-Wert (pulsoxymetrisch gemessene Sauerstoffsättigung) fällt, ist von Person zu Person unterschiedlich und hängt von einer Reihe verschiedener Faktoren ab – vor allem davon, wie viele rote Blutkörperchen im Körper existieren.

Wenn wir Luft holen, bindet sich das Hämoglobin in den roten Blutkörperchen an Sauerstoff, während es durch die Lunge wandert. Es entsteht Oxyhämoglobin. Die roten Blutkörperchen verteilen sich dann im gesamten Körper und versorgen alle Zellen mit Sauerstoff. Das einzige Problem bei diesem Prozess: Damit die roten Blutkörperchen den Sauerstoff wieder freigeben, benötigt das Oxyhämoglobin Kohlendioxid, um den Säuregehalt im Blut zu erhöhen und den Zellaustausch zu ermöglichen. Dieser physiologische Vorgang wird als Bohreffekt bezeichnet, benannt nach dem dänischen Physiker und Nobelpreisgewinner Christian Bohr. Der Bohreffekt beschreibt: »Die Sauerstoffbindungsaffinität von Hämoglobin ist abhängig vom Säuregehalt und der Kohlendioxidkonzentration im Blut.«[2] Hämoglobin ist ein eisenhaltiges Protein innerhalb der roten Blutkörperchen, das Sauerstoff transportiert. In jedem roten Blutkörperchen existieren etwa 270 Millionen Hämoglobinmoleküle und jedes dieser Moleküle ist in der Lage, vier Sauerstoffmoleküle aufzunehmen. Das bedeutet, dass jedes rote Blutkörperchen über eine Milliarde Sauerstoffmoleküle binden kann. Wenn der Kohlendioxidgehalt durch Zellatmung steigt, sinkt der pH-Wert im Blut und die Bindung zwischen Sauerstoff und Hämoglobin wird gelöst, wodurch der Sauerstoff in die Zellen abgegeben werden kann. Ist der Kohlendioxidspiegel niedrig und der pH-Wert im Blut hoch, können die roten Blutkörperchen ihren Sauerstoff dagegen nicht in die Zellen abgeben.

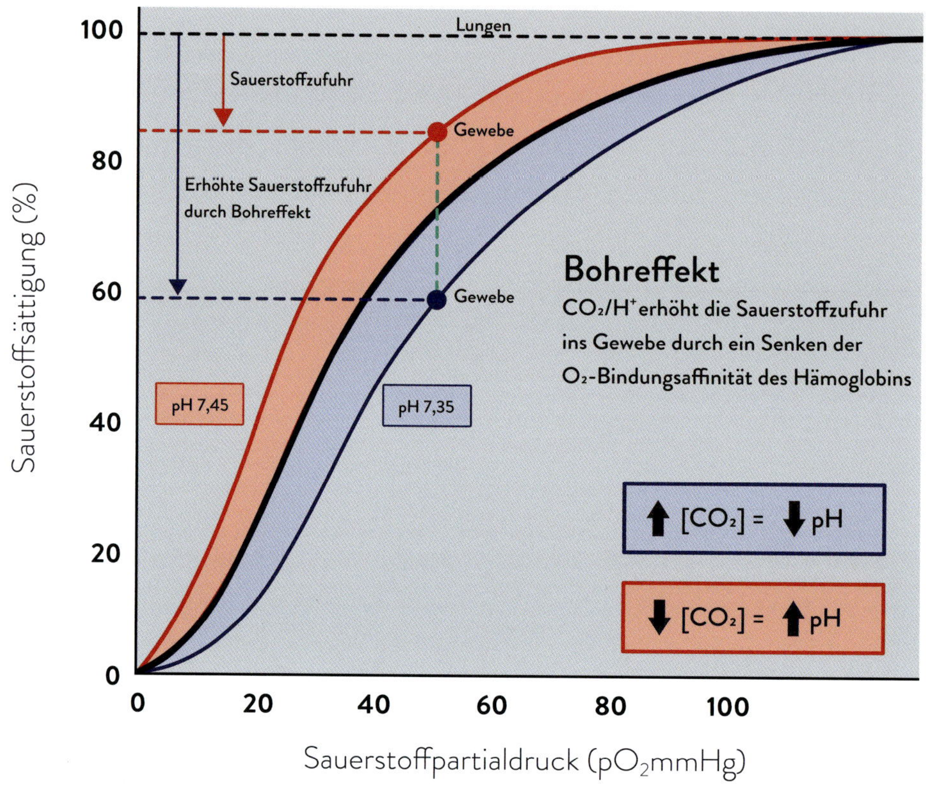

Sauerstoff besitzt eine starke Affinität für Hämoglobin, das Sauerstoff transportierende Protein der roten Blutkörperchen, er wird also davon angezogen. Diese Affinität sorgt dafür, dass der Sauerstoff sich in der Lunge ganz einfach an das Hämoglobin bindet. Damit der Sauerstoff ins Gewebe gelangt, muss er sich wieder von den roten Blutkörperchen lösen. Steigt der Kohlendioxidgehalt in Blut und Gewebe, sinkt der pH-Wert im Blut. Dieses Sinken des pH-Werts vermindert die Sauerstoffbindungsaffinität des Hämoglobins, wodurch der Sauerstoff in die Zellen abgegeben werden kann, wo er als Treibstoff fungiert. Der Bohreffekt zeigt, dass ein hoher Kohlendioxidspiegel und ein niedriger pH-Wert im Blut für eine verbesserte Sauerstoffzufuhr im Gewebe sorgen.

Unser Körper funktioniert nach dem Prinzip: »Wer rastet, der rostet.« Was immer wir auch tun, der Körper unterstützt uns dabei. Wenn wir joggen, arbeitet unser Körper darauf hin, dass wir bessere Jogger werden. Unsere Beinmuskulatur wird stärker, unsere Sehnen elastischer und unsere Ausdauer wird steigen. Sitzen wir dagegen häufig auf der Couch, dann wird unser Körper mit der Zeit richtig gut darin werden, auf der Couch herumzusitzen. Hauptanliegen des Körpers ist es zu überleben. Unser Überleben wiederum hängt davon ab, ob wir genügend

Energie haben, um unseren Körper mit Treibstoff zu versorgen und Reserven anzulegen für den Fall, dass uns der Treibstoff mal ausgehen sollte. Muskeln verbrauchen eine Menge Energie bilden sich daher auch zurück, wenn wir nicht mehr trainieren. Fett ist der Energiespeicher unseres Körpers, weshalb dieser jegliche überschüssige Energie als Fettgewebe ablagert.

Pro Sekunde sterben etwa zwei bis zweieinhalb Millionen unserer roten Blutkörperchen ab, während etwa dieselbe Menge im Knochenmark produziert wird, um sie zu ersetzen. Diese frischen roten Blutkörperchen leben dann 3 bis 4 Monate lang, bevor sie ebenfalls durch neue ersetzt werden, je nach aktuellem Bedarf des Körpers. Die Betonung liegt hierbei auf »aktuellem Bedarf«. Unser Körper reagiert dabei auf das, was wir getan haben, denn er weiß nicht, was wir künftig einmal tun werden. Wenn wir zu viel atmen (chronische Überatmung, die später noch erläutert wird), dann bleibt der Kohlendioxidspiegel auf einem niedrigen Niveau und die roten Blutkörperchen können keinen Sauerstoff in die Zellen abgeben. Der Körper glaubt dadurch, er hätte zu viele rote Blutkörperchen, weshalb er sie nicht mehr ersetzt, wenn sie absterben. Uns bleibt dann nur das absolute Minimum roter Blutkörperchen, das zum Überleben notwendig ist. Würden wir in einem solchen Zustand joggen gehen, wären wir verhältnismäßig schnell aus der Puste. Menschen, die chronisch überatmen, können deshalb auch nicht sonderlich lange die Luft anhalten. Weil sie nicht über genügend rote Blutkörperchen verfügen, sinkt ihr SpO_2-Spiegel zu schnell, um den plötzlich erhöhten Bedarf zu decken.

Kohlendioxid regt also unsere Atmung an und ermöglicht die Freigabe von Sauerstoff aus den roten Blutkörperchen, sodass er von Muskeln, Organen und allen anderen Zellen im Körper genutzt werden kann. Kohlendioxid weitet auch unsere Atemwege, sodass wir besser Luft bekommen; ein Prozess, den wir als Bronchodilatation bezeichnen. Es weitet zudem auch die Blutgefäße (Vasodilatation), wodurch der Blutdruck sinkt und das Blut mit weniger Aufwand für das Herz all unsere Extremitäten durchströmen kann. Das Gegenteil geschieht, wenn der Kohlendioxidspiegel im Blut zu niedrig ist – ein Zustand, der als Hypokapnie bezeichnet wird: Unsere Atemwege und Blutgefäße verengen sich. Auch die Blutgefäße, die zum Gehirn führen, werden bei sinkendem Kohlendioxidgehalt enger. Dadurch kommt im Hirn deutlich weniger Blut und Sauerstoff an, weshalb wir uns beim Hyperventilieren so schwindlig und benommen fühlen. Die Benommenheit spüren wir also nicht, weil wir zu viel Sauerstoff abbekommen, sondern zu wenig. Mehr Sauerstoff im Gehirn führt zu mehr Klarheit, höherer Aufmerksamkeit und besserer Konzentration.

Den Kohlendioxidspiegel zu erhöhen, indem man weniger atmet, bringt eine Reihe wirklich großartiger Vorteile. Deshalb geht es bei vielen Übungen in diesem Buch darum, den Atem komplett anzuhalten, einzelne Teile davon zu verlangsamen oder sich anzugewöhnen, schlicht weniger zu atmen. Die meisten Menschen, die überatmen, sind sich dessen gar nicht bewusst. Schaue in deiner Umgebung einmal, wie viele Menschen durch den Mund atmen. Jeder, der durch den Mund Luft holt, überatmet. Der Atemstrom durch die Nase ist um 50 Prozent geringer als der durch den Mund. Mit anderen Worten: Wenn wir durch den Mund Luft holen, atmen wir doppelt so viel ein, wie wir sollten, und erzeugen dadurch eine Abwärtsspirale. Mundatmung führt zu einem niedrigeren Kohlendioxidspiegel, weshalb die roten Blutkörperchen keinen Sauerstoff in die Zellen abgeben können und unsere Zellen nicht optimal versorgt werden. Die roten Blutkörperchen, die zur Lunge zurückzirkulieren, tragen indes noch ihre gesamte Sauerstofflast, was der Körper als Energieverschwendung interpretiert, denn die Herstellung neuer roter Blutkörperchen kostet Energie. Diese zurückkehrenden Zellen werden daher nicht mehr ersetzt, wenn sie absterben, weil der Körper dies nicht für nötig hält. Auf Dauer ist also weniger Sauerstoff transportierendes Hämoglobin im Umlauf, was wiederum dazu führt, dass wir während einer Tätigkeit schneller und tiefer Luft holen müssen. Dies wiederum verringert den Kohlendioxidwert noch stärker. Und so geht dieser Teufelskreis endlos weiter.

Die oberen Atemwege

Der Mund ist zum Sprechen, Essen und Trinken gedacht. Die Nase zum Atmen. Einige Atemübungen beinhalten auch das Luftholen durch den Mund oder das absichtliche Ausatmen von so viel Kohlendioxid wie möglich. Warum wir auch solche Übungen ausführen, werde ich später noch erläutern. Von diesen Ausnahmen abgesehen, ist nasale Atmung aber die korrekte Form des Luftholens.

Atmung beginnt also mit der Nase. In der Regel ist dabei immer ein Nasenloch ein wenig verengt und das andere fast komplett frei. Etwa alle 4 Stunden schwillt die Innenseite eines Nasenlochs an und das andere weitet sich. Dieses Phänomen bezeichnen wir als Nasenzyklus und bei etwa 80 Prozent aller Menschen findet dieser Wechsel des teilweisen Verschließens erst einen und dann des anderen Nasenlochs statt. Zweck des Nasenzyklus ist es, die Nasenlöcher beim Atmen wechselseitig zu beanspruchen, damit die Schleimhäute darin nicht austrocknen. Er hilft außerdem, den Geruchssinn zu verbessern, indem er dafür sorgt, dass die Atemluft durch das offene und das partiell geschlossene Nasenloch gleichzeitig schnell und langsam einströmt.

Neben der Atmung und der herabregulierten Luftzufuhr hat die Nase noch eine Reihe weiterer Funktionen. Sie erwärmt, befeuchtet und filtert die Atemluft und transportiert sie entlang der Nasenschleimhaut durch die Nasenhöhle.[3] Die Lunge benötigt warme, feuchte Luft, egal wie kalt es draußen ist oder wie hoch die Klimaanlage aufgedreht sein mag. Eine der beeindruckendsten Funktionen der Nase ist jedoch ihre Fähigkeit, beim Einatmen Stickstoffmonoxid zu produzieren, was beim Mundatmen nicht geschieht.

Obere Atemwege

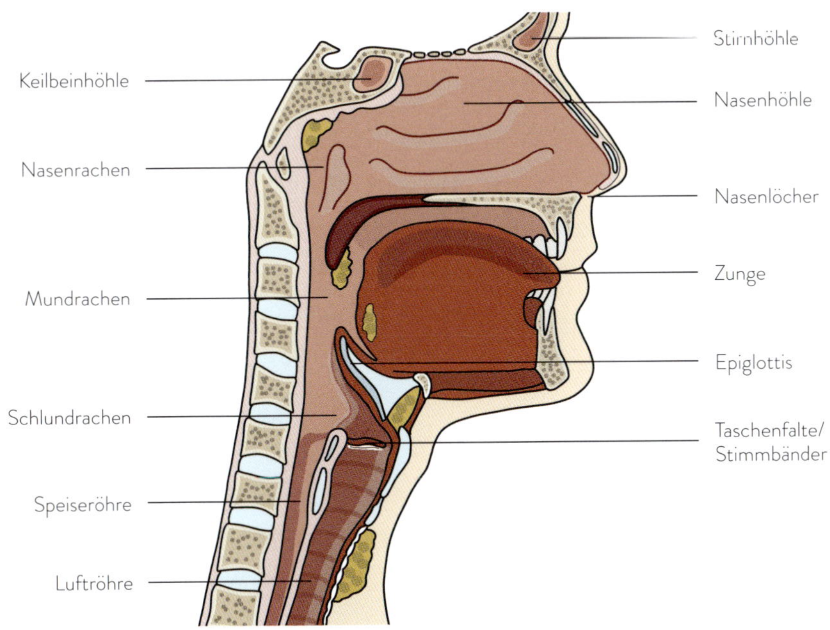

Die Bedeutung von Stickstoffmonoxid

Stickoxid ist ein Signalmolekül, das in den Wänden der Blutgefäße, in der Nasen- und in der Nasennebenhöhle gebildet wird. Wenn wir durch die Nase einatmen, wird das Stickoxid in unsere Lunge und von dort in den gesamten Körper transportiert. Stickoxid bringt eine ganze Reihe gesundheitlicher Vorteile:

- Es unterstützt gemeinsam mit Kohlendioxid die Sauerstoffbindung und -abgabe und erhöht die zelluläre Sauerstoffaufnahme um 10 bis 20 Prozent.
- Es entspannt die Muskulatur und weitet die Gefäße. Dadurch senkt es den Blutdruck, verbessert die Durchblutung und kontrolliert den Gefäßwiderstand.
- Es verbessert die Gesundheit und Elastizität der Blutgefäße, senkt den Cholesterinspiegel und reduziert den Aufbau von Plaque, was einen extrem positiven Einfluss auf die Gesundheit des Herz-Kreislauf-Systems hat.

Menschen mit einem niedrigen Stickoxidspiegel erkranken mit höherer Wahrscheinlichkeit an Herzproblem wie Bluthochdruck und Herzinfarkt und besitzen ein höheres Schlaganfallrisiko. Wenn wir älter werden, nimmt die Stickoxidproduktion naturgemäß ab, weshalb es für unsere Gesundheit umso wichtiger ist, den Stickoxidgehalt durch korrekte Atmung und Ernährung so hoch wie möglich zu halten.

Stickoxid ist nicht nur für die Herzgesundheit von großer Bedeutung, sondern auch ein wahres Wundermolekül, das Kraft und Fitness steigert und die nötige Regenerationszeit verkürzt. Weil es gefäßerweiternd wirkt, gelangt bei einem hohen Stickoxidspiegel mehr Blut und Sauerstoff in die Muskulatur. Die dadurch verbesserte Durchblutung sorgt außerdem für einen verminderten Aufbau von Milchsäure, einen weniger ausgeprägten Muskelkater und weniger Erschöpfung. Stickoxid fördert außerdem das Wachstum und die Reproduktion der Zellen und verbessert den Sauerstofftransport in die Mitochondrien, die dadurch mehr Energie für all unsere Aktivitäten produzieren können. Es mildert obendrein Entzündungen, steigert die Produktion von Antioxidantien und verbessert die Funktion des Immunsystems.[4]

Nasennebenhöhlen

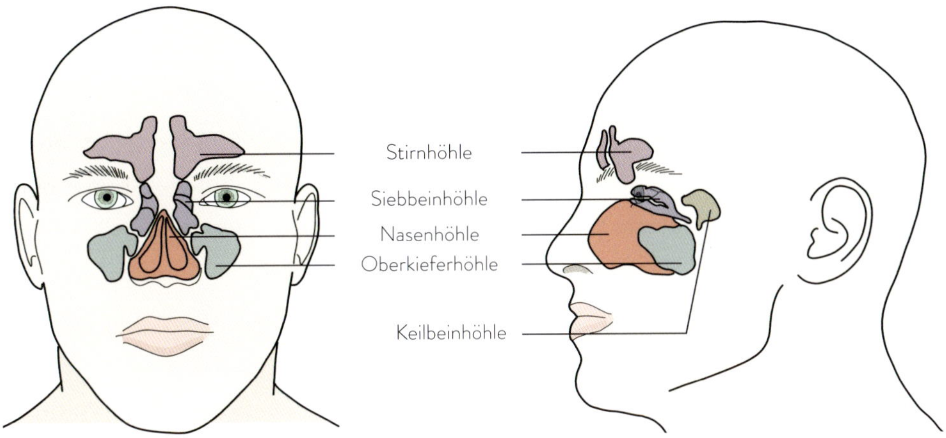

Zusätzlich zu all diesen physischen Nutzen ist Stickoxid auch ein mächtiger Neurotransmitter, der die schnelle Kommunikation zwischen den Gehirnzellen unterstützt und dadurch Lernkapazität, Konzentration und Gedächtnis verbessert. Da Stickoxid bei Mundatmung nicht gebildet wird, leiden Mundatmer an einem massiven Einbruch des Stickoxidspiegels. Mehrere Studien haben gezeigt, dass Kinder, die hauptsächlich durch den Mund atmen, mit höherer Wahrscheinlichkeit an einer Lernschwäche leiden als jene, die durch die Nase atmen.[5] Die Bedeutung von Stickstoffmonoxid und Nasenatmung für das Lernen ist also unstrittig.

Wenn wir langsam durch die Nase einatmen, nehmen wir dabei mehr Stickoxid auf als beim schnellen Atmen. Langsame Nasenatmung hat deshalb einen ganz umfassend beruhigenden und entspannenden Effekt und wirkt ähnlich auf das Gehirn wie Dopamin und Serotonin, zwei andere Neurotransmitter. Stickoxid hilft auch bei der Regulierung des sympathischen Nervensystems, das unser Herz-Kreislauf-System und unseren Kampf-oder-Flucht-Reflex steuert, wie du später in diesem Buch noch lernen wirst. Diese Fähigkeit, unsere Reaktion auf wahrgenommene Gefahr zu kontrollieren, minimiert die negativen Auswirkungen, die wir spüren, wenn wir ängstlich, gestresst oder nervös sind. Deshalb ist es für Körper und Geist am besten, wenn wir in stressigen oder beängstigenden Situationen langsam und ruhig atmen.

Weil Stickoxid gleichzeitig die Gefäße weitet und einen positiven Effekt auf das autonome Nervensystem hat, hilft es auch, Libido und Sexualfunktion zu steigern.[6] Lust und Sexualfunktion sind beide hochgradig emotionsabhängig. Unser autonomes Nervensystem hat deshalb einen immensen Einfluss auf die Sexualfunktion sowohl von Männern als auch von Frauen. Stress ist der Hauptgrund für sexuelle und erektile Dysfunktion, denn wenn wir gestresst sind, setzt unser sympathisches Nervensystem das parasympathische Nervensystem außer Kraft und übernimmt die Kontrolle. Damit ein Mann eine Erektion bekommt oder eine Frau Scheidenflüssigkeit produziert, ist aber ein gewisser parasympathischer Einfluss vonnöten. Stickoxid hilft, den Geist zu beruhigen, Stress abzubauen und eine gesunde Funktion des parasympathischen Nervensystems wiederherzustellen. Die zweite Hauptfunktion von Stickoxid, die Gefäßerweiterung, steigert die Durchblutung der Genitalien. Männer bekommen dadurch eine stärkere Erektion und die weibliche Klitoris wird durch den höheren Blutdruck darin empfindlicher, was zu intensiveren Orgasmen führt. Medikamente wie Viagra oder Cialis verbessern die durch Stickoxid gesteuerte Gefäßerweiterung im Schwellgewebe und Studien haben gezeigt, dass sie bei Männern und Frauen gleichermaßen funktionieren.[7]

Die Lunge

Unterhalb von Mund und Nase erreichen wir über die oberen Atemwege die Luftröhre, einen starren Schlauch, der von C-förmigen Ringen aus hartem Knorpelgewebe offen gehalten wird. Diese Steifigkeit ist essenziell, denn ohne sie würde die Luftröhre bei jedem unserer Atemzüge einknicken. Diese teilt sich in die beiden Hauptbronchien, die sich im linken und rechten Lungenflügel befinden. Die Bronchien spalten sich wiederum in die Bronchiolen, die sich weitere 20- bis 25-mal aufgliedern, wodurch ein Netz aus Atemwegen entsteht, das an die Wurzeln eines Baums erinnert. Diese Bronchiolenstränge enden in sackförmigen Strukturen, den sogenannten Lungenbläschen, in denen der Großteil des Gasaustauschs stattfindet.

Die Lunge eines Mannes fasst etwa 6 Liter Luft, die einer Frau durchschnittlich 4,5 Liter. Lungen von Frauen sind üblicherweise 20 bis 25 Prozent kleiner als die von Männern. Dies sind pauschale Werte und in anderen Lehrbüchern finden sich mitunter abweichende Angaben. Nimm diese Zahlen also nicht zu genau, dein Lungenvolumen könnte ein völlig anderes sein.

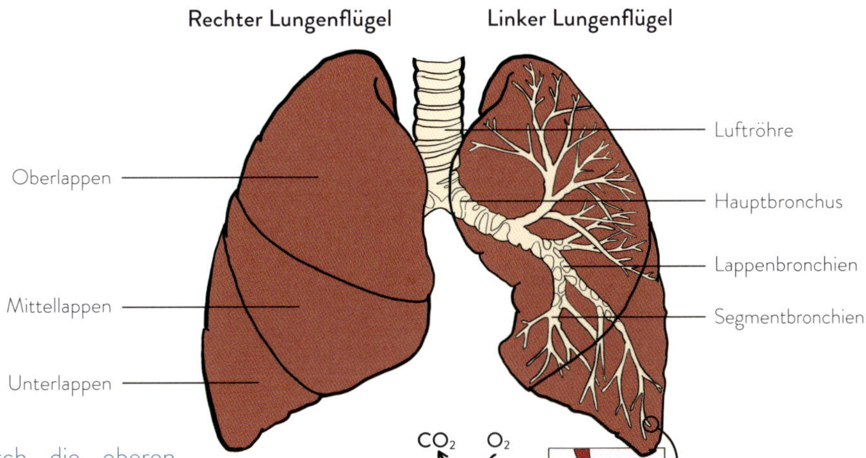

Luft wandert durch die oberen Atemwege die Luftröhre hinab und in die Bronchiolen. Die Bronchiolen spalten sich in immer kleinere Strukturen, wie die Äste und Zweige eines Baums, bis sie in den Lungenbläschen enden. Die Lungenbläschen sind von Kapillarbetten umgeben, in denen ein Gasaustausch stattfindet. Rote Blutzellen voller Hämoglobin nehmen Sauerstoff auf und transportieren ihn zum Herz, von wo er in den gesamten Körper gepumpt wird. Erreichen die roten Blutkörperchen sauerstoffarmes Gewebe, wird der Sauerstoff, den sie tragen, gegen Kohlendioxid ausgetauscht, das anschließend über das Herz zur Lunge zurücktransportiert und über die oberen Atemwege aus Mund oder Nase ausgeatmet wird.

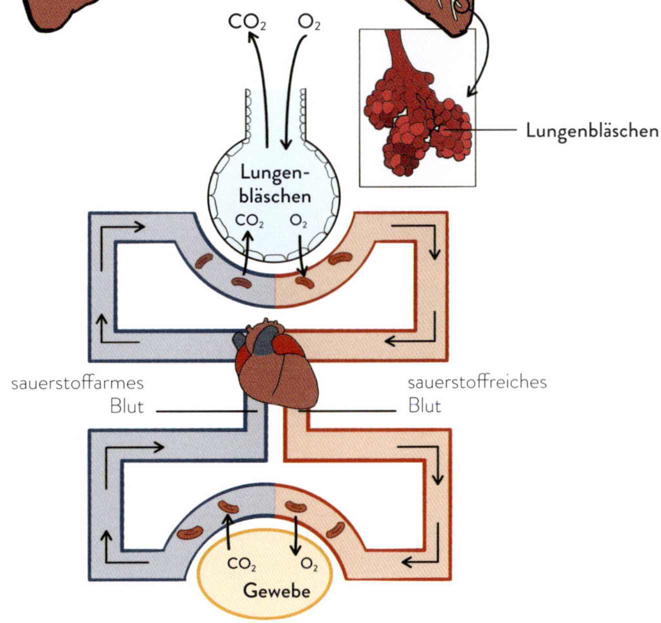

Die Totalkapazität der Lunge hängt außerdem von Alter, Größe, Gewicht, einer eventuellen Raucherkarriere, der Häufigkeit von sportlichem Training und einer Reihe weiterer Faktoren ab.

Dieser pauschalen Werte zum Trotz besitzen wir die Fähigkeit, die Vitalkapazität unserer Lunge zu verändern – mit anderen Worten also, wie tief wir einatmen und wie viel wir ausatmen können. Wissenschaftler sind sich aktuell noch uneinig darüber, ob es möglich ist, das Lungengewebe zu dehnen. In jedem Fall können wir aber die Brusthöhle dehnen, in der sich die Lunge befindet. Stell dir vor, du würdest einen Luftballon aufblasen, der in einem Glaskrug steckt. Die Größe des Ballons wäre limitiert durch die Größe des Krugs. Unsere Brust und Lunge stehen daher im engen Verhältnis zueinander. Die Lunge von Stig Severinsen, dem mehrfachen Weltrekordhalter im Apnoetauchen, fasst 14 Liter.[8] Dies schreibt er den Atemübungen zu, die er praktiziert, um seine Fähigkeit, Luft für extrem lange Zeit anzuhalten, zu verbessern.

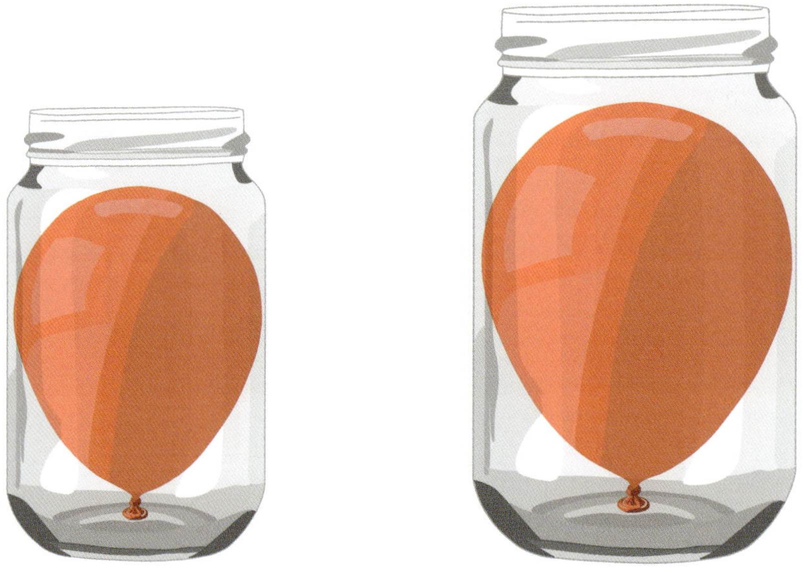

Die Expansionsfähigkeit der Lunge ist auf die Größe der Brusthöhle begrenzt, ganz ähnlich einem Luftballon, der in einem Glaskrug aufgeblasen wird. Auch wenn der Ballon selbst noch weiter aufgeblasen werden könnte, wird seine Expansion von der Größe des Krugs limitiert.

In einem größeren Glaskrug könnte der Ballon weiter expandieren. Ebenso müssen wir, um unser Lungenvolumen zu erhöhen, zunächst unsere Brusthöhle vergrößern, indem wir die Zwischenrippenmuskulatur dehnen und das Zwerchfell kräftigen.

Die Menge an Luft, die wir mit normaler Atmung oder der unbewussten Atmung während des Ruhens verdrängen, bezeichnet man als Atemzugvolumen. Es beträgt üblicherweise rund ein Zehntel der Totalkapazität der Lunge oder im Schnitt etwa 0,5 Liter beziehungsweise 500 Milliliter für Männer und Frauen gleichermaßen. (Das Atemzugvolumen eines Manns beträgt typischerweise zwischen 550 und 650 Milliliter, das einer Frau 450 bis 550 Milliliter.) Wenn wir normal atmen, dann tun wir dies im mittleren Bereich unserer Lunge. Das Atemzugvolumen lässt sich allerdings bewusst erweitern, und zwar um 3 Liter beim Einatmen und um 1,5 Liter beim Ausatmen. Diese zusätzliche Luftmenge wird als inspiratorisches und exspiratorisches Reservevolumen bezeichnet. Selbst wenn wir so viel ausatmen, wie wir können, verbleibt immer noch etwa 1 Liter Luft in der Lunge – das sogenannte Residualvolumen, das dafür sorgt, dass die Lungenbläschen nicht zusammenfallen und genug Luft in der Lunge bleibt, damit auch nach dem Ausatmen oder beim Luftanhalten nach dem Ausatmen noch ein Gasaustausch stattfinden kann.

Zusammengerechnet ergeben Atemzugvolumen und Reservevolumen die Vitalkapazität der Lunge, die im Grunde die Gesamtmenge Luft beschreibt, die wir mit einem kraftvollen Atemzug bewegen können. Die Vitalkapazität hat eine signifikante Bedeutung für die Gesundheit und ist einer der Bereiche, den wir durch die Übungen in diesem Buch verbessern wollen. Mit einer geringeren Vitalkapazität steigt das Risiko einer Atemwegserkrankung und es besteht ein direkter Zusammenhang mit der Mortalitätsrate. Unsere Vitalkapazität verringert sich ganz natürlich mit dem Alter, umgekehrt kann ein Erhöhen der Vitalkapazität den Alterungsprozess erwiesenermaßen verlangsamen.[9]

VO_2 max

Ein weiterer Kennwert zur Beurteilung von Fitness, Gesundheit und Mortalitätsrisiko ist die maximale Sauerstoffkapazität »VO_2 max«. Dieser Wert gibt an, wie viel Sauerstoff der Körper während Spitzenbelastung maximal aufnehmen und in die Muskulatur transportieren kann. Je höher deine VO_2 max, umso besser ist deine kardiorespiratorische Fitness und umso leistungsfähiger bist du bei Ausdaueraktivitäten wie Laufen, Schwimmen oder Radfahren. Obendrein ist sie ebenfalls ein präziser Marker für Gesundheit und Mortalität.

Während Ausdauertraining üblicherweise den Zweck hat, die Herzfrequenz zu erhöhen, können wir unsere VO_2 max nur durch Atemübungen verbessern und bekommen dadurch praktisch eine bessere Ausdauer, ohne traditionelles Ausdauertraining zu absolvieren. Ich will damit nicht sagen, dass du dein Ausdauertraining streichen und dich nur auf deine Atmung konzentrieren sollst, aber wenn du auch am Atemteil deiner kardiorespiratorischen Fitness arbeitest, wirst du damit Ausdauer, Fitnessniveau sowie Gesundheit und Wohlbefinden allgemein verbessern.

Lungenvolumen

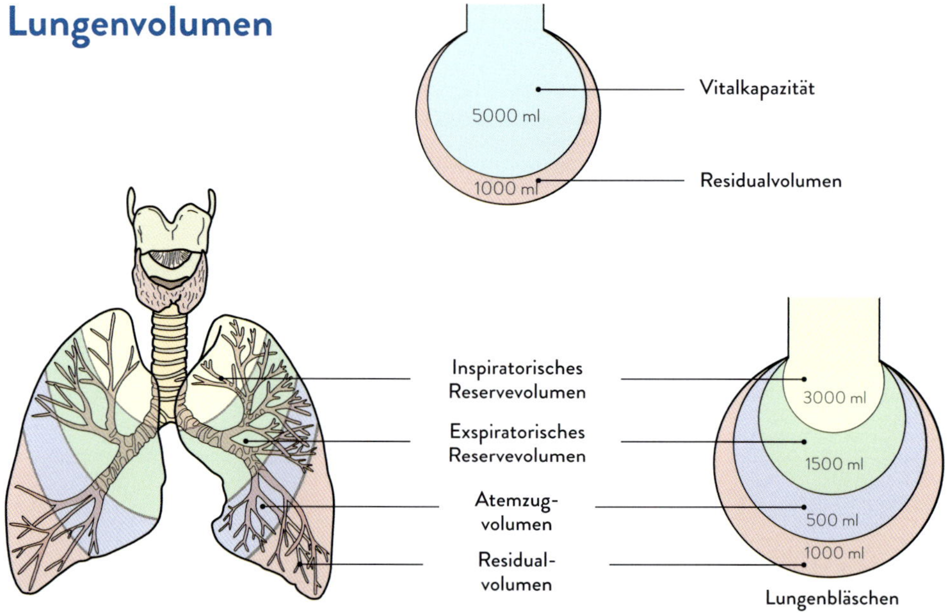

Die Atemmuskulatur

Das Zwerchfell, ein dünner, kuppelförmiger Muskel, der die Brust- von der Bauchhöhle trennt, ist der wichtigste Muskel für die Ein- und Ausatmung. Die der Atmung zugrunde liegende Mechanik ist nicht mehr als ein simpler Druckausgleich: Um einzuatmen, senken wir den Luftdruck in der Lunge, bis er niedriger ist als der Atmosphärendruck. Dadurch strömt Luft von außerhalb unseres Körpers in die Lunge hinein, um den Druckunterschied auszugleichen. Zum Ausatmen entspannt sich das Zwerchfell wieder und kehrt in seine Kuppelform zurück. Dadurch verkleinert sich die Brusthöhle, der Luftdruck in der Lunge steigt und drückt somit die Luft wieder heraus. In den Bergen fällt uns das Atmen schwerer, weil der Atmosphärendruck in Höhenlagen niedriger ist. Wir müssen uns also stärker anstrengen, um unseren internen Luftdruck abzusenken.

Das Zwerchfell senkt den Luftdruck in der Lunge, indem es sich spannt und flach nach unten zieht, wodurch der Brustraum vergrößert wird. Während normaler Atemzüge verrichtet das Zwerchfell praktisch die gesamte Arbeit und das Ausatmen geht komplett passiv vonstatten. Das Zwerchfell entspannt sich und die natürliche Spannung in der Brusthöhle gemeinsam mit dem äußeren Atmosphärendruck sorgen für ein müheloses Ausatmen. Atmen wir mehr Luft als unser normales Atemzugvolumen ein, dann müssen wir dazu unsere Atemhilfsmuskulatur aktivieren. Diese angestrengtere Form der Atmung bezeichnen wir als erzwungene Inhalation oder Exhalation, weil das Ein- und Ausatmen mehr Kraft erfordert als üblich. Zwar übernimmt das Zwerchfell beim Einatmen noch immer den Großteil der Arbeit, aber die äußeren Zwischenrippenmuskeln, der vordere Sägemuskel, der *Sternocleidomastoideus* und die Treppenmuskeln helfen dabei, die Rippen anzuheben und den Brustkorb noch stärker zu erweitern. Je mehr wir die Brust weiten und öffnen, umso stärker sinkt der Luftdruck in der Lunge und umso tiefer atmen wir demzufolge ein.

Um eine Exhalation zu erzwingen, müssen wir den Luftdruck in unserer Brust erhöhen. Das Zwerchfell kann den Ausatemvorgang nur so lange unterstützen, bis es wieder in seine entspannte Kuppelform zurückgekehrt ist. Hauptarbeit für die Zwischenrippenmuskeln ist es, die Rippen herabzuziehen und so die Brusthöhle zu verkleinern. Der Muskel, der diesen Vorgang eigentlich vollzieht, ist der gerade Bauchmuskel – das »Sixpack«.

Viele Menschen atmen verkehrt und unzureichend ein, weil ihre Bauchmuskeln konstant daran beteiligt sind, obwohl deren Aufgabe es eigentlich ist, das Ausatmen zu unterstützen. Das liegt daran, dass niemand seinen Bauch herausstrecken will. Auch ich hatte viele Jahre lang diese schlechte Angewohnheit und selbst heute noch ertappe ich mich manchmal, dass ich unbewusst und vollkommen unnötig meine Körpermitte anspanne und den Bauch einziehe – eine Marotte, die auf Eitelkeit und Unsicherheit beruht. Von erzwungener Atmung einmal abgesehen, limitiert

Atemmuskulatur

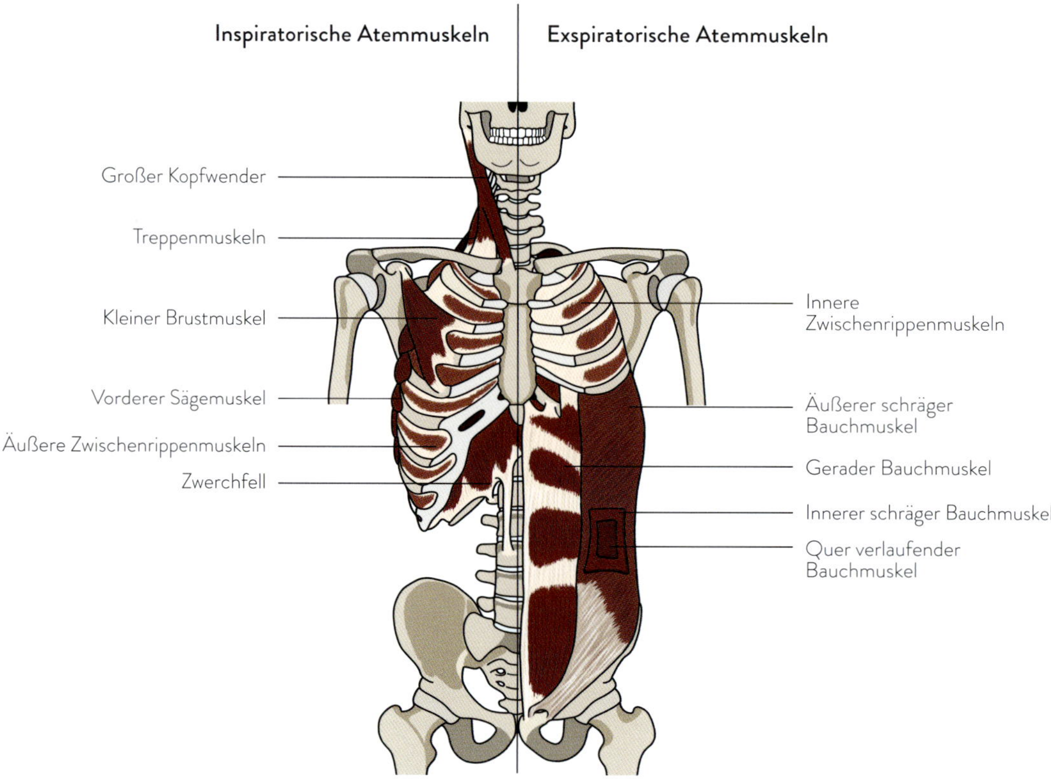

es unsere Fähigkeit, vollständig und mühelos einzuatmen, wenn wir unsere Coremuskulatur ständig anspannen. Die Coremuskeln ziehen die Rippen nach unten und den Bauch ein. Dies behindert das Zwerchfell bei seiner Arbeit und zwingt die Atemhilfsmuskulatur, den oberen Brustkorb und das Schlüsselbein anzuheben, weil wir den unteren Bereich der Rippen nicht mehr weiten und deshalb nicht in den Bauchraum hineinatmen können. Wir bezeichnen dies als Brustatmung, eine ganz fürchterliche Energieverschwendung, die sich in unzureichenden flachen Atemzügen äußert. Mit einer konstant angespannten Körpermitte zu atmen kann uns außerdem in einen Zustand der chronischen Anspannung versetzen, der unserer Gesundheit schadet und das autonome Nervensystem aus dem Gleichgewicht bringt.

Vielleicht hast du schon einmal die Begriffe Zwerchfellatmung oder Bauchatmung gehört? Sie beschreiben eine Atemtechnik mit entspanntem Core, die es dem Bauch erlaubt, sich zu weiten. Es ist ein weitverbreiteter Irrglaube, dass wir beim Bauchatmen nur unser Zwerchfell einsetzen und beim Brustatmen nur unsere Atemhilfsmuskulatur in der Brust. Es ist nicht so, dass bei der Brustatmung das Zwerchfell nicht funktioniert. Das Zwerchfell ist an jeder Art von Atmung beteiligt. Wenn dir schlagartig die Luft wegbleibt, entweder weil du auf den Rücken fällst oder in Bauch oder Solarplexus getroffen wirst, dann ist dein Zwerchfell vorübergehend gelähmt. Das kann dir dann so vorkommen, als würdest du nicht mehr Luft holen können. Und genauso fühlt es sich an, ohne Hilfe des Zwerchfells zu atmen. Solltest du dieses Gefühl nicht kennen, schätze dich glücklich und freue dich darüber, dass dein Zwerchfell stets funktioniert und dir das Atmen so einfach wie möglich macht.

Klinische Werte versus tatsächliche Werte

Es wird immer eine hohe Variabilität geben zwischen dem, was medizinische Lehrbücher als normale Vitalparameter benennen, und den tatsächlichen Werten gesunder und ungesunder Menschen. Der normale Puls sollte beispielsweise zwischen 60 und 100 Schlägen pro Minute (SpM) liegen. Alles unter 60 SpM betrachten wir als Bradykardie – also als zu niedrig, um das Blut zirkulieren zu lassen und alle Zellen adäquat mit Sauerstoff zu versorgen. Mein Ruhepuls liegt zwischen 40 und 45 SpM und sinkt irgendwo bis auf Mitte 30 ab, wenn ich bestimmte Atemübungen ausführe oder meditiere. Die meisten Sportler und gesunden Menschen haben eine Ruheherzfrequenz, die unterhalb des Durchschnitts liegt.

Klinische Standards sollen sich stets auf die Durchschnittsperson beziehen. Leider ist es so, dass diese Standards dadurch nicht den gesundheitsbewussten und aktiven Teil der Bevölkerung widerspiegeln, da ein großer Teil der Gesellschaft übergewichtig und inaktiv ist. Klinische Angaben in Lehrbüchern sind gute Richtwerte, aber die tatsächlichen Werte zu kennen und zudem zu wissen, wie Veränderungen von Herz- und Atemfrequenz, Blutdruck und anderen Vitalparametern dein Wohlbefinden steigern, ist besser als jede Angabe aus einem

Lehrbuch. Sind Puls, Atemfrequenz oder Blutdruck bei dir allerdings höher als das klinische Mittel, dann solltest du dir ernsthafte Gedanken machen. Ich habe noch nie einen gesunden Menschen getroffen, dessen Ruheherzfrequenz über 100 SpM lag.

Als ich noch als Rettungssanitäter arbeitete, verwendete ich klinische Mittelwerte, um zu beurteilen, ob ein Patient sich in einem »normalen« Zustand befindet. Lagen die gemessenen Parameter des Patienten außerhalb der klinischen Norm, überprüfte ich, ob ein unverzüglicher Eingriff vonnöten war. Als Sanitäter waren lebensbedrohliche Zustände meine Hauptsorge. Ich hatte oftmals Patienten vor mir, deren Ruhepuls bei über 150 SpM lag, die sich aber noch ganz normal verhielten und problemlos mit mir sprechen konnten. Diese erhöhte Herzfrequenz würde sie nicht umbringen, solange sie bei mir im Rettungswagen lagen, weshalb ich die Behandlung solcher Probleme guten Gewissens einem Arzt überlassen konnte. Und genau hier liegt vielleicht das Problem unserer heutigen Kultur: Dinge wie Gesundheit und Wohlbefinden, für die wir eigentlich selbst Verantwortung tragen müssten, übertragen wir anderen Leuten, Ärzten etwa, die sich darum »kümmern« sollen. Deren Behandlung heilt uns häufig aber gar nicht wirklich, sondern maskiert viele Probleme stattdessen durch den Einsatz pharmazeutischer Hilfsmittel, die Zustände wie Bluthochdruck oder Herzrasen regulieren und »normale« Werte wiederherstellen. Beseitigt werden so aber nicht die zugrunde liegenden Probleme, die sich eigentlich einfach behandeln oder vermeiden lassen würden, indem wir uns schlicht gesünder ernähren und mehr bewegen.

Du solltest »normale« klinische Werte also nicht als persönliche Ziele, sondern als nützliche Werkzeuge betrachten. Deine Ziele sollten stets davon abhängen, auf welchem Stand du gerade bist und wie sehr du dich noch verbessern kannst. Der klinische Normwert für eine reguläre Atmung liegt bei 12 bis 20 Atemzügen pro Minute, wobei die obere Grenze von 20 Atemzügen bei einem gesunden Menschen vermutlich schon an Überatmung grenzen würde. Generell atmen Menschen mit Übergewicht oder mehr Körpermasse schneller und schwerer. Die meisten fitten, gesunden Menschen – vor allem jene mit korrekter Atemtechnik, wie etwa nasaler Atmung mit entspanntem Bauch – atmen zwischen 10- und 16-mal pro Minute. Unsere Atemfrequenz zu messen ist gar nicht so einfach. Denn sobald wir darüber nachdenken, verändern wir unsere Art zu atmen. Deshalb habe ich beim Checken der Vitalparameter eines Patienten stets so getan, als würde ich den Puls messen, in Wirklichkeit aber das Heben und Senken der Brust gezählt, um eine präzise Atemfrequenz zu ermitteln.

Während jedes Atemzyklus bewegen wir etwa 500 Milliliter Luft. Bei 10 Atemzügen pro Minute entspricht das etwa 5 Litern. Bei einer Totalkapazität der Lunge von 6 Litern beträgt unsere Vitalkapazität – also wie viel Luft wir mit einem vollständigen Atemzug bewegen können – um die 5 Liter, mit 1 Liter, der als Residualvolumen in der Lunge verbleibt. Doch warum ist es so wichtig zu wissen, wie viel Luft wir atmen? Ich habe bereits einige Nachteile des Überatmens genannt, aber noch nicht darauf verwiesen, welche Vorteile es haben kann, weniger zu atmen.

Die Vorteile des Unteratmens

Ich habe bereits erklärt, wie Kohlendioxid die Durchblutung fördert und den Blutdruck senkt, indem es die Blutgefäße weitet, die Atmung durch Öffnen der Bronchiolen erleichtert und die roten Blutkörperchen beim Sauerstoffaustausch unterstützt, indem es durch den Bohreffekt den pH-Wert im Blut verändert. Doch ist es nicht eigentlich schlecht, das Blut saurer zu machen? Praktisch jeder Gesundheitsexperte predigt die Bedeutung eines basischen Körpers. Basisches Wasser zu trinken und sich basisch zu ernähren hat nachweislich viele gesundheitliche Vorteile, etwa weniger Entzündungen und chronische Schmerzen oder ein geringeres Krankheitsrisiko. Den Blut-pH-Wert eine gewisse Zeit lang zu verändern ist wegen des beeindruckenden Puffersystems des Körpers schwierig. Unser Körper reguliert das Blut nämlich so, dass der pH-Wert konstant bei etwa 7,4 liegt. Ein dauerhaft abweichender Blut-pH-Wert ist meist eine Folge ernster gesundheitlicher Probleme. Zwar können wir den pH-Wert vorübergehend ein wenig beeinflussen, indem wir einfach schneller oder langsamer atmen. Kehren wir aber wieder zu einem normalen Atemrhythmus zurück, normalisiert sich auch der pH-Wert praktisch sofort wieder. Der pH-Wert unserer anderen Körperflüssigkeiten variiert dagegen deutlich stärker und wird von der Nahrung, die wir zu uns nehmen, wesentlich beeinflusst. Der Körper strebt außerdem ständig nach Homöostase, einem Zustand physiologischen Gleichgewichts.

Überatmen erhöht temporär den pH-Wert im Blut und macht uns basischer. Wir verspüren zudem Hunger, vor allem nach säurebildenden Lebensmitteln wie Zucker, Fett, kom-

Die Folgen von Hyperventilation versus Hypoventilation

Überatmung Hyperventilation	**Unteratmung** Hypoventilation
↓ Kohlendioxidspiegel	↑ Kohlendioxidspiegel
↑ Blut-pH-Wert (Laugengrad)	↓ Blut-pH-Wert (Säuregrad)
stimuliert sympathisches Nervensystem	stimuliert parasympathisches Nervensystem
↑ Bronchialverengung	↑ Bronchialerweiterung
↑ Gefäßverengung	↑ Gefäßerweiterung
↑ Blutdruck	↓ Blutdruck
↓ Sauerstoffsättigung des Gewebes (durch Bohr-Effekt)	↑ Sauerstoffsättigung des Gewebes (durch Bohr-Effekt)
↑ Anspannung/Schmerz	↑ Entspannung
↑ Hunger	↓ Hunger
↑ Verlangen nach säurehaltigen Lebensmitteln	↑ Verlangen nach basischen Lebensmitteln
↑ Darmtonus	↓ Darmtonus

plexen Kohlenhydraten und industriell verarbeiteten Produkten. Insgesamt kann man also sagen: Überatmen steigert unser Verlangen nach Lebensmitteln, die wir eigentlich lieber meiden sollten. Wenn du das nächste Mal etwas tust, das dich schneller atmen lässt, wie Sprints oder Burpees, achte darauf, wie hungrig du dich danach fühlst und auf welches Essen du so richtig Lust hast. Wenn ich den ganzen Tag unterrichte, dann fällt mir immer auf, dass ich mich abends oft fühle, als würde ich fast verhungern. Es ist nämlich schwer, längere Zeit zu sprechen, ohne dabei zu überatmen.

Unteratmung, auch bekannt als Hypoventilation, hat den gegenteiligen Effekt. Atmen wir weniger, sinkt unser Blut-pH-Wert und wir werden saurer. Das unterdrückt den Appetit und führt zum Verlangen nach alkalischen Lebensmitteln wie Früchten und Gemüse.

Effekte des Höhentrainings durch Atemübungen

Meine Schule lag 1700 Meter über dem Meeresspiegel. Obwohl es nur eine kleine Schule war, gewann unsere Ringermannschaft meist gegen die anderen, viel größeren Schulen. Wenn andere Mannschaften zu uns in die Berge kamen, ging ihnen schnell die Luft aus. Unsere Gegner konnten mit uns nicht mithalten, weil sie die dünne Höhenluft nicht gewohnt waren. Und wenn ich an anderen Schulen rang, die näher am Meeresspiegelniveau lagen, fühlte ich mich, als hätte ich viel mehr Energie und Ausdauer. Durch das Training in der Höhenluft daheim stieg die Anzahl unserer roten Blutkörperchen. Wir hatten also mehr Hämoglobin im Blut, das unsere Muskeln mit Sauerstoff versorgte und dadurch unsere kardiovaskuläre Fitness (VO_2 max) und Ausdauer verbesserte. Wir gewannen meist, weil die anderen Teams zu erschöpft waren, um uns zu besiegen.

Der Vorteil, den wir den anderen Schulen gegenüber hatten, war das sogenannte Höhentraining, auch wenn die meisten Sportler dies üblicherweise in deutlich höheren Lagen ausführen, manche Ausdauersportler sogar oberhalb von 2400 Metern. Weil die Luft in solchen Höhenlagen im Vergleich zur Meeresspiegelhöhe dünner ist, fällt es dem Körper schwerer, Sauerstoff in die Zellen zu transportieren. Der Körper produziert deshalb mehr rote Blutkörperchen, um seine Stoffwechselbedürfnisse weiter bedienen zu können. Viele olympische Trainingszentren befinden sich deshalb oberhalb des Meeresspiegelniveaus, um den Sportlern einen Vorteil zu verschaffen.

Lance Armstrong gilt als bester Radsportler aller Zeiten, er ist der Einzige, der die Tour de France 7-mal gewonnen hat. Allerdings wurden ihm all diese Siege rückwirkend aberkannt, weil er des Blutdopings beschuldigt wurde. Beim Blutdoping wird die Anzahl der roten Blutkörperchen im Blutkreislauf künstlich erhöht, um die sportliche Leistungsfähigkeit eines Athleten zu erhöhen. Einige der Methoden, die dabei eingesetzt werden, sind äußerst gefährlich. In den meisten Sportarten ist Blutdoping deshalb verboten.

Egal, ob wir Höhentraining oder Blutdoping betreiben (Letzteres bitte nicht), mehr Sauerstoff transportierende rote Blutkörperchen zu haben steigert unsere sportliche Leistung. Wie ich bereits erklärt habe, operiert der Körper abhängig von seinen eigenen Bedürfnissen. Was immer er benötigt, produziert er mehr, benötigt er etwas nicht oder hat bereits zu viel davon, produziert er davon weniger. Chronisches Überatmen führt zur Produktion von weniger roten Blutkörperchen, bei Unteratmung werden mehr produziert. Weniger zu atmen, insbesondere langes Luftanhalten und Atemretention während der Ausführung anstrengender Tätigkeiten, kann die Umstände eines Höhentrainings simulieren und hat denselben physiologischen Effekt. Eine sauerstoffarme Umgebung zu schaffen und die Kohlendioxidmenge zu erhöhen animiert den Körper, mehr rote Blutkörperchen zu produzieren, um den gestiegenen Bedarf zu decken. Dies führt zu einer verbesserten kardiorespiratorischen Fitness und Ausdauer.

Hast du beim Joggen schon einmal die viel zitierte »zweite Luft« bekommen – einen plötzlichen Energie- und Ausdauerschub? Die Milz filtert das Blut, recycelt alte rote Blutkörperchen und bewahrt eine beträchtliche Reserve davon auf für den Fall, dass der Blutdruck einmal rapide absinken oder die Blutzirkulation nicht richtig funktionieren sollte. Während anstrengender Tätigkeiten zieht sich die Milz zusammen und schüttet eine große Menge roter Blutkörperchen aus, die sich im Körper verteilen und für die zweite Luft sorgen. Mithilfe von Atemretentionsübungen können wir diese Kontraktion der Milz stimulieren. Halten wir mehrmals für längere Zeit den Atem an, schüttet die Milz mehr und mehr rote Blutkörperchen in den Blutkreislauf aus, weshalb uns das Luftanhalten üblicherweise auch leichter fällt, je öfter wir es ausführen. Diesen Extraschub rote Blutkörperchen können wir bewusst auch schon vor einer Tätigkeit auslösen, für die wir ein wenig zusätzliche Ausdauer benötigen. Dazu absolvieren wir vorher nur einige Runden Atemretention und schon müssen wir nicht mehr auf die zweite Luft warten.

Weniger zu atmen vermindert außerdem die Schmerzwahrnehmung, hebt die Stimmung und gibt emotionalen Halt, weil es uns in einen Zustand friedlicher Entspannung versetzt.

Überatmen im Yoga

Zum ersten Mal auseinandergesetzt habe ich mich mit Atmung und Atemtechniken durch Yoga. Die Ironie dabei: Nach jahrelangem Atemtraining und -studium musste ich feststellen, dass ich beim Yoga die ganze Zeit überatmet habe.

Ich begann mit Poweryoga – wie der Name bereits vermuten lässt, ist dies eine sehr körperbetonte Yogavariante. Ähnlich wie beim Ashtanga oder Vinyasa, einer anderen weitverbreiteten Yogaart, liegt der Fokus dabei sehr stark auf einer lauten, kraftvollen Atemtechnik namens *Ujjayi Pranayama*. Das soll nicht heißen, dass *Ujjayi*-Atmung zwingend laut und kraftvoll sein muss, aber alle Poweryogalehrer, von denen ich gelernt habe, lehrten sie so. Ich werde die *Ujjayi-Pranayama*-Technik später in diesem Buch noch detailliert erklären (Seite 127), will dir an dieser Stelle aber schon eine schnelle Übersicht verschaffen, wie diese Atemmethode üblicherweise praktiziert wird.

Ujjayi ist eine hörbare Atemtechnik, bei der die Kehle zusammengezogen wird, so als würde man mit geschlossenem Mund flüstern. Diese Kontraktion der Glottis erzeugt ein zischendes Geräusch, während durch die Nase ein- und ausgeatmet wird. Wenn diese Atemtechnik beim Poweryoga, Ashtanga-Vinyasa oder bei einer der vielen anderen Yogaformen angewendet wird, muss der Praktizierende dabei alle Atemhilfsmuskeln, wie den Core und die Zwischenrippenmuskulatur, aktivieren, damit der Atem hörbar wird. Die meisten Lehrer spornen ihre Schüler dazu an, so laut wie möglich zu atmen, wodurch diese mehr Kraft und Energie dabei aufwenden. Die Atmung ist bei dieser Technik außerdem viel tiefer und voller als im Ruhezustand, und obwohl langsam geatmet wird, sind die natürlichen Pausen am Anfang und Ende eines jeden Atemzugs meist kürzer oder werden ganz weggelassen. *Ujjayi* eignet sich hervorragend, um Wärme im Körper zu erzeugen und den Geist auf den Atem zu konzentrieren. Falsch eingesetzt kann es aber auch eine extreme Energieverschwendung und unnötige Form von Überatmung sein, vor allem in längeren Yogaeinheiten von 90 Minuten und mehr, in denen überwiegend statische Posen gehalten werden.

Ist das Yogatraining körperlich sehr fordernd, kann der beschleunigte Stoffwechsel all das Kohlendioxid ausgleichen, das wir durch die höhere Atemfrequenz verlieren. Mehr zu atmen als nötig hat jedoch einen physiologischen Preis. Damit will ich nicht sagen, dass du aufhören sollst, während deiner Yogastunden die *Ujjayi*-Atmung zu praktizieren. Ich möchte nur darauf aufmerksam machen, was physiologisch dabei geschieht, und dir Wege zeigen, wie du die Technik modifizieren kannst, damit sie nützlicher für dich ist und dir hilft, deine Absichten zu verwirklichen. Denn richtig eingesetzt ist *Ujjayi* ein mächtiges Werkzeug!

Selbst wenn du *Ujjayi* nicht praktizierst, solltest du dir der Intensität deiner Atmung bewusst sein. Atmest du mehr, als du müsstest? Und könntest du weniger atmen?

Wenn wir die *Ujjayi*-Atmung ausführen, während wir die Dreieckspose *Trikonasana* halten und dabei sehr langsam atmen, mit etwa 10 Atemzügen pro Minute, dafür aber sehr tief, etwa 3 Liter pro Atemzug (was kein vollständiger Atemzug ist, aber etwa zwei Drittel unserer Vitalkapazität ausmacht), dann atmen wir 30 Liter pro Minute. Mit unserer normalen Atemtechnik atmen wir nur 5 Liter pro Minute. Mit *Ujjayi* atmen wir also 6-mal mehr Luft ein, als wir zum Halten dieser Pose eigentlich bräuchten! Wir alle müssen tiefer und schneller atmen, wenn wir trainieren. Dabei überatmen wir aber nicht, sondern decken den gestiegenen Sauerstoffbedarf unseres Körpers. Atmen wir jedoch dauerhaft mehr als nötig, kann das nachteilige oder gar schädliche Auswirkungen haben.

Ich möchte versuchen, bei praktisch allem, was ich tue, weniger zu atmen. Selbst wenn ich eine Übung ausführe, die schnelleres Atmen erfordert, versuche ich das erhöhte Atemtempo durch gelegentliches Luftanhalten auszugleichen, sodass ich unterm Strich weniger atme. Wenn ich Yoga lehre und meinen Schülern den Hinweis gebe, tief Luft zu holen, dann bitte ich sie, den Atem dabei kurz anzuhalten, um sicherzugehen, dass sie nicht überatmen. Selbst wenn ich mich selbst beim Gähnen ertappe, halte ich anschließend meinen Atem so lange an, wie ich kann, um den tiefen Atemzug zu kompensieren.

Überatmen ist vergleichbar mit Überessen. Nehmen wir chronisch zu viel Nahrung zu uns, gewöhnen wir uns an die erhöhte Kalorienzufuhr, auch wenn unser Körper das viele Essen gar nicht benötigt. Essen wir dauerhaft zu viel, werden wir übergewichtig oder adipös, worunter unsere Gesundheit leidet. Sobald wir eine Diät machen, fühlt sich unser Körper dann erst einmal, als würde er Hunger leiden, weil ihm all die überflüssigen Kalorien fehlen, die er sonst zugeführt bekam. Essen wir jedoch dauerhaft weniger, gewöhnt sich der Körper irgendwann an die neue Ernährungsweise und das Verlangen zu überessen lässt nach, wir nehmen ab und werden gesünder. Genauso fühlt sich unser Körper anfangs, wenn wir beginnen, weniger zu atmen: als würde er nicht ausreichend Luft bekommen, weil er an all den überschüssigen Sauerstoff

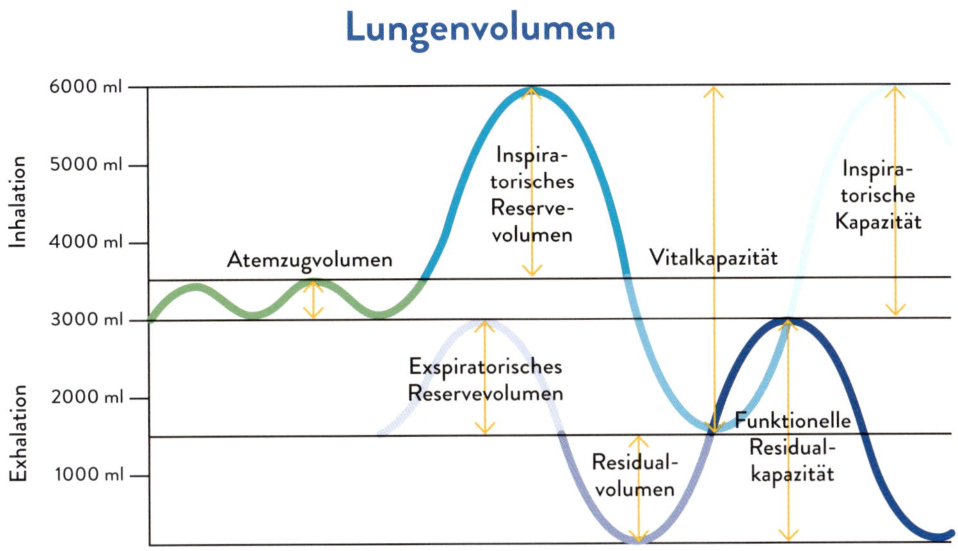

gewöhnt ist, mit dem er beim Überatmen versorgt wurde. Am Anfang hat der Körper auch weniger rote Blutkörperchen zur Verfügung, die es ihm erleichtern könnten, weniger zu atmen, sowie eine geringere Kohlendioxidtoleranz. Wie zu Beginn einer Diät benötigt der Körper Zeit, um sich daran zu gewöhnen und eine neue Norm zu akzeptieren. Und wie bei einer Diät ist es leicht, in alte Muster zurückzufallen. Atmen zu lernen braucht Zeit und Beständigkeit.

Lernen, weniger zu atmen

Um weniger zu atmen, müssen wir in Erfahrung bringen, wie viel Luft pro Minute wir im Ruhezustand und während Belastung atmen. Sobald wir diese Ausgangswerte kennen, können wir darauf hinarbeiten, sie zu senken. Es gibt verschiedene Methoden, dies zu tun. Bei allen verringern wir entweder die Tiefe der Atemzüge oder die Anzahl der Atemzüge pro Minute.

Zunächst ermitteln wir unsere durchschnittliche Atemfrequenz und unser Atemzugvolumen. Bleiben wir bei folgendem Beispiel: Wir atmen 500 Milliliter Luft pro Atemzug, bei

10 Atemzügen pro Minute – also insgesamt 5 Liter Luft. (Die meisten Menschen atmen schneller, ich bleibe aber trotzdem bei diesen Werten, weil man mit ihnen einfacher rechnen kann.) Um weniger zu atmen, müssen wir langsamer atmen als 10 Atemzüge pro Minute. Würden wir mit leerer Lunge einen vollständigen Atemzug nehmen, kämen wir auch auf 5 Liter Luft. Anschließend müssten wir diese Luft 1 Minute lang anhalten, um unterm Strich auf unseren Ausgangswert von 5 Litern pro Minute zu kommen. Um weniger zu atmen, müssten wir unseren Atem also länger als 1 Minute lang anhalten.

Zu berechnen, was weniger als die Norm ist, kann ziemlich schwierig sein. Die Ergebnisse sind häufig ungenau, weil man, um zu messen, wie viel man atmet, eigentlich ein Spirometer benötigt – ein Messinstrument, das Atemtherapeuten einsetzen. Wir sollten uns deshalb nicht auf exakte Zahlen versteifen. Merke dir einfach, wie sich die Norm für dich anfühlt.

Weniger zu atmen ist vorteilhaft, weil sich dadurch der Kohlendioxidspiegel erhöht. Konzentrieren wir uns also darauf. Steigt der Kohlendioxidgehalt im Blut, löst das in uns das Gefühl aus, atmen zu müssen – ein Zustand, der sich Hyperkapnie nennt. Wir werden unseren Atemdrang nutzen, um herauszufinden, wie viel wir tatsächlich atmen. Im Ruhezustand merken wir normalerweise gar nicht, wenn wir Luft holen müssen. Unser Körper atmet ganz automatisch. Doch sobald wir einen Augenblick lang den Atem anhalten, spüren wir schnell den Drang, Luft zu holen – ein Gefühl, das als Lufthunger bezeichnet wird. Dieser Lufthunger lässt sich lindern, indem wir unseren Kohlendioxidspiegel und unsere Kohlendioxidtoleranz erhöhen. Damit sollten wir also beginnen, wenn wir trainieren wollen, weniger zu atmen.

Menschen, die chronisch überatmen, entwickeln eine niedrigere Toleranz für Kohlendioxid, weshalb sie ständig getrieben sind, viel schneller zu atmen als nötig. Die Kohlendioxidtoleranz durch Atemretentionstraining zu erhöhen erzeugt einen neuen Basiswert, der eine normale Atemfrequenz wiederherstellt.

Wenn du ein Überatmer, ein Mundatmer oder ein Brustatmer bist oder gar alle drei Bezeichnungen auf dich zutreffen, dann sollte es deine oberste Priorität sein, dir eine korrekte Atemtechnik anzueignen. Glücklicherweise ist es leicht, die eigene Atemtechnik zu verändern, indem man alte Verhaltensmuster aufbricht und neue anlegt. Es braucht nur ein wenig Zeit, Aufmerksamkeit und Beständigkeit. Natürlich und korrekt zu atmen ist einfach und in wenigen Minuten gelernt. Es zur Gewohnheit zu machen, dauert aber einige Wochen oder Monate. Selbst wenn du neu lernst, korrekt zu atmen, kannst du gleichzeitig daran arbeiten, auch weniger zu atmen.

Haltung und Atmung

Atme ein. Wenn du dabei größer zu werden scheinst oder deine Schultern und Schlüsselbeine sich heben, dann atmest du vermutlich in die Brust. Natürliche Atmung sollte nicht erzwungen sein, sondern ganz mühelos vonstattengehen, mit wenig oder kaum wahrnehmbarer Unterstützung von Atemhilfsmuskeln wie der Zwischenrippen- oder Nackenmuskulatur. Selbst wenn du tief Luft holst, sollten Schultern und Schlüsselbein sich nicht heben. Stattdessen müsstest du spüren, wie dein Brustkorb sich nach außen hin weitet. Gesunde und effektive Atmung beginnt mit einer korrekten Haltung.

Eine schlechte Haltung ist unter anderem deshalb nicht gut für uns, weil sie die korrekte Funktion unseres Zwerchfells massiv beeinträchtigt. Du kannst das mit dem Schlagfell einer Trommel vergleichen, dem Teil also, auf den du draufhaust. Die Trommel klingt am besten, wenn das Schlagfell gleichmäßig gespannt ist. Würdest du die Öffnung der Trommel zusammendrücken, wäre das Schlagfell verzerrt und das Getrommel würde fürchterlich klingen. Mit dem Zwerchfell ist es ähnlich. Es funktioniert ebenfalls am besten, wenn es gleichmäßig gespannt ist – was es bei einer guten Körperhaltung auf ganz natürliche Weise ist. Ist unser Rücken jedoch gekrümmt und die Schultern sacken nach vorn, dann wird die Brust zusammengestaucht und das Brustbein und der Brustkorb haben Schwierigkeiten, sich auszudehnen. Das Zwerchfell kann dadurch nicht richtig kontrahieren oder sich nach unten ziehen, um die Brust beim Einatmen zu weiten. Eine schlechte Haltung führt außerdem zu kompensierenden Atemmustern, wie einem Anheben von Schultern und Schlüsselbeinen, die chronische Rückenschmerzen zur Folge haben können. Diese kompensierenden Atemmuster stimulieren zudem die Stressantwort des Nervensystems, was Zustände wie Angst und Depressionen hervorrufen kann.

Prozess der Atmung

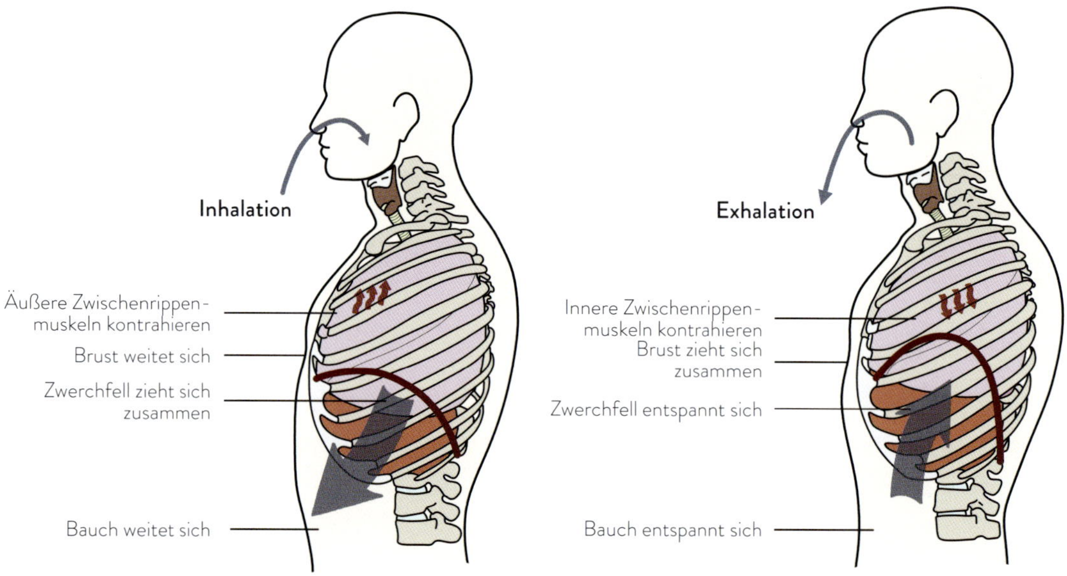

Das Zwerchfell ist ein kuppelförmiger Muskel. Wenn wir einatmen, zieht es sich zusammen, bewegt sich nach unten und wird flach. Gemeinsam mit dem Anheben der äußeren Zwischenrippenmuskeln und der Expansion des Bauchraums vergrößert diese Bewegung die Brusthöhle und Luft wird in die Lunge gezogen.

Beim Ausatmen entspannt sich das Zwerchfell und nimmt automatisch wieder seine ursprüngliche Kuppelform an. Die Zwischenrippenmuskeln bewegen die Rippen nach unten, der Bauch entspannt sich und die Brusthöhle verkleinert sich, sodass Luft aus der Lunge herausgepresst wird.

Für eine gute Haltung, ob im Sitzen oder Stehen, sollte die Wirbelsäule ihre natürlichen Kurven beibehalten. Die untere Lendenwirbelsäule sollte leicht lordotisch geformt, also nach innen gekrümmt sein, die obere Brustwirbelsäule dagegen leicht kyphotisch, also nach außen gekrümmt sein und der Hals eine natürliche, lordotische Krümmung besitzen, ohne dass der Kopf dabei vorgestreckt ist. Die Schultern ragen in neutraler Position leicht nach vorn und sind nicht zurückgezogen wie bei einem Soldaten in Habachtstellung. Das Becken sollte im Sitzen etwas nach vorn gekippt sein und im Stehen in neutraler Position verbleiben.

Beim Thema Haltung müssen wir unbedingt auch über Stühle sprechen. Auf den meisten Sesseln sitzen wir nach hinten gegen die Rückenlehne gestützt. Der vordere Teil der Sitzfläche ist höher als der hintere und die Knie sind höher als die Hüfte gelagert. So zu sitzen mag komfortabel sein, weil es keiner großen Anstrengung bedarf. Es trägt aber auch massiv zu Schmerzen im unteren Rücken und anderen starken Rückenproblemen bei, schwächt die Stützmuskulatur im Core und führt zu schlechten Atemmustern. Stattdessen sollten wir auf flachen, festen Stühlen sitzen, in die wir uns nicht hineinlümmeln können. Falls du solche Stühle nicht besitzt, setze dich auf ein Keilkissen, sodass sich deine Hüfte oberhalb der Knie befindet – vor allem beim Autofahren. Am allerbesten ist es, auf dem Boden zu sitzen, idealerweise auf einem kleinen Polster, das deine Hüfte anhebt, sodass deine Wirbelsäule möglichst natürlich ausgerichtet ist. Sitzen sollte eine aktive Tätigkeit sein, die ein kleines bisschen Mühe kostet. Du weißt, dass du korrekt sitzt, wenn du etwa alle 30 Minuten das Bedürfnis hast, aufzustehen und ein wenig herumzulaufen.

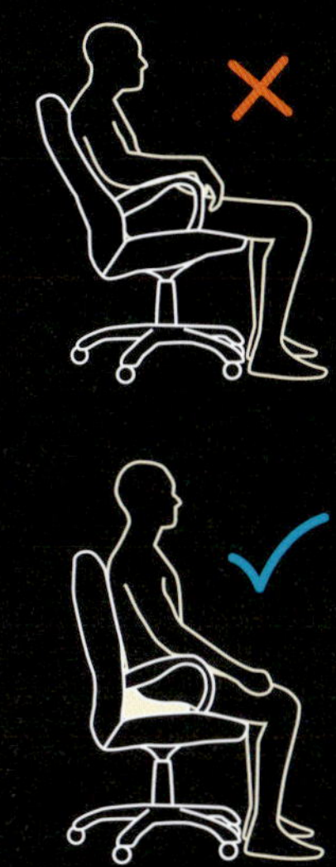

Entspanne dich bei guter Haltung komplett und lockere deinen Rumpf. Merkst du, wie sehr du den Bauch eingezogen hast und wie weit er sich nun ausdehnt? Wenn dir keine Veränderung aufgefallen ist, umso besser – eine Sache weniger, an der du arbeiten musst. Vielen Leuten fällt es mitunter schwer, den Bauch komplett zu entspannen, insbesondere Sportlern, weil sie es gewohnt sind, den Bauch die meiste Zeit über einzuziehen. Ich arbeite mit vielen sportlichen Menschen zusammen und wenn ich sie bitte, ihren Bauch komplett zu entspannen, gelingt den meisten das physisch einfach nicht – nicht weil ihr Core so kräftig ist, sondern weil sie den Bauch so viele Jahre lang unbewusst eingezogen haben, dass sie nun nicht mehr wissen, wie sie ihre Coremuskulatur vollständig entspannen können. Ich selbst habe eine Menge Training gebraucht, um dazu in der Lage zu sein, und ertappe mich bis heute manchmal dabei, dass ich meinen Bauch unnötigerweise einziehe. Du erkennst einen entspannten Bauch daran, dass er ganz weich ist und du deine Finger mit relativ geringem Widerstand in deine Bauchmuskeln, in Richtung Wirbelsäule, drücken kannst. Dein Bauch sollte außerdem ohne Verzögerung wieder in die ursprüngliche Ruheposition zurückspringen. Tut er das nicht, spannst du deine Rumpfmuskulatur noch immer an. Wenn du gelernt hast, deinen Core vollständig zu entspannen, wirst du in der Lage sein, effektiver zu atmen, und auch deine Vitalkapazität vergrößern. In einer guten Haltung mit entspanntem Bauch sollte eine korrekte, effiziente Atmung ganz von selbst kommen.

Nun verbinden wir all das miteinander: Stelle dich aufrecht hin, damit deine Wirbelsäule ihre natürliche Wölbung beibehält. Entspanne deine Schultern und lockere alle Muskeln in deinem Core, vor allem die gerade Bauchmuskulatur. Entspanne auch Kiefer und Gesicht und atme langsam durch die Nase ein. Lasse deinen Atem abwärts in den Bauchraum und Brustkorb wandern, um beide zu weiten. Das sollte sich anfühlen, als würde sich deine Brust in alle Richtungen ausdehnen, auch in deinen Rücken. Wenn dein Brustkorb sich hebt, sollten Schultern und Schlüsselbein dies nicht tun. Die Zwischenrippenmuskeln, die deine Rippen anheben, ziehen sich in Richtung Schlüsselbein nach oben, sollten es aber nicht anheben. Das Ausatmen erfolgt völlig passiv, das Zwerchfell kehrt also ohne Anstrengung oder Einsatz der Muskeln in seine neutrale Position zurück.

Pausiere jeweils kurz am Ende des Einatmens und Ausatmens. Versuche, diese Pausen immer weiter zu verlängern, so kannst du prima üben, deine Atmung zu verlangsamen. Durch langsameres Einatmen führst du dem Körper auch mehr Stickoxid zu. Das Ausatmen sollte ein wenig länger dauern als das Einatmen. Zähle mit, wie viele Atemzyklen du pro Minute ausführst, und versuche, sie auf 10 bis 12 Atemzüge pro Minute zu drosseln. Wenn sich eine so langsame Atmung ganz natürlich für dich anfühlt, dann versuche, sie noch weiter zu verlangsamen. Wenn du mit 12 Atemzügen pro Minute Schwierigkeiten hast, dann atme einfach etwas langsamer, aber so, dass es sich gerade noch angenehm anfühlt. Atme auf diese Art bewusst 15 bis 30 Minuten täglich oder wann immer dir danach ist, bis dir diese korrekte Art der Atmung in Fleisch und Blut übergegangen ist. Atmen bedeutet leben. Wenn wir gesund leben wollen, müssen wir also lernen, richtig zu atmen.

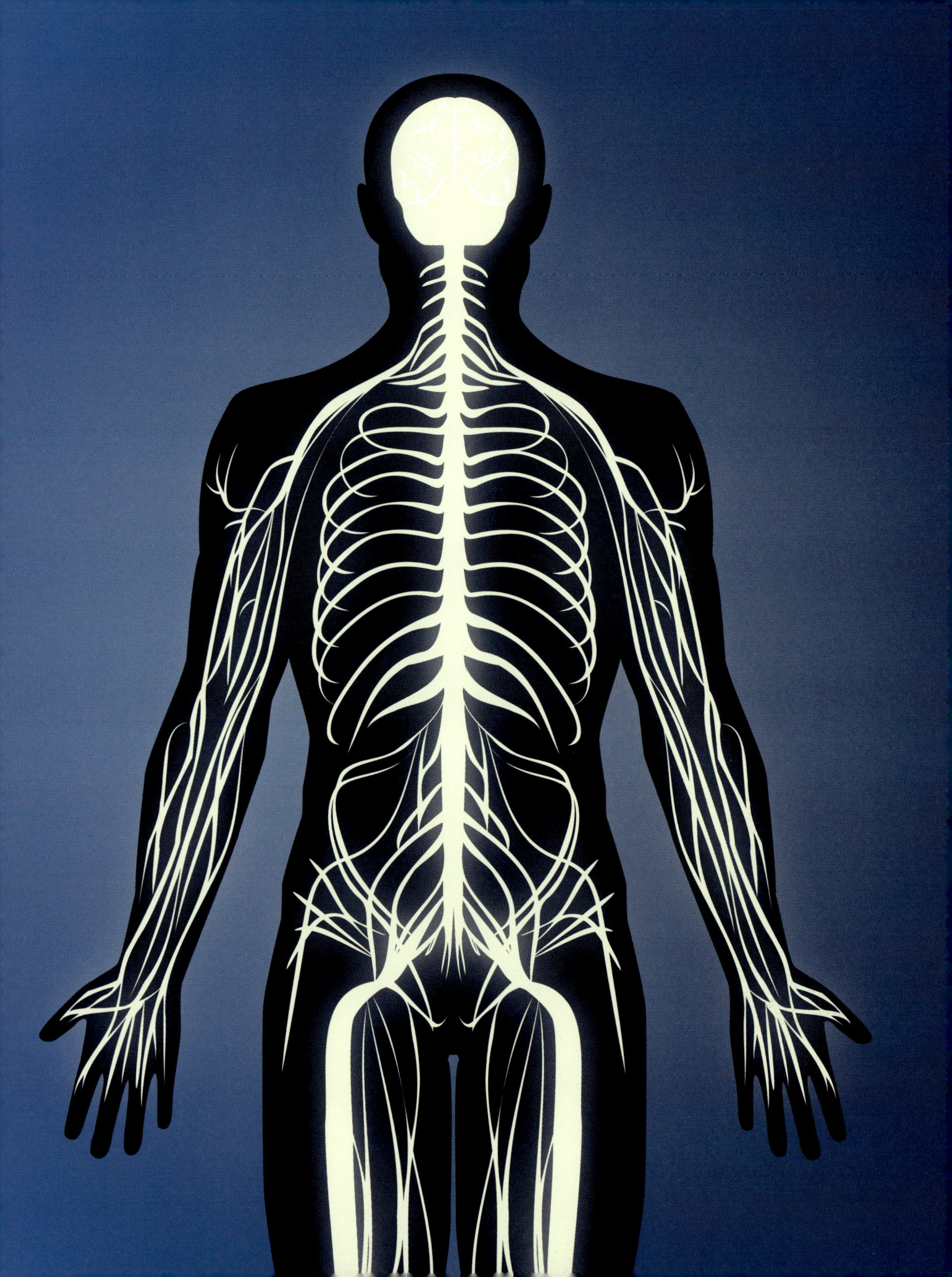

KAPITEL 2

Systeme der Balance

Unser Körper reguliert konstant unseren Blutdruck, unsere Herzfrequenz, Temperatur, pH-Werte, Organfunktionen, den Wasserhaushalt, die Verdauungsfunktion und eine Vielzahl weiterer physiologischer Eigenschaften, um einen gesunden Zustand der Balance aufrechtzuerhalten. Dieses Regulieren geht ohne externe Auslöser vonstatten, wir müssen nicht darüber nachdenken. Der Körper regelt so viele Dinge automatisiert, dass es uns unmöglich wäre, auch nur eines dieser Dinge 24 Stunden lang bewusst zu steuern, ohne massive gesundheitliche Probleme zu entwickeln oder gar zu sterben. Stell dir vor, du müsstest dein Herz zu jedem Schlag aktiv auffordern oder deinen Nieren erklären, wann sie wie viel Blut filtern und die Abfallstoffe, die dabei entstehen, in Urin verwandeln sollen, damit du dich nicht selbst vergiftest oder dehydrierst, weil du zu viel Blut filterst.

Zum Glück verfügt unser Körper über Systeme, die ganz automatisch eine innere Balance herstellen. Falls du noch nicht verstehst, wie genau das autonome Nervensystem arbeitet, keine Sorge, das werde ich noch detailliert erläutern. Vermutlich neu für dich ist, dass diese Funktionen einen direkten Einfluss auf deine Gefühle haben. Wenn wir emotionale Veränderungen durchleben, gehen damit auch korrespondierende physiologische Veränderungen einher. Dieser Zusammenhang wird etwa beim schädlichen Einfluss deutlich, den Stress auch physisch auf uns ausübt. Was den Geist beeinflusst, beeinflusst auch den Körper und umgekehrt.

Während wir den Großteil unserer Körperfunktionen nicht steuern können, was vermutlich auch gut so ist, können wir doch unsere Atmung kontrollieren. Atmung erfolgt automatisch, sie kann aber auch bewusst gesteuert werden. Wir können sie als Werkzeug einsetzen, um alle physiologischen Systeme zu beeinflussen, die wir anders nicht bewusst kontrollieren können. Weil unsere Stimmung und Gefühlslage auch mit dem autonomen Nervensystem zusammenhängen, können wir unsere Atmung einsetzen, um indirekt zu steuern, wie wir uns fühlen und mit uns selbst und anderen interagieren.

Indem du lernst, wie das autonome Nervensystem funktioniert, erstellst du eine »gedankliche Karte« deiner physischen und emotionalen Topografie. Und wenn du verstanden hast, wie deine Atmung das autonome Nervensystem direkt beeinflusst, kannst du deine Ziele mithilfe dieser Karte ohne Umwege ansteuern. Das autonome Nervensystem ist eines von vielen »Systemen der Balance«, mit deren Hilfe wir Geist und Körper steuern können. In diesem Kapitel werden wir fünf unterschiedliche Systeme der Balance betrachten sowie die gedanklichen Karten, die sie erstellen und die uns den Weg zu körperlicher und emotionaler Harmonie weisen. Während jede dieser Karten, also jedes dieser Systeme, anders erscheinen mag, so nehmen sie doch alle auf dasselbe Bezug: unser holistisches Selbst. Du kannst verschiedene Karten einer Stadt betrachten – eine mit eingezeichneten Straßen, eine mit der Topografie der Region und eine mit dem öffentlichen Verkehrsnetz –, letztlich zeigen aber alle dieselbe Stadt, und wenn du dich auf einer Karte Richtung Norden bewegst, dann tust du dies auch auf allen anderen Karten. Auf vergleichbare Weise sind die Systeme der Balance intrinsisch miteinander verbunden.

Wir beginnen mit den ersten beiden Systemen der Balance, die eigentlich nur ein einziges sind, aber dieselbe Sache mittels zwei unterschiedlicher Methoden betrachten.

Das autonome Nervensystem und die Polyvagaltheorie

Das menschliche Nervensystem setzt sich aus zwei Hauptbestandteilen zusammen:

- **Das zentrale Nervensystem** umfasst das Gehirn und das Rückenmark.
- **Das periphere Nervensystem** umfasst die Nerven, die zum Hirn und Rückenmark hin- und davon wegführen.

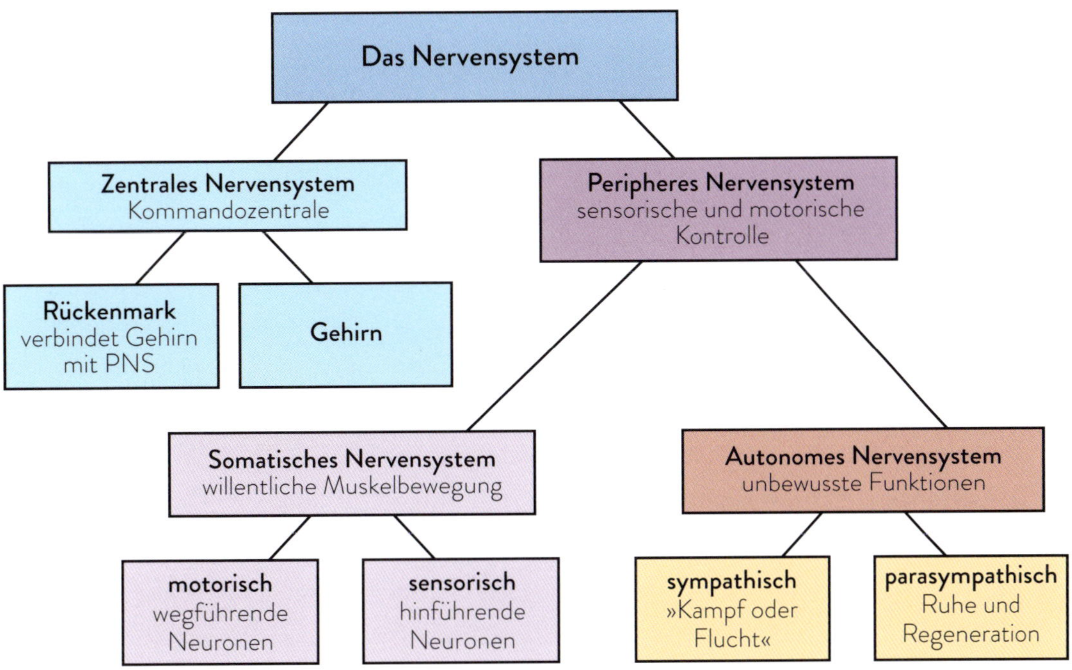

Das zentrale Nervensystem ist verantwortlich für die Analyse aller Informationen und Stimuli, die vom Körper kommend einströmen. Nach dem Entschlüsseln dieser Botschaften sendet es über das periphere Nervensystem eine Antwort an die entsprechenden Körperregionen. Ein Großteil unserer aufgenommenen Informationen wird über afferente, also hinführende, sensorische Neuronen direkt an das Gehirn geleitet, wo sie decodiert werden. Das Hirn sendet daraufhin über efferente, also wegführende, motorische Neuronen ein Handlungssignal aus. Erfordert der Stimulus eine sofortige Reaktion, etwa wenn wir auf einen Nagel treten oder eine heiße Herdplatte berühren, dann regelt dies vorher schon das Rückenmark und das Signal erreicht das Gehirn gar nicht erst. Das Rückenmark nimmt Informationen wie »scharf« oder »heiß« auf und sendet über die motorischen Neuronen eine Botschaft aus, die eine sofortige Reflexschleife erzeugt, die letztlich eine Bewegung der erforderlichen Körperregionen auslöst. Diese Reaktionskette bezeichnen wir als Reflexbogen.

Das periphere Nervensystem untergliedert sich wiederum in das somatische und das autonome Nervensystem.

- **Das somatische Nervensystem** verfügt über zwei Hauptfunktionen. Die erste ist sensorisch. Es kommuniziert über afferente Leitungsbahnen und transportiert Informationen mithilfe verschiedener sensorischer Rezeptoren von unseren Sinnesorganen zum zentralen Nervensystem zurück. Sogenannte Mechanorezeptoren erkennen Druckunterschiede, Thermorezeptoren registrieren Temperaturunterschiede und Schmerzrezeptoren nehmen Schmerzen wahr. Das somatische Nervensystem leitet auch Informationen unserer Seh-, Geschmacks-, Geruchs-, Gehör- und Gleichgewichtssinne weiter und sendet dem Gehirn eine Botschaft, das aus diesen Informationen ein Gesamtbild unserer Außen- und Innenwelt formt. Die zweite Funktion ist es, Signale vom zentralen Nervensystem aus entlang der efferenten Leitungsbahnen zu unserer Skelettmuskulatur zu senden und so kontrollierte Bewegungen zu ermöglichen.
- **Das autonome Nervensystem** kommuniziert mit unseren Organen und Drüsen. Es ist für die Steuerung aller automatisierten Körperfunktionen zuständig, wie etwa die Verdauung, das Aufrechterhalten des Blutdrucks, die Regulierung der Herzfrequenz und die unbewusste Atmung. Ein einfacher Weg, dir den Unterschied zu merken, ist folgender: Das somatische Nervensystem regelt alle bewussten Tätigkeiten, das autonome Nervensystem alle unbewussten Funktionen.

Das autonome Nervensystem unterteilt sich in sympathische und parasympathische Leitungsbahnen. Obwohl diese beiden Leitungsbahnen überwiegend antagonistisch sind, so arbeiten sie doch gemeinsam an der Aufrechterhaltung des ordnungsgemäßen Ablaufs unbewusster Funktionen. Veränderungen unseres physischen, mentalen oder emotionalen Zustands diktieren, welche dieser Leitungsbahnen dominant ist.

- **Das sympathische Nervensystem** ist für den Kampf-oder-Flucht-Reflex bekannt. Es ist also vor allem in stressigen Situationen aktiv.
- **Das parasympathische Nervensystem** ist für »rest and digest«, also Ruhe und Regeneration zuständig und daher vor allem im entspannten Zustand aktiv, etwa wenn wir schlafen oder essen. Es ist außerdem für die Funktion der Sexualorgane von Bedeutung.

Bei Begriffen wie »Kampf oder Flucht« und »Ruhe und Regeneration« könnte man denken, beide Leitungsbahnen würden miteinander konkurrieren, so als kämpften beide um Vorherrschaft. In Wirklichkeit arbeiten sie aber die meiste Zeit über im Kontrast zueinander zusammen, um bei all unseren Körperfunktionen die Homöostase aufrechtzuerhalten. Mit »im Kontrast zueinander« meine ich, dass die Unterschiede zwischen beiden helfen, die verschiedenen Aspekte der entgegengesetzten Leitungsbahn hervorzubringen – so als würde man ein Gemälde mit etwas schwarzer Farbe versehen, um sein Weiß noch heller und die Farben lebendiger erscheinen zu lassen. Das autonome Nervensystem hilft, durch kontrastierende Stimulation oder Regression des sympathischen oder parasympathischen Nervensystems entgegengesetzte Effekte zu verstärken, um die Homöostase aufrechtzuerhalten. Die akute sympathetische Reaktion hilft in Zeiten extremer Gefahr. Allerdings kommt es glücklicherweise nur selten vor, dass wir kämpfen oder um unser Leben rennen. Wir schlafen und verdauen auch nicht ständig, sondern befinden uns die meiste Zeit über irgendwo zwischen diesen Zuständen.

Ich habe oft gehört und gelesen, dass beide Systeme wie ein Kippschalter funktionieren: Ist das eine aktiviert, dann ist das andere ausgeschaltet. Das mag stimmen, wenn wir extrem gestresst sind, ansonsten ist unser Körper jedoch viel intelligenter und komplexer, als dass ein System »an« und das andere »aus« wäre. Während sexueller Erregung und der Ejakulation sind das sympathische, das parasympathische und das somatische Nervensystem allesamt aktiv. Die primäre Funktion dieser Systeme ist es, die Balance lebenserhaltender Funktionen, wie Durchblutung, Kontrolle des Blutdrucks, Regulierung der Hormonabsonderung und Verdauung von Nahrung, aufrechtzuerhalten. Eine solche An/Aus-Analogie ergibt daher also absolut keinen Sinn.

Besser lassen sich die kooperativen Rollen des sympathischen und parasympathischen Nervensystems verstehen, wenn man sich beide Systeme als Mischbatterie mit einem Kalt- und Warmwasserregler vorstellt. Funktionieren beide Systeme korrekt, ohne dass eines von beiden überstimuliert wird, dann ist das ausströmende Wasser angenehm warm. Die Balance beider funktionierender Systeme bezeichnet man als autonomen Tonus. Wenn die Situation es erfordert, kann mehr heißes oder kaltes Wasser beigemischt werden und – wenn nötig – ist das Wasser auch ganz heiß oder ganz kalt. In Wirklichkeit gibt es aber keinen Kippschalter und auch keine Mischbatterie. Beide Systeme arbeiten und schütten Hormone und Neurotransmitter aus, die dort im Körper zum Einsatz kommen, wo sie benötigt werden, um auf jede Situation, die wir erleben, dynamisch zu reagieren.

Stelle dir vor, du lägst schlafend im Bett und würdest plötzlich durch ein lautes Piepen geweckt. Rauchgeruch durchdringt den Raum. Du bist sofort alarmiert und super fokussiert. Dein Haus steht in Flammen und du musst raus hier! Dein Herz beginnt zu rasen, deine Pupillen weiten sich, deine Blutgefäße ziehen sich zusammen, um mehr Blut in die Muskulatur zu pumpen, und deine Atmung wird flach und schnell. Nun stelle dir vor, du müsstest gleich eine Rede vor Hunderten Menschen halten und hast keine Ahnung, was du sagen sollst. Während du auf die Bühne gehst, spürst du eine Enge in deiner Brust, dein Herz schlägt schneller und dein Mund ist ganz trocken. Du verfällst in Schockstarre, bist nicht in der Lage zu denken, dich zu bewegen oder zu sprechen. Ein weiteres Szenario: Du schaust einen Horrorfilm und der Protagonist versteckt sich unter dem Bett, als der Killer den Raum betritt. Du bist angespannt, beginnst zu schwitzen, obwohl es in deinem Zimmer überhaupt nicht heiß ist, und fängst sogar an, ein wenig zu hyperventilieren.

Dies sind drei völlig unterschiedliche Situationen. Im ersten Szenario befindest du dich in ernsthafter Gefahr und dein sympathisches Nervensystem reagiert darauf genau so, wie es sollte. In den anderen beiden Situationen besteht dagegen keine echte Gefahr und doch nimmt dein Verstand sie als gefährlich wahr und reagiert mit dem Kampf-oder-Flucht-Reflex. Es ist wichtig zu begreifen, dass tatsächliche und eingebildete Gefahren dieselbe Reaktion hervorrufen. Und obwohl die Reaktionen in diesen Beispielen recht extrem sind, lebt ein Großteil der Menschen in unserer viel beschäftigten Gesellschaft dennoch in einem ständigen Zustand von Stress und Angst. Diese chronische Stimulation des sympathischen Nervensystems führt zu massiven Herz- und Atemwegserkrankungen, Verdauungsproblemen und anderen gesundheitlichen Beschwerden.

Weil so viele Menschen unter chronischem Stress – und daher unter chronischer sympathischer Aktivierung – leiden, wird das sympathische Nervensystem überwiegend negativ wahrgenommen, und das vermutlich aus gutem Grund. Die meisten Menschen müssen lernen, chronischen Stress abzubauen und den parasympathischen Tonus zu verstärken, um zu einer inneren Balance zu finden. Es gibt aber noch eine weitere Variante, das sympathische Nervensystem zu betrachten, und zwar als Aktivierung und Mobilisierung. Wenn wir aus dem Schlaf aufwachen, verstärkt sich unser sympathischer Tonus. Die Veränderung ist minimal, doch wir benötigen diese Aktivierung, um in die Gänge zu kommen. Oft versuchen wir, diesen Effekt durch Kaffeetrinken zu verstärken, weil wir nachts nicht genügend Schlaf bekommen haben, um unser Normalniveau wiederherzustellen. Je mehr Aktivitäten wir ausführen, umso mehr Energie bekommen wir dafür von unserem sympathischen Nervensystem zur Verfügung gestellt. Sobald wir einen Gang zurückschalten, tritt auch das parasympathische Nervensystem auf die Bremse. Diese harmonische Verbindung unterstützt uns weiterhin in unserem Alltag und bei unseren Bedürfnissen.

Das sympathische Nervensystem hat seinen Ursprung in der Brust- und Lendenwirbelsäule. Sogenannte präganglionäre Nerven treten aus der Wirbelsäule hervor und verbinden sich mit einer Kette sympathischer Ganglien (Nervenknoten), die sich in der Nähe der Wirbelsäule befinden. Von dort verlaufen postganglionäre Nervenfasern hin zu Organen, Blutgefäßen und Drüsen. Die postganglionären Fasern sind myelinisiert, also von einer Markscheide umgeben, wodurch sie Signale viel schneller aussenden können als nicht von Mark umgebene präganglionäre Fasern. Entsprechende Signale erreichen die Organe dadurch deutlich schneller als im parasympathischen Nervensystem. Dort sind die nicht myelinisierten – also marklosen – präganglionären Nerven viel länger, weil die parasympathischen Ganglien sich näher an den Zielorganen oder sogar darin befinden. Diese Myelinisierung ermöglicht eine schnellere sympathische Reaktion. Das sympathische Nervensystem hat primär die Aufgabe, schnell auf wahrgenommene Gefahren oder potenzielle Bedrohungen zu reagieren, etwa durch Kampf oder Flucht. Die Reaktion des Körpers ist also eine sofortige Mobilisierung. Die Pupillen weiten sich, damit wir besser sehen können, das Herz schlägt schneller und die Blutgefäße verengen sich, um die Durchblutung der Muskulatur zu erhöhen. Die Bronchien in der Lunge öffnen sich, sodass wir leichter atmen können, die Nebennieren schütten Adrenalin aus, das für einen Energieschub sorgt, und Harn- und Verdauungsfunktionen sind blockiert.

Das parasympathische Nervensystem (*para* bedeutet so viel wie »neben«) befindet sich ober- und unterhalb des sympathischen Nervensystems, im Schädel und im Kreuzbein. Vom Hirnstamm aus verlaufen die Kranialnerven III, VII und IX hin zu Augen, Gesicht und Mund und steuern die Verengung der Pupillen, den Speichelfluss und die Tränensekretion. Kranialnerv X, auch bekannt als der Vagusnerv, durchzieht Brustkorb und Bauchraum und innerviert viele innere Organe. Der Vagusnerv ist der wichtigste Bestandteil des parasympathischen Nervensystems. Er ist verantwortlich für das Verlangsamen der Herzfrequenz, die Kontraktilität, das Verengen der Atemwege in der Lunge, den Transport von Nahrung durch den Verdauungstrakt, das Einschränken von Entzündungen und die Unterstützung des Immunsystems. Vom Kreuzbein aus verbinden sich die parasympathischen Fasern mit den Nieren, der Blase und den Sexualorganen. Das parasympathische Nervensystem unterstützt den Körper bei Erholung und Regeneration, Verdauung und Ausscheidung sowie Reproduktion. Die Funktion und Bedeutung des autonomen Nervensystems für soziales Engagement, die Stimmung und Lebensauffassung sind beträchtlich.

Die Polyvagaltheorie wurde von Dr. Stephen Porges entwickelt, basierend auf den beiden Zweigen des Vagusnervs, die den Großteil des parasympathischen Nervensystems kontrollieren: dem ventralen Vagalkomplex und dem dorsalen Vagalkomplex. Sein Ansatz teilt das autonome Nervensystem in ein dreiteiliges System auf, das aus dem ventralen Vagalkomplex, dem sympathischen Nervensystem und dem dorsalen Vagalkomplex besteht.[10]

Obwohl der ventrale und der dorsale Vagalkomplex beide dem Vagusnerv entstammen, funktionieren und reagieren sie sehr unterschiedlich.

- **Der dorsale Vagalkomplex** ist für die meisten Verdauungsfunktionen zuständig und reguliert die Organe unterhalb des Zwerchfells. Er ist der ältere, ursprünglichere Zweig und verantwortlich für unsere früheste Stressantwort, die Schockstarre (auch bekannt als Freeze-Reaktion). In Situationen extremer Furcht kann uns eine Überstimulierung des dorsalen Vagalkomplexes komplett blockieren, sodass wir unfähig sind, zu handeln oder uns zu bewegen, so wie wir es bei vielen Reptilien und Säugetieren in Gefahrensituationen erleben. Wenn die Funktion des dorsalen Vagalkomplexes gestört ist, ziehen wir uns zurück und meiden Gesellschaft. Wird der Tonus des dorsalen Vagalkomplexes sanft und ruhig verstärkt – also frei von Stress und Gefahr –, bringt uns das in einen Zustand tiefer Entspannung, wie wir ihn während der Meditation erleben.

Das autonome Nervensystem

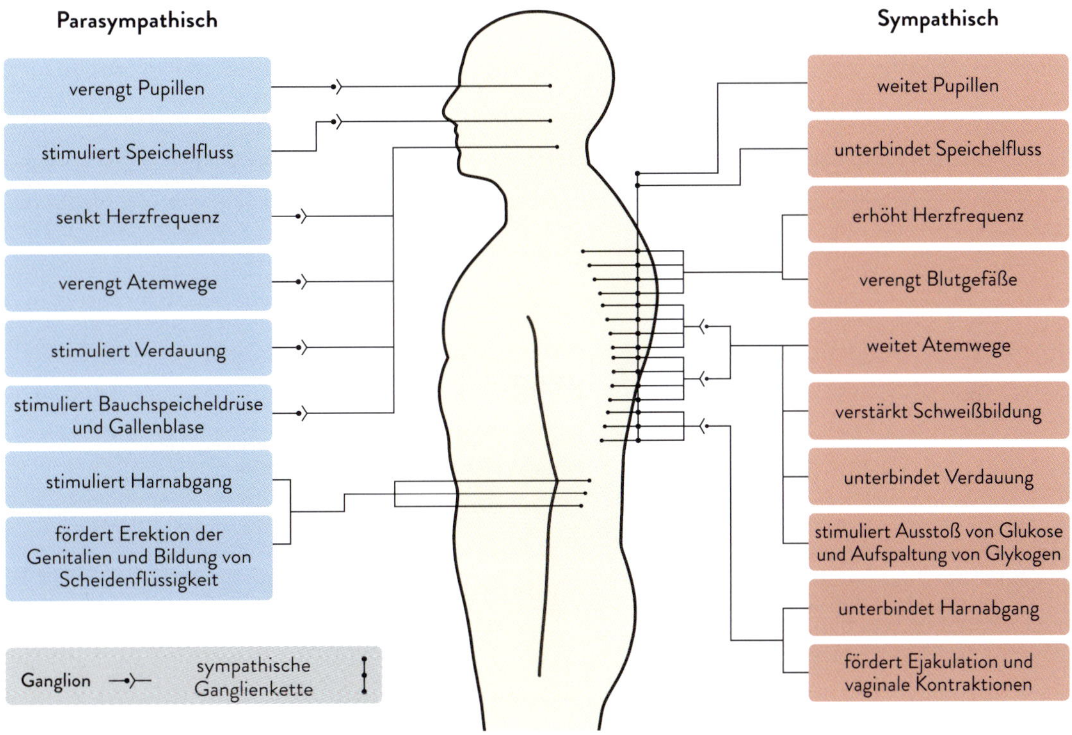

- **Der ventrale Vagalkomplex** reguliert die Funktionen von Herz und Atemapparat. Er ist ausschlaggebend für soziales Engagement und am dominantesten, wenn wir gesund und glücklich sind.

Die Polyvagaltheorie drückt das reaktive Verhältnis des autonomen Nervensystems in einer hierarchischen Ordnung von Sicherheit oder Gefahr aus. Der ventrale Vagalkomplex an der Spitze des Systems bestimmt, ob und wie wir uns unter anderen Menschen positiv verhalten, mit Fremden, Familie und Freunden interagieren und uns selbst in sozialen Situationen präsentieren. Spüren wir Gefahr oder Bedrohung, reagiert das sympathische Nervensystem mit dem Kampf-oder-Flucht-Reflex. Wird die Situation als lebensbedrohlich wahrgenommen, reagiert der dorsale Vagalkomplex mit Immobilisierung, Distanzierung und Schock. Befinden wir uns hingegen an einem Ort, an dem wir uns sicher fühlen, bringt uns eine Stimulation des sympathischen Nervensystems in einen gesunden Zustand der Mobilisierung, in dem wir arbeiten, tanzen, spielen, Sport treiben und physisch interagieren können. Der dorsale Vagalkomplex trägt zur Balance der Systeme bei, indem er uns in einen Zustand der Erholung, Verjüngung und tiefen Entspannung versetzt.

Im folgenden Modell sehen wir veränderliche Interaktionen des autonomen Nervensystems und die Bedeutung der Funktion jedes Bestandteils für einen gesunden und sicheren Zustand versus die Reaktion auf Bedrohung oder Gefahr.

Die Polyvagaltheorie

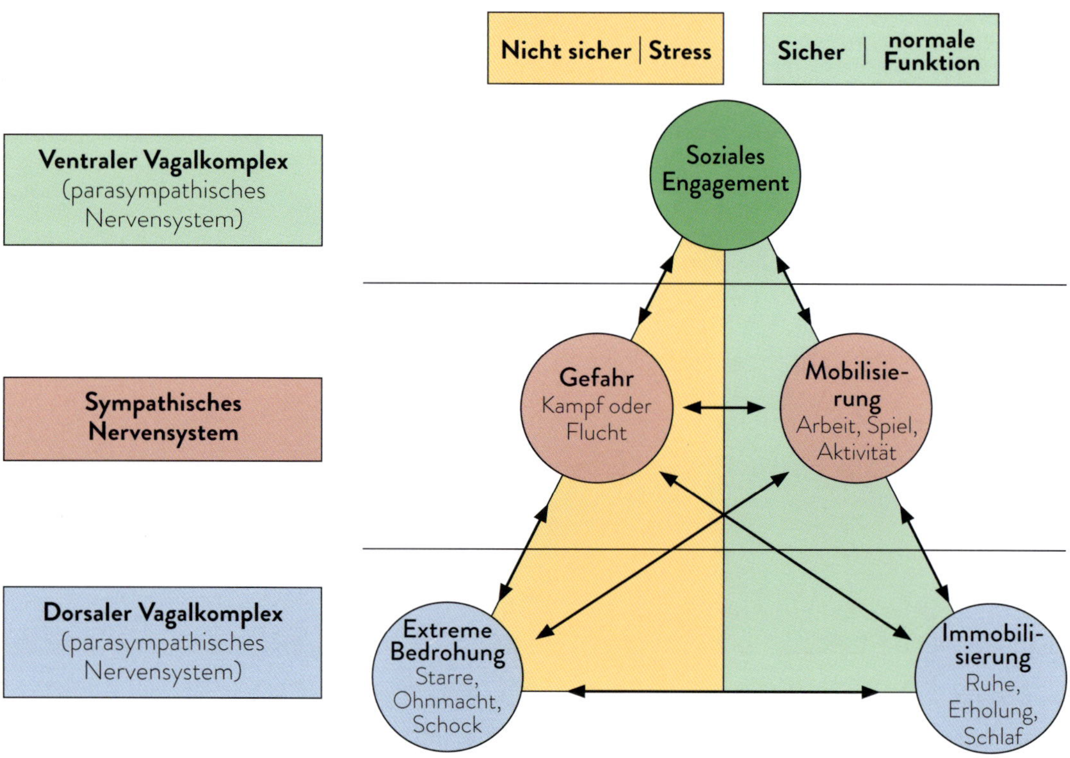

Das parasympathische Nervensystem wird primär vom Vagusnerv kontrolliert, der aus zwei Zweigen besteht: dem ventralen Vagalkomplex und dem dorsalen Vagalkomplex. Nach der Polyvagaltheorie ergeben diese beiden Zweige, zusammen mit dem sympathischen Nervensystem, das autonome Nervensystem.

Die Polyvagaltheorie beschreibt die Reaktionen des autonomen Nervensystems, wenn es stimuliert wird, während wir uns sicher oder gestresst und bedroht fühlen. In einem gesunden Balancezustand stimulieren wir hauptsächlich den ventralen Vagalkomplex. Erleben wir Veränderungen durch externe oder interne Stimuli, können wir schnell von sicher auf unsicher (und umgekehrt) umschalten und zwischen den Zweigen des autonomen Nervensystems wechseln. Wir können auch im sympathischen Nervensystem oder dorsalen Vagalkomplex »feststecken«, wenn wir in einem chronischen Stresszustand bleiben.

Herzfrequenzvariabilität

Woher weißt du also, ob dein Nervensystem reguliert und im Gleichgewicht ist? Die beste Methode ist, dich selbst zu beobachten:

- Fühlst du dich oft gestresst oder überfordert?
- Wie viele Stunden schläfst du nachts?
- Wie würdest du deine Schlafqualität bewerten?
- Wirst du leicht und häufig krank?
- Wenn du krank bist, wie lange dauert es, bis du wieder gesund wirst?
- Treibst du regelmäßig Sport?

Du findest leicht heraus, dass dein Nervensystem aus dem Gleichgewicht geraten ist, wenn die Antworten auf diese Fragen nicht so ausfallen, wie du es gerne hättest. Aber du kannst auch ein stressfreies Leben führen, ausreichend schlafen, selten krank werden und trotzdem über keine gesunde Regulierung deines Nervensystems verfügen.

Einer der Indikatoren, die wir verwenden, um den Zustand des Nervensystems zu beurteilen, ist die Herzfrequenzvariabilität, kurz: HFV. Die Herzfrequenzvariabilität gibt den Abstand zwischen zwei Herzschlägen in Millisekunden an. Wenn dein Herz 60-mal pro Minute schlägt, dann tut es dies nicht zwingend 1-mal pro Sekunde. Während wir ein- und ausatmen, verändert sich die Dauer jedes Herzschlags. Das liegt daran, dass das Einatmen unser sympathisches

Nervensystem stimuliert und dieses dann wiederum das Herz schneller und in einem regelmäßigeren, beständigeren Tempo schlagen lässt. Ausatmen stimuliert dagegen das parasympathische Nervensystem, das unseren Herzschlag verlangsamt und seinen Rhythmus unregelmäßiger werden lässt, sodass das Herz gewissermaßen mit unseren Atemzügen »mitatmet«, was wiederum ein Anzeichen eines gesunden autonomen Nervensystems und gesteigerten parasympathischen Tonus ist.

Die HFV ist ein Marker für die Gesundheit des autonomen Nervensystems, indem sie den Zusammenhang zwischen dem sympathischen und dem parasympathischen Nervensystem aufzeigt. Je niedriger der HFV-Wert ist (je gleichmäßiger und beständiger also der Herzschlag), umso dominanter ist der sympathische Tonus. Je höher der HFV-Wert, umso schwächer ausgeprägt ist der sympathische Tonus.[11] Im Grunde passt sich das Herz dem Atem an und beeinflusst damit direkt das Nervensystem. Je höher die Variabilität, umso gesünder der Zustand des Nervensystems.

Weil wir eine Reaktion unseres autonomen Nervensystems hervorrufen, wenn wir die Geschwindigkeit oder Tiefe unserer Atemzüge verändern, ist unsere HFV nur dann ein verlässlicher Messwert für die Gesundheit unseres Nervensystems, wenn sie während des Schlafens gemessen wird. Man kann allerdings prima beobachten, wie unser Atemtraining die HFV in Echtzeit erhöht. Atemtraining zur Erhöhung der HFV sorgt für lang anhaltende Effekte. Neben ausreichend Schlaf und wenig Stress ist die Atmung außerdem eine der besten Methoden, um die Funktion des Nervensystems zu regulieren.

Eine hohe HFV zeigt mehr als nur eine gute Balance des autonomen Nervensystems. Sie ist auch ein exzellenter Indikator für kardiovaskuläre Gesundheit, die Fähigkeit, mit Stress und Trainingsbelastung umzugehen, und ein hohes Fitnessniveau. Menschen mit einer hohen HFV besitzen generell starke Willenskraft, ein ruhigeres Gemüt, gutes soziales Engagement und Selbstkontrolle. Eine niedrige HFV wird dagegen mit chronischem Stress, Schmerzen, Entzündungen, Depressionen und einem erhöhten Risiko für kardiovaskuläre Krankheiten, Krebs und Tod in Verbindung gebracht.

Herzfrequenzvariabilität

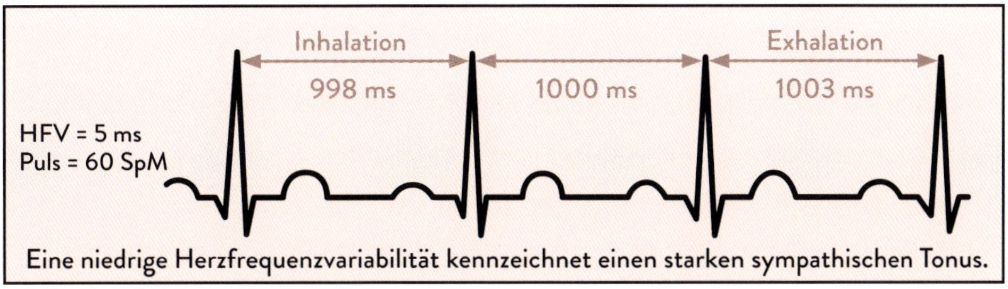

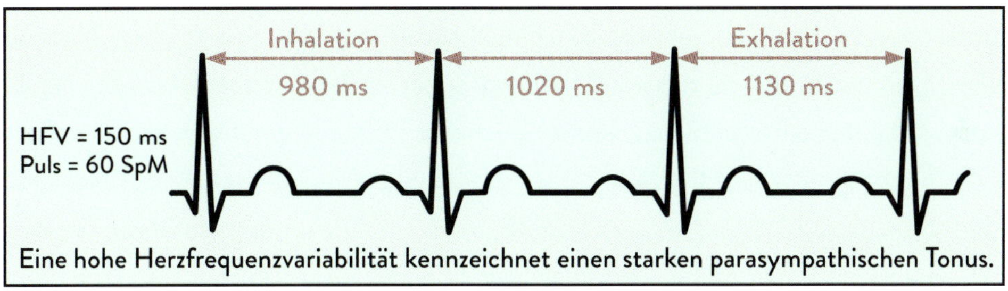

Eine der besten Methoden, um die Gesundheit des autonomen Nervensystems zu messen, ist über die Herzfrequenzvariabilität. Diese misst die Zeit zwischen den Herzschlägen, um den Grad ihrer Variabilität zu bestimmen. Eine niedrige HFV, also geringe Variabilität zwischen den Herzschlägen, kann von massivem Stress herrühren (ausgelöst entweder durch interne oder externe Stimuli), von einer stärkeren Stimulation des sympathischen Nervensystems (Kampf oder Flucht), zu wenig Schlaf, schlechter Ernährung, zu wenig Sport, zu viel Alkohol, von Krankheit oder mangelnder Ruhe und Erholung nach körperlichem Training. Eine hohe HFV, also stärkere Variabilität zwischen den Herzschlägen, ist ein guter Indikator für ein gesundes autonomes Nervensystem, wenig Stress, ausreichend Schlaf, eine gesunde Ernährung, optimale Fitness, ein gesundes Immunsystem und ausreichend Ruhe und Erholung nach körperlichem Training.

Messen und verbessern der Herzfrequenzvariabilität

Als ich erfuhr, welche Bedeutung die HFV besitzt, besorgte ich mir umgehend ein entsprechendes Messgerät. Es gibt eine Reihe wirklich guter Produkte. Die präziseste Messung in Echtzeit ermöglichen Brustgurte, die mit einer App verbunden sind. Anfangs verwendete ich einen solchen Brustgurt, um die Auswirkungen meiner Atemübungen in Echtzeit verfolgen zu können. Inzwischen trage ich während des Schlafens einen Smart-Ring, der neben einer Reihe weiterer Gesundheitsmarker meine HFV, meine Schlafzyklen und -dauer und meinen Ruhepuls misst. Dadurch kann ich, falls nötig, Veränderungen an meinem Lebensstil vornehmen, durch die ich mich besser und gesünder fühle.

Ich würde mich selbst als äußerst gesund und fit bezeichnen, meine Lebensauffassung ist positiv und ich fühle mich nur selten gestresst. Als ich aber damit begann, meine HFV zu überprüfen, war ich geschockt, wie niedrig sie war.

Die durchschnittliche HFV eines gesunden Menschen sinkt im Alter rapide und kann sich zwischen Menschen gleichen Alters deutlich unterscheiden. Deshalb solltest du dich nicht mit anderen vergleichen oder versuchen, einen bestimmten Wert zu erreichen. Nachdem ich meine HFV mit der eines Freunds verglichen hatte, der 10 Jahre jünger ist als ich, glaubte ich, ernste gesundheitliche Probleme zu haben, weil meine HFV niedriger war, als ich es für richtig hielt. Die durchschnittliche HFV eines etwa 25-Jährigen liegt zwischen 55 und 100 Millisekunden, bei einem 40-Jährigen zwischen 35 und 65 Millisekunden und bei jemandem über 55 sinkt sie auf 25 bis 45 Millisekunden ab. Unabhängig von Alter und Gesundheitszustand schwanken diese Werte jedoch trotzdem von Person zu Person. Mache dir also keine Gedanken, wenn deine HFV unter dem Durchschnittswert für einen Menschen deines Alters liegt. Deinen Normalwert zu kennen ist wichtiger als den Durchschnittswert für deine Altersgruppe oder der Versuch, deine HFV auf einen bestimmten Wert zu bringen. Wenn du beginnst, deine HFV zu kontrollieren, wirst du einige Wochen brauchen, um deinen Normalwert herauszufinden. Sobald du verstanden hast, wo der üblicherweise liegt, wirst du künftig leichter erkennen, welch großen Einfluss kleine Dinge manchmal auf ihn haben und was du ändern kannst, um deine Gesundheit zu verbessern.

Meine HFV war hauptsächlich aufgrund meines Lebenswandels so niedrig. Als umherreisender Yogalehrer fliege ich durch die ganze Welt und habe regelmäßig mit Jetlag und Schlafmangel zu kämpfen. Eine weitere Sache, die mir massiv geschadet hat, war das Überatmen. Ich hatte mich nie für einen Überatmer gehalten, doch ich rede im Schnitt über 20 Stunden pro Wochenende, entweder in Vorlesungen oder im Yogaunterricht. Noch deutlich mehr ist es, wenn ich andere Trainer ausbilde.

Heute unterrichte ich zwar immer noch genauso viel – wenn nicht sogar noch mehr –, reise nach wie vor ständig und leide unter Jetlag. Dennoch habe ich es geschafft, meinen HFV-Wert deutlich zu verbessern. Weil meine beiden größten Probleme Schlafmangel und Überatmen waren, habe ich die Lösung dieser beiden Probleme auch zuerst in Angriff genommen. Ich habe getan, was ich konnte, um meinen Schlaf zu verbessern – also nachmittags keinen Kaffee mehr getrunken, meinen Alkoholkonsum reduziert, mich weniger blauem Licht ausgesetzt und bin früher zu Bett gegangen. Außerdem praktizierte ich deutlich mehr *Pranayama* (Kapitel 3, ab Seite 105) und begann, spezifische Atemübungen auszuführen, mit denen ich meine HFV erhöhen und die Balance meines autonomen Nervensystems wiederherstellen konnte. (Siehe hierzu die Atemsequenz für mehr Gelassenheit auf den Seiten 212 bis 216.) Diese Übungen verbesserten meine HFV, meine Schlafqualität und die Regenerationszeit nach einem Jetlag dramatisch.

Du musst deine HFV mehrere Wochen lang kontrollieren, bis du verstehst, wie Veränderungen deines Lebensstils den Wert beeinflussen. Die HFV ist ein wunderbares Werkzeug, um die Auswirkungen von Ernährung, Schlaf, Stress und Sport in Echtzeit zu messen, und sie kann daher von Tag zu Tag schwanken. Manchmal fühle ich mich nach dem Aufwachen müde und erschöpft. Dadurch weiß ich, ohne nachzumessen, dass meine HFV zu niedrig ist. Ich lasse es dann ruhig angehen und verzichte an dem Tag mal auf den morgendlichen Handstand, führe stattdessen eine entspanntere Yogaeinheit aus oder mache etwas Erholsames wie Meditieren. Eine niedrige HFV kann ein Anzeichen dafür sein, dass du noch nicht vollständig erholt bist und Ruhe benötigst. Manchmal fühle ich mich auch völlig gut und meine HFV ist trotzdem recht niedrig. Ich habe mit der Zeit gelernt: Wenn meine HFV zu niedrig ist und ich versuche, sie zu pushen, dann ist das Ergebnis häufig nur ein schlechtes Training, ich werde krank oder verletze mich sogar.

Viele – wenn nicht alle – Atemübungen in diesem Buch helfen, deine HFV zu verbessern, deine Gesundheit zu fördern und die Balance deines autonomen Nervensystems herzustellen, selbst wenn dies nicht der explizite Zweck einer bestimmten Übung ist.

Die Polyvagaltheorie und die Bedeutung eines Gefühls von Sicherheit

Das autonome Nervensystem reagiert direkt auf Emotionen, Stress und unsere Atmung. Nehmen wir unsere Umgebung plötzlich nicht mehr als sicher wahr und sind besorgt oder verängstigt, löst die Stressantwort eine Veränderung unserer Atemmuster aus. Kehren wir diese Reaktion um, indem wir unsere Atemmuster bewusst beeinflussen, können wir auch die Reaktion unseres autonomen Nervensystems, unsere damit assoziierten Emotionen und möglicherweise sogar unsere Wahrnehmung der Umgebung verändern. Du lebst aber hoffentlich nicht in einem konstanten Zustand von Stress und Furcht, sodass du deinen Atem nicht allzu oft einsetzen musst, um dich wieder in einen entspannten Zustand zurückzuversetzen.

Die Polyvagaltheorie unterstreicht, dass es von großer Bedeutung ist, wie das autonome Nervensystem stimuliert wird. Sie unterscheidet klar zwischen der Reaktion des Nervensystems, wenn wir uns sicher fühlen, und seiner Reaktion, wenn wir Angst haben oder uns bedroht fühlen. Ein Gefühl von Unsicherheit stimuliert das sympathische Nervensystem und löst den Kampf-oder-Flucht-Reflex aus. Ist die Furcht besonders stark oder erscheint eine Situation lebensbedrohlich, dann wird durch den dorsalen Vagalkomplex des parasympathischen Nervensystems eine Schockstarre ausgelöst.

Fühlen wir uns in unserem Umfeld dagegen sicher und aktivieren das sympathische Nervensystem, dann ist dessen Reaktion eine Mobilisierung, in der wir mehr Energie zur Verfügung haben, um aktiv zu sein, zu arbeiten, zu spielen und sozial zu interagieren. Obwohl immer noch das sympathische Nervensystem aktiviert ist, sind die Auswirkungen auf unsere Emotionen und Physiologie ganz andere. Dasselbe gilt, wenn wir uns in einem entspannten Zustand befinden und der dorsale Vagalkomplex übernimmt: Wir gelangen dann in einen Zustand, in dem wir ruhen, regenerieren, verdauen, meditieren und schlafen können, wie ich bereits erläutert habe.

Der dritte Teil des autonomen Nervensystems und der andere Zweig des Vagusnervs, der zum parasympathischen Nervensystem gehört, ist der ventrale Vagalkomplex. Dieser Zweig ist für soziales Engagement verantwortlich und am aktivsten, wenn wir uns sicher und in Balance fühlen. Er hilft uns außerdem, unsere Atemmuster und Reaktionen mit anderen energetischen Systemen wie den *Nadis*, *Gunas* und *Prana Vayus* zu korrelieren, die ich dir im Folgenden noch vorstelle.

Ich wiederhole die verschiedenen Rollen des autonomen Nervensystems an dieser Stelle noch einmal, weil es wichtig ist, dass du dich sicher fühlst, wenn du übst, dein autonomes Nervensystem mithilfe deiner Atmung zu stimulieren. Einige der Übungen, die du in diesem Buch kennenlernen wirst, können Angst- und Panikattacken hervorrufen, weil ihre schnellen Atemmuster jenen reaktiven Mustern gleichen, die Menschen während solcher Attacken erleben. Derart Ähnliches noch einmal zu erleben kann dazu führen, dass jene Traumata oder Gefühle zurückkehren, die sie ursprünglich einmal ausgelöst haben. Dieselben Übungen können aber auch dafür sorgen, dass du nie wieder eine solche Attacke erlebst. Ziel ist es, dich darin zu üben, während solcher Übungen ein sicheres Gefühl zu haben, sodass die psychophysiologischen Reaktionen, die damit verbunden sind, irgendwann nachlassen.

Wie ich in Kapitel 3 noch detailliert beschreibe, kann der Atem in vier Abschnitte untergliedert werden: die Inhalation, die innere Atemretention, die Exhalation und die äußere Atemretention. Jede Komponente der Atmung hat direkte physiologische Auswirkungen auf das autonome Nervensystem. Die Inhalation, also das Einatmen, aktiviert das sympathische Nervensystem, und dies manifestiert sich als beschleunigte Herzfrequenz. Ein schnellerer und tieferer Atem stimuliert außerdem einen sympathischeren Tonus. Ausatmen wiederum stimuliert das parasympathische Nervensystem, wodurch die Herzfrequenz wieder sinkt. Ein Verlangsamen der Atmung, vor allem beim Ausatmen, stimuliert einen noch parasympathischeren Tonus.

Atemübungen zur Stimulation des autonomen Nervensystems

Mit den folgenden sechs Atemübungen lernst du, wie ein Verändern der Atmung – also entweder beschleunigtes, verlangsamtes, tieferes oder flacheres Atmen – direkte Auswirkungen auf das Nervensystem und dadurch auch auf Energiehaushalt und Gefühlszustand hat. Jede Komponente der Atmung ist mit unserem Nervensystem verknüpft, weshalb wir unser autonomes Nervensystem stimulieren oder in Balance bringen können, erkennbar am direkten Einfluss auf unsere Herzfrequenzvariabilität. Mithilfe dieser Übungen können wir unsere

Stimmungslage oder unser Energieniveau nach Bedarf schnell verändern. Jede Atemtechnik ist simpel und kann immer und überall ausgeführt werden. In den Kapiteln 4 und 5 beschreibe ich dann noch komplexere und effektivere Methoden, um mithilfe des Atems unsere Wünsche und Bedürfnisse direkt zu beeinflussen.

Übung 1: Verstärken des sympathischen Tonus

Nimm dir einen Moment, um natürlich zu atmen und dein Energieniveau einzuschätzen. Sobald du dich bereit fühlst, atme 3 bis 4 Sekunden lang schnell und vollständig durch die Nase ein. Sobald deine Lunge gefüllt ist, öffne den Mund mit einem Seufzer, um deinen Atem wieder herauszulassen. Achte darauf, schneller aus- als einzuatmen. Fahre so 30 bis 60 Sekunden lang fort. Warte anschließend einen Augenblick, bis sich dein Atem wieder normalisiert hat, und spüre nach, ob sich dein Energieniveau verändert hat. Du solltest nun ein wenig mehr Energie haben. Wenn du diese Atemtechnik länger ausführst, wirst du auch einen deutlicheren Effekt erkennen.

Übung 2: Verstärken des parasympathischen Tonus

Nimm dir einen Moment, um natürlich zu atmen und dein Energieniveau einzuschätzen. Es ist okay, wenn du noch immer ein wenig Energie von der ersten Übung spürst. Nimm einen langen, moderaten Atemzug durch die Nase, der 5 bis 10 Sekunden lang andauert. Atme anschließend 10 bis 14 Sekunden lang langsam wieder durch die Nase aus. Fahre so 30 bis 60 Sekunden lang fort. Warte anschließend einen Augenblick und achte darauf, ob sich irgendetwas verändert hat. Du solltest dich entspannter fühlen. Die Dauer des Ausatmens zu verdoppeln und so die Atmung zu verlangsamen stimuliert einen parasympathischeren Tonus, der die Herzfrequenz verlangsamt und den Blutdruck senkt.

Übung 3: Das autonome Nervensystem in Balance bringen

Nimm dir einen Moment, um natürlich zu atmen und dein Energieniveau einzuschätzen. Wenn du das Gefühl hast, dass dir Energie fehlt, dann führe zunächst Übung 1 aus, bis dein Energieniveau gestiegen ist. Fühlst du dich dagegen energiegeladen oder aufgeregt, dann absolviere

Übung 2, bis du merkst, wie all die nervöse Energie verschwindet. Sobald du deinen Normalzustand erreicht hast, atme 8 bis 10 Sekunden lang durch die Nase ein, lege nach dem Einatmen eine angenehme Pause ein und atme dann 8 bis 10 Sekunden lang durch die Nase aus. Wiederhole das Ganze 1 bis 2 Minuten lang, bis du den gewünschten Effekt spürst. Indem du die Dauer der Ein- und Ausatmung angleichst und insgesamt verlangsamst, regulierst du das autonome Nervensystem, stimulierst den ventralen Vagalkomplex und gelangst in einen Zustand größerer Balance.

Atemretention, also das Luftanhalten, stimuliert das autonome Nervensystem auf verschiedene Weise, je nachdem wie intensiv du die Luft anhältst, wie dein Trainingsstand ist und wie wohl du dich beim Luftanhalten fühlst. Atemretention nach dem Ein- oder Ausatmen erhöht den Kohlendioxidspiegel und stimuliert so das parasympathische Nervensystem. Ein höherer Kohlendioxidspiegel erleichtert zudem den Sauerstofftransport in die Zellen und eine dadurch verbesserte Zellatmung erhöht wiederum das Energieniveau. Atemretention nach dem Einatmen bringt uns in den ventralen Vagalkomplex und wir fühlen uns noch stärker in Balance. Gepaart mit einer Atemtechnik, deren Fokus auf der Einatmung liegt, führt sie zu einem ausgewogeneren Energiehaushalt. Luftanhalten nach dem Ausatmen bringt uns in den dorsalen Vagaltonus und wir fühlen uns insgesamt entspannter, wie beim sogenannten »rest and digest«.

Die Luft nach dem Ausatmen anzuhalten ist schwieriger, weil nur noch 1000 bis 1200 Milliliter Residualluft in unserer Lunge für den Gasaustausch übrig sind und der Drang, Luft zu holen, dadurch viel größer ist. Dieser Drang kann schnell in Panik ausarten und das sympathische Nervensystem aktivieren, das den Kampf-oder-Flucht-Reflex auslöst – und den können wir bei keiner Form von Atemübung gebrauchen.

Übung 4: Das autonome Nervensystem in Balance bringen

Nimm dir einen Moment, um deinen Ausgangszustand herzustellen. Nimm anschließend 3 bis 4 Sekunden lang einen vollständigen tiefen Atemzug durch die Nase. Halte nach dem Einatmen den Atem 15 Sekunden lang an. Öffne dann den Mund und atme schnell mit einem Seufzen aus. Wiederhole das Ganze 1 bis 2 Minuten lang. Pausiere einen Augenblick lang, um den Effekt der Übung zu spüren. Diese Übung sollte dir ein Gefühl von mehr Balance und Energie verleihen, einhergehend mit einem weniger nervösen Empfinden als in Übung 1. Das liegt daran, dass sowohl das sympathische Nervensystem als auch der ventrale Vagalkomplex stimuliert werden. Versuche Übung 1 und Übung 4 nacheinander auszuführen, um zu prüfen, wie die beiden leicht unterschiedlichen Varianten auf dich wirken.

Übung 5: Den parasympathischen Tonus durch Atemretention stärken

Atme eine Zeit lang ganz ruhig. Atme dann langsam 5 bis 7 Sekunden lang ein und anschließend 10 bis 15 Sekunden lang aus und halte nach dem Ausatmen weitere 10 bis 15 Sekunden lang die Luft an. Wiederhole das Ganze 30 bis 60 Sekunden lang. Lasse deinen Atem wieder normal fließen und achte auf die Wirkung der Übung. Du hattest vermutlich eine von zwei sehr unterschiedlichen Reaktionen: Wenn dir die Atemretention leichtgefallen ist, war die Wirkung vermutlich ein tiefes Gefühl der Ruhe. Fiel sie dir schwer, war es vermutlich eine Mischung aus Aufregung und Unruhe. Mit dieser Übung kannst du den entspannten Zustand und parasympathischen Tonus beibehalten und dem Ausatmen sogar in solchen Momenten eine Atemretention hinzufügen, die sich ohnehin bereits herausfordernd anfühlen.

Übung 6: Box-Atmung

Bei dieser Übung sollen alle vier Bestandteile der Atmung über einen gleich langen Zeitraum ausgeführt werden. Atme also ein und zähle dabei innerlich bis 4. Halte anschließend den Atem an und zähle erneut bis 4. Atme aus und zähle wieder bis 4 und halte danach den Atem erneut an, während du ein weiteres Mal bis 4 zählst. Wiederhole das Ganze 5 bis 10 Runden lang. Diese Übung ist prima geeignet, um Balance im autonomen Nervensystem herzustellen und den ventralen Vagaltonus zu stimulieren, was dich in einen ausgeglicheneren, gelasseneren Zustand versetzt. Diese Technik ist auch bekannt als Vier-Quadrat-Atmung und wir werden in Kapitel 3 noch einmal detaillierter darauf eingehen (Seiten 135–139).

Das autonome Nervensystem und sein Konterpart, die Polyvagaltheorie, legen fest, wie der Körper Energie im Sinne unserer westlichen Wissenschaft reguliert, ausgleicht und verschiebt. Wie bereits geschrieben, sind diese Systeme der Balance essenzielle Karten, die uns helfen, durch das Terrain physiologischer und emotionaler Harmonie zu navigieren, und uns in Richtung unserer energetischen Bedürfnisse führen. Nun ändern wir unseren Blickwinkel und betrachten all das durch die fernöstliche Brille. Dabei ist wichtig, dass wir uns Folgendes merken: Auch wenn die Karten unterschiedlich aussehen und eine andere Terminologie besitzen, so zeigen sie doch dieselbe Topografie, nämlich unseren physischen und emotionalen Körper. Wir können die Betrachtungsweise fernöstlicher Philosophie als weiteres Werkzeug nutzen, um zu verstehen und letztlich unsere gewünschten Ziele zu erreichen. Es gibt viele verschiedene fernöstliche und westliche Philosophien, die uns beim Navigieren unterstützen können.

Ich werde im Folgenden die drei wesentlichen fernöstlichen yogischen Philosophien vorstellen, die den westlichen Modellen des autonomen Nervensystems und der Polyvagaltheorie fast perfekt entsprechen:

- **Die *Nadis*** repräsentieren die energetischen Kanäle des Körpers in drei Teilen: Das *Pingala Nadi* ist das Äquivalent zum sympathischen Nervensystem, das *Ida Nadi* entspricht dem parasympathischen Nervensystem und das *Sushumna Nadi* kann mit dem ausgeglichenen Nervensystem oder dem ventralen Vagalkomplex verglichen werden. Die *Nadis* dienen uns als Karte unserer Tendenzen hinsichtlich verschiedener Qualitäten, Charakteristika und Attribute. Wir verwenden diese Philosophie der *Nadis* beim Atmen, um jene Wesensmerkmale hervorzubringen, die wir gern bei uns sehen würden.
- **Die *Gunas*** repräsentieren, wie sich Energie in der Natur und in uns selbst ausdrückt. Die drei *Gunas* sind wie Ebbe und Flut, die in Wellen den Gezeiten folgen. Wie die *Nadis* korrelieren auch die *Gunas* mit unserem Nervensystem und verändern sich mit dem Atem. Die *Gunas* bilden unsere Energie ab, wie sie in einem täglichen, monatlichen und jährlichen Zyklus ansteigt, sich weitet, absinkt und sich zusammenzieht. Wir können die *Gunas* durch unseren Atem nutzen, um uns aufzuheitern, wenn wir schlecht drauf sind, unseren Fokus zu finden, wenn wir uns verzetteln, und um uns in einem Zustand der Balance und Gelassenheit zu halten.
- **Die *Prana Vayus*** repräsentieren die Bewegung oder den Fluss von Energie im gesamten Körper. Die fünf *Prana Vayus* interagieren ganz wunderbar mit all den anderen Systemen. Traditionell beschreiben sie, wie *Prana* – also unsere wichtige Lebensenergie – in, aus und durch den Körper zirkuliert, und doch zeigen sie uns so viel mehr und helfen, dort eine Balance herzustellen, wo vielleicht ein Defizit existiert. Die *Prana Vayus* geben uns Einblicke in

unsere Beziehung zu uns selbst und anderen, unsere Bindung zur inneren und äußeren Natur und unser Verhältnis zu Spiritualität und unserem höheren Selbst. Die Karte der *Prana Vayus* zusammen mit unserem Atemtraining hilft uns, den Weg zu sozialer und interpersoneller Harmonie zu finden.

Die *Nadis*: Kanäle der Energie

Bei vielen *Pranayama*-Übungen geht es darum, Energie durch den Körper zu bewegen, um Balance zu erzeugen, Körperfunktionen zu regulieren, Kraft und Ausdauer zu verbessern, die Heilung zu fördern, energetische Fehlausrichtungen zu korrigieren, Emotionen zu steuern und das spirituelle Bewusstsein zu stärken. Ein bekanntes Sprichwort aus dem Yoga besagt: »Die Energie folgt immer der Absicht.« Dies bedeutet, dass wir Energie durch unseren Körper leiten können, indem wir uns bewusst auf bestimmte Bereiche konzentrieren.

Platziere beispielsweise beide Hände um deinen Bauchnabel, so als würdest du einen Ball festhalten. Schließe die Augen und fange an, langsam und tief zu atmen. Bewege deine Hände mit jedem Atemzug ein wenig auseinander und beim Ausatmen wieder zusammen, ohne dass deine Finger sich dabei berühren. Stelle dir einen leuchtenden weißen Ball aus Energie zwischen deinen Händen vor. Visualisiere beim Einatmen, wie der Ball größer wird und deine Hände auseinanderdrückt, und spüre beim Ausatmen seinen Widerstand, während du die Hände aufeinander zubewegst und dir vorstellst, wie er immer heller erstrahlt. Fahre etwa 5 Minuten lang mit dieser Kombination aus Atemzügen und Handbewegung fort und behalte konzentriert die Visualisierung des Energieballs bei. Lasse deine Hände nach 5 Minuten langsamer, tiefer Atemzüge und korrespondierender Handbewegungen in der Ausgangsposition ruhen und halte die Augen geschlossen. Bewege die Hände dann in kurzen Bewegungen aufeinander zu und voneinander weg und spüre den energetischen Widerstand zwischen deinen Fingern.

Dies ist eine traditionelle *Qigong*-Übung zur Kultivierung des *Chi* – der Lebensenergie –, um sie zu bewegen und für andere Übungen zu nutzen. Du bist immer noch skeptisch, was solche energetischen Übungen angeht? Keine Angst, es geht nicht nur dir so!

Als ich mit Yoga begann, lehnte ich all den spirituellen Hippiekram ab, der damit häufig einherging. Mich interessierte nur der physische Aspekt des Trainings. Obwohl ich von Atemübungen begeistert war und auch Atemretention schon ausprobiert hatte, schaltete ich sofort ab, wenn Lehrer anfingen, über Energie, *Nadis* oder Chakren zu sprechen. Ich wollte die Energie, von der sie ständig sprachen, sehen und fühlen, war aber noch viel zu engstirnig, um mir selbst zu erlauben, etwas so Unterschwelliges zu spüren. Ich glaubte, wenn man einen Körper nicht aufschneiden und die Chakren oder *Nadis* (Energielinien) nicht darin sehen konnte, dann existierten sie auch nicht wirklich.

In gewisser Hinsicht sind sie vielleicht auch wirklich nur erfundene Konzepte. Indem ich sie aber völlig von mir fernhielt, war ich nicht in der Lage, sie als die wertvollen Werkzeuge einzusetzen, die sie eben auch sind. Ich weiß noch, wie doof ich mir vorkam, als ich in einem Yogakurs einmal das *Nadi Shodhana Pranayama* praktizierte (bewusste Wechselatmung, Seiten 156–162). Denn was sollte es bringen, beim Einatmen abwechselnd ein Nasenloch zuzuhalten? Die Luft würde schließlich immer am selben Punkt ankommen, sobald sie die Nasenscheidewand passiert hat. Ich verstand nicht, dass die Luft, die wir einatmen, gleichzeitig Atemluft und Energie ist oder dass Wechselatmung ein gutes Werkzeug sein kann, um den Fokus meiner Intention von einer Seite auf eine andere zu lenken und mehr Balance zwischen der Energie meiner linken Körperhälfte (*Ina Nadi*) und der meiner rechten Körperhälfte (*Pingala Nadi*) erzeugt.

Ich glaube, dass es wichtig ist, den meisten Dingen gegenüber eine gesunde Skepsis zu besitzen. Doch es ist schwer, zu wachsen und neue Erfahrungen zu machen, wenn man nicht auch offen für Dinge ist, die man noch nicht kennt oder versteht. Yoga ist ein Zustand der Verbindung und alles andere nur ein Werkzeug, um diese Verbindung zu verstehen. Ob Asana, *Pranayama*, Chakren oder die Gottheit Ganesha, wir verwenden die Werkzeuge, die uns nützen, und lassen jene weg, die uns nichts bringen.

Ich neige dazu, die meisten Dinge aus einem wissenschaftlichen Blickwinkel zu betrachten. Selbst für die spirituellen Komponenten meiner Übungen musste ich wissenschaftliche Belege finden, die den sprichwörtlichen Graben zwischen beiden Welten so eng werden ließen, dass ich den Sprung auf die metaphysische, spirituelle Seite wagte.

Das Wort »spirituell« hat viele Bedeutungen, je nachdem mit wem man sich darüber unterhält, welchen Hintergrund diese Menschen haben und wie sie das Wort verwenden. Wir sind es, die allen Worten ihre Bedeutung geben. Ich halte es für in Ordnung, wenn diese Bedeutungen ein wenig variieren, auch wenn es mitunter schwierig sein kann, über eine Sache zu sprechen, wenn verschiedene Definitionen darüber kursieren, was genau diese Sache überhaupt ist. Um für die folgenden Abschnitte in diesem Buch eine gemeinsame Basis für uns zu schaffen, werde ich deshalb zunächst einmal definieren, was Spiritualität für mich bedeutet. Du kannst dir aber natürlich deine ganz eigene Verbindung zu diesem Wort bewahren.

Für mich beschreibt »spirituell« nicht greifbare Elemente, die über mein Verständnis hinausgehen und dennoch gespürt, erlebt und mithilfe der Kraft des Geists möglicherweise sogar erzeugt werden können. Spiritualität wurde zum Antrieb, der mich über meine menschlichen Grenzen hinaus an einen Ort der Entfaltung brachte, an dem ich eine tiefe und profunde Verbindung zur Natur und allen Dingen darin erleben konnte. Wenn wir versuchen, die wirklich großen philosophischen Fragen zu verstehen – Wer bin ich? Warum bin ich hier? Was ist mein Zweck? Was erwartet mich auf der anderen Seite dieser großen Leere? –, dann sind es meiner Meinung nach unsere Spiritualität und die Verbindung zu unserem unterschwelligen energetischen und intuitiven Selbst, die uns den Antworten darauf näherbringen. Damit wir Energie spüren und bewegen können, müssen wir die Grenzen unserer Wahrnehmung verstehen und eine gewisse Interozeption, also innere Wahrnehmung, und Intuition entwickeln.

Wir besitzen nur fünf Sinne, um die Außenwelt zu verstehen. Diese Sinne sind wie kleine Fenster, die einschränken, was wir sehen können. Und da wir unseren Körper nicht verlassen können, ist diese eingeschränkte Sicht alles, was uns bleibt. Moderne Technik hat uns Werkzeuge an die Hand gegeben, um unsere kleinen Fenster ein wenig zu vergrößern. Mit diesen Werkzeugen können wir nun Dinge sehen, die einst zu weit entfernt oder zu klein waren oder von denen wir gar nicht wussten, dass sie überhaupt existieren. Dennoch gibt es weiterhin viele Mauern, die wir mit unseren Blicken nicht durchdringen können und von denen wir deshalb nicht wissen, was sich auf der anderen Seite verbirgt. Die Wissenschaft hat uns bereits ein viel tieferes Verständnis des energetischen Ichs ermöglicht. Sie verwendet häufig eine andere Terminologie als die fernöstlichen Philosophien, aber ich bin fest überzeugt, dass sich dennoch ganz leicht Verbindungslinien zwischen beiden Welten ziehen lassen. Je mehr der Wissensbestand von Wissenschaft und Spiritualität wächst, umso mehr wachsen beide zusammen.

Wenn wir von Energie sprechen, kann das manchmal verwirrend sein. Es gibt einerseits die wissenschaftliche Definition, die wir verwenden, wenn es um mechanische, elektrische, thermische oder chemische Energie geht. Und es gibt die spirituelle Definition, mit der *Prana* oder

Chi gemeint sind. Manche bezeichnen sie als die universelle Lebenskraft, als pure Liebe, Natur, Quelle oder Bewusstsein. Wo liegt also der Unterschied? Alles, was wir in der physischen Welt kennen und sehen, wurde aus Energie erschaffen, und alles, was lebt, erzeugt und verbraucht Energie. Die Schläge meines Herzens sind elektrische Energie, meine Bewegung ist kinetische Energie und die Wärme meiner Haut ist thermische Energie. Meine innigsten Liebesgefühle entstammen chemischen Verbindungen wie Serotonin und Dopamin. Vielleicht hilft es, die verschiedenen Arten von Energie voneinander zu unterscheiden, um sie besser definieren und verstehen zu können. Aber es ist ebenso hilfreich zu begreifen, dass sie unterm Strich doch alle Energie sind – das ist wichtig, egal wie du zu diesem Verständnis von Energie kommst.

Atem, Vitalität und energetische Lebenskraft sind miteinander verflochten und hängen voneinander ab. Deshalb ist unser Atem oder *Prana* nicht nur auf die Lunge beschränkt. Während wir einatmen, können wir *Prana* im Körper überall hinbewegen. In einem Yogakurs lehrt der Lehrer die Teilnehmer beispielsweise oft, nicht in die Lunge hineinzuatmen, sondern etwa in den Bauch, in den unteren Rücken oder sogar in Beine und Arme. Wir nutzen die Atmung als ein durch unsere Intention gesteuertes Vehikel, mit dem wir Bewusstsein in bestimmte Bereiche transportieren. Du kannst *Prana* einerseits überall im Körper hinbewegen, einfach indem du dich mit deinem Geist darauf konzentrierst, gleichzeitig zirkuliert *Prana* aber auch in einem konstanten Fluss wie Wasser in einem Strom.

Prana wandert *Nadis* genannte Leitungsbahnen entlang, die unserem Nervensystem ganz ähnlich sind. *Nadi* bedeutet auf Sanskrit »Nerv« und besitzt den Wortstamm »Nad«, der so viel wie Fluss, Bewegung oder Vibration bedeutet. Die *Hatha Yoga Pradipika* und viele andere alten Yogaschriften besagen, dass es 72 000 *Nadis* im Körper gibt. (Die *Shiva Samhita* spricht sogar von 350 000, die Zahl 72 000 scheint in der Yogaphilosophie aber deutlich verbreiteter zu sein.) Die drei wichtigsten dieser *Nadis* sind das *Ida*, *Pingala* und *Sushumna*. Die *Nadis* repräsentieren Energiekanäle, aber auch die Archetypen und Eigenschaften des Selbst.

Mithilfe unserer Intention bewegen wir Energie durch diese unterschiedlichen Kanäle. Statt uns aber darauf zu konzentrieren, Energie durch die *Nadis* zu transportieren, konzentrieren wir uns auf eine oder mehrere bestimmte Eigenschaften, für die jeder dieser *Nadis* steht. Anfangs fällt uns das leichter, wenn wir uns dabei auf eine Eigenschaft nach der anderen konzentrieren. Indem wir unsere Aufmerksamkeit auf bestimmte energetische Attribute oder emotionale Fähigkeiten richtigen, kultivieren wir diese gewünschten Eigenschaften in uns

Die *Nadis*

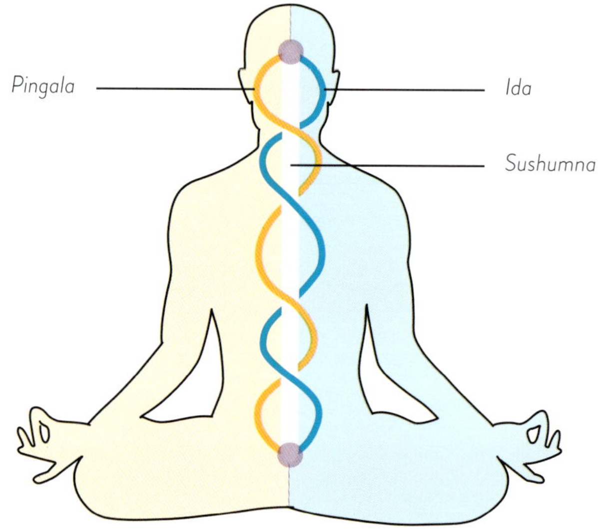

Pingala	***Sushumna***	***Ida***
»Aktivkanal«	»Zentralkanal«	»Passivkanal«
Einatmen, schnelle Atmung	Gleichmäßige Atmung	Ausatmen, langsame Atmung
Sympathisches Nervensystem	Parasympathisch/ ventraler Vagalkomplex	Parasympathisch/dorsaler Vagalkomplex
Yang-Energie	Yin/Yang-Energie	Yin-Energie
Konzentration	Bewusstsein	Kreativität
Energetisch	Gleichmut	Intuition
Extrovertiertheit	Glückseligkeit	Aufnahmefähigkeit

selbst. Fehlt es uns beispielsweise an Kreativität und wir suchen Inspiration, dann kann es helfen, den Fokus auf den Energiefluss entlang unserer linken Körperhälfte – *Ida Nadi* – zu richten, da diese für Erfindergeist und Einfallsreichtum steht. Weil die *Nadis* Systeme der Balance sind, kann es unsere emotionale Stabilität insgesamt verbessern, wenn wir uns zudem auf eine Eigenschaft des entgegengesetzten *Nadi*, etwa des *Pingala Nadi*, konzentrieren.

Wir können diese Übung als eigenständige Meditation oder als begleitende Intention zu jeder anderen Atemübung ausführen und uns beim Einatmen auf die Intention konzentrieren. Wählen wir dabei eine *Pranayama*-Übung, bei der die Qualität des *Nadis* gesteigert wird, dann können wir unsere Intention sogar noch effektiver kultivieren. (Siehe hierzu die Illustration zur Wirkung von *Pranayama* auf den Seiten 182/183.)

Ida Nadi

Das *Ida Nadi*, das häufig auch als »Passivkanal« bezeichnet wird, entspringt links am unteren Teil der Wirbelsäule, dem Wurzelchakra (*Muladhara Chakra*), und windet sich spiralförmig nach oben bis in den Bereich hinter den Augen, wo sich das dritte Augenchakra (*Ajna Chakra*) befindet. Ähnlich wie der Sehnerv das linke Auge mit der rechten Gehirnhälfte verknüpft, verläuft der *Ida*-Kanal quer am dritten Auge entlang zur rechten Seite des Gehirns. *Ida* repräsentiert die unterschwellige Mond- oder Yin-Energie, der Kreativität, Passivität, Aufnahmefähigkeit und Intuition zugeschrieben wird. Wenn wir uns in unserem *Ida*-Naturell befinden, sind wir ruhiger, uns selbst gegenüber fürsorglicher und neigen dazu, auch zufriedener und entspannter zu sein. Das *Ida Nadi* ist mit dem parasympathischen Nervensystem verknüpft. Wenn wir es mithilfe von *Pranayama*-Übungen stimulieren, dann aktivieren wir dadurch also auch das parasympathische Nervensystem. Umgekehrt zeigen wir stärker durch *Ida* geprägte Eigenschaften, wenn wir gerade einen parasympathischeren Tonus besitzen.

Pingala Nadi

Das *Pingala Nadi*, häufig auch als »Aktivkanal« bezeichnet, entspringt auf der rechten Seite am Wurzelchakra und windet sich ebenfalls spiralförmig und entgegengesetzt zum *Ida Nadi* nach oben. Beide kreuzen sich immer wieder, wie eine Doppelhelix, und enden im Bereich des dritten Augenchakra. Da das *Pingala-Nadi-* den *Ida*-Kanal spiegelt, knüpft es an der linken Gehirnhälfte an. *Pingala* steht für die unterschwellige Sonnen- oder Yang-Energie, der man Logik, Kraft, Energie und Durchsetzungsvermögen zuschreibt. Befinden wir uns in unserem *Pingala*-Naturell, sind wir fokussierter, ehrgeiziger und extrovertierter und neigen dazu, uns zielorientierter zu verhalten. Stimulieren wir das *Pingala Nadi*, dann wechseln wir in unser sympathisches Nervensystem. Wie beim *Ida Nadi* wirkt diese Verbindung auch aus der anderen Richtung.

Sushumna Nadi

Sushumna verläuft im Zentrum der Wirbelsäule entlang nach oben. Es entspringt nahe dem Damm, am Wurzelchakra, und endet oben am Schädel, genauer gesagt am Abzweig zwischen Scheitelbein und Stirnbein, wo sich das Kronenchakra (*Sahasrara Chakra*) befindet. Auf dem Weg nach oben kreuzt sie alle anderen Chakren. *Sushumna* kann auch als »zentraler Energiekanal der Erleuchtung« bezeichnet werden. Es wird als dünne, hohle weiße Röhre beschrieben, die normalerweise geschlossen ist, sich aber öffnet, sobald sich *Ida* und *Pingala* in perfekter Balance befinden. *Sushumna* wird dann zum Ausdruck des Gleichklangs der Dualität unserer Natur, die uns erlaubt, unser höheres Selbst zu erkennen. Wenn wir uns in unserem *Sushumna*-Naturell befinden, dann glänzen wir durch Wissen, Weisheit und Bewusstsein in einem Zustand von Glückseligkeit und Gleichmut.

Falls du dich mit *Nadis* bereits auskennst, dann wird dir vielleicht aufgefallen sein, dass ich *Ida* nicht als weiblich und *Pingala* nicht als männlich bezeichnet habe, obwohl dies in fast jedem yogischen Text so steht. Obwohl einige sagen, dass männliche und weibliche Energie nicht dem männlichen und weiblichen Geschlecht zugeordnet sein müssen, so verbinden die meisten doch bestimmte Charakteristika mit einem maskulinen Menschen und andere mit einem femininen Menschen. Es gibt aber auch sehr maskuline Frauen und feminine Männer – und umgekehrt. Die Eigenschaften und Fähigkeiten von *Ida* und *Pingala* sind nicht spezifisch feminin oder maskulin und lassen sich, unabhängig vom Geschlecht, jedem Menschen zuordnen. Während unsere Kultur sich von alten Geschlechterrollen löst und auf mehr Gendergerechtigkeit hinarbeitet, finde ich, dass ein Assoziieren von weiblicher Energie mit Fürsorglichkeit implizieren würde, dass männliche Energie nicht fürsorglich sein kann. Und wenn wir männlicher Energie Kraft und Stärke zuschreiben, hieße das im Umkehrschluss doch, weibliche Energie wäre schwach und unterlegen. Solche Philosophien sind überholt und sollten neu gedacht werden, um weiterhin einen Platz in unserer progressiven Gesellschaft zu haben.

Die *Gunas*: Ausdruck von Energie

Die *Gunas* stehen für die Manifestation des Bewusstseins in Form von Existenz und reichen von den kleinsten Gedanken über das höhere Bewusstsein bis hin zu den substanziellsten Formen physischer Materie. Sie sind der energetische Ausdruck der essenziellen Eigenschaften und Fähigkeiten allen Lebens. Wir definieren jede der drei *Gunas* über ihre Funktionen und den Prozess der Bewegungen im kontinuierlichen Fluss aus Ansteigen, Expandieren, Absinken und Kontrahieren. Diese Funktionen dienen uns als Anleitung, um den harmonischen Fluss und turbulenten Strom zu verstehen, die in der Natur und in uns selbst präsent sind. Die *Gunas* bewegen sich in Zyklen und zwar in unserer äußeren Umgebung und in unserem Inneren, in Geist und Körper. Dabei verändern sie sich ständig und streben nach Wachstum oder Verfall, was zu einem ständigen Ringen um Dominanz oder Balance führt. Wenn wir die Wirkung der *Gunas* vollständig verstanden haben und uns in einem Zustand bewusster Wahrnehmung befinden, dann können wir unsere Gedanken und Taten so verändern, dass wir einen Zustand von Frieden und Harmonie erreichen.

Beim Versuch, die *Gunas* zu verstehen, sollten wir uns klarmachen, dass es sich nicht nur um eine uralte mystische Philosophie aus Indien handelt, sondern vielmehr um einen bedeutsamen systematischen Leitfaden physischer und emotionaler Eigenschaften. Sie sind eine Methode, unser Selbst zu verstehen, mit dem Zweck, ein bewussteres und gesünderes Leben zu führen.

DIE *GUNAS*

Sattva	*Rajas*	*Tamas*
»Sein«	»Tun«	»Haben«
Ausgeglichene Atmung	Einatmen, schnelle Atmung	Ausatmen, langsame Atmung
Parasympathisch/ ventraler Vagalkomplex	Sympathisches Nervensystem	Parasympathisch/dorsaler Vagalkomplex
Aufsteigend	Expandierend	Absteigend und kontrahierend
Präsenz	Passion	Erdung
Bewusstsein	Arbeit/Spiel	Entspannung
Mitgefühl	Zielorientiertheit	Erholung

Diese Beschreibung ergibt sicher viel mehr Sinn, nachdem ich die Attribute der verschiedenen *Gunas* beleuchtet und die folgende philosophische Karte genau erläutert habe.

Sattva: Sein

Sattva befindet sich in der Hierarchie der *Gunas* ganz oben und ist unsere energetische Vibration, die sich oft als Balance und Harmonie ausdrückt. Am besten kannst du dir *Sattva* als den Modus »Sein« vorstellen. Die Eigenschaften erwachsen also aus einem Zustand von Ruhe und Zufriedenheit. Es gibt keinen anderen Ort, nichts anderes zu tun und überhaupt nichts außerhalb des Hier und Jetzt. Diese Affinität zur Gegenwärtigkeit ruft einen Zustand höheren

Bewusstseins und von Achtsamkeit hervor, der zu mehr Freude, Liebe und Mitgefühl führt. Hier lernen wir, dass Glück von innen kommt.

Sattva sucht stets die im Moment gegenwärtige Wahrheit und steht deshalb für eine aufsteigende Bewegung und Wachstum, insbesondere spirituelles Wachstum und Weiterentwicklung. Wir schöpfen unser Potenzial dann bestmöglich aus, wenn wir uns im Zustand größtmöglicher Balance befinden. Das *Sattva Guna* ist eng verknüpft mit einem gesunden, funktionierenden autonomen Nervensystem. Es arbeitet hauptsächlich mit dem ventralen Vagalkomplex des parasympathischen Nervensystems, der – wie bereits beschrieben – ein Zustand gesunden, sozialen Engagements ist. Die meisten Funktionsstörungen des autonomen Nervensystems sind ein Ergebnis chronischer Stimulation des sympathischen Nervensystems. Indem du also Stressfaktoren eliminierst, die einen exzessiven sympathischen Tonus verursachen, und den parasympathischen Tonus verstärkst, bringst du dein autonomes Nervensystem in einen *sattvischen* Zustand.

Rajas: Tun

Während *Sattva* im Zyklus der *Gunas* aufsteigt, bewegt es sich ganz natürlich in das zweite *Guna*: *Rajas*. *Rajas* ist die Energie der Expansion und expandiert immer mehr nach außen, bis hin zur Erschöpfung. *Rajas* entspricht dem Modus »Tun«. Wir wollen stets geschäftig sein und auf etwas hinarbeiten. Unsere Motivation, Ziele und Leistungen verdanken wir dieser Form von Energie. In einem gesunden Fluss ist *Rajas* essenziell für das alltägliche Leben, denn es treibt uns an und hält uns in Bewegung. Im Gleichgewicht mit *Sattva* sorgt *Rajas* dafür, dass wir ausgelassen, leidenschaftlich, sinnlich und voller Freude sind. Ohne *Sattva* kippt *Rajas* allerdings schnell auf eine dunkle Seite. Diese zielorientierte Energie ist wie besessen auf der Suche nach Befriedigung, woraus eine Sucht erwachsen kann. Wir werden dann gierig, selbstsüchtig und egozentrisch. Denn *Rajas* ist rastlos und schnell unzufrieden. Wir sind biologisch darauf programmiert, nach Befriedigung zu streben und doch niemals wirklich zufrieden zu sein. Jedes Ziel, das wir erreichen, wird begleitet von einem flüchtigen Gefühl der Zufriedenheit, das schnell vom Hunger nach mehr abgelöst wird. Dies führt zu einem großen Dilemma: Wir wollen durch Leistung glücklich werden, sind aber unfähig, dauerhaft mit unseren Leistungen zufrieden zu sein.

Rajas korreliert mit dem sympathischen Nervensystem. Gemeinsam motivieren und bewegen sie uns dazu, die enorme Vielfalt schöner Dinge zu entdecken, die unsere Welt zu bieten hat. Verharren wir zu lange in *Rajas*, stimuliert dieser Zustand des ständigen Handelns chronisch das sympathische Nervensystem. Mitunter fühlen wir uns, als würden wir nichts erreichen, obwohl wir uns sehr anstrengen, und so geben wir weiter Vollgas, ohne damit jemals irgendwo anzukommen. Dies verstärkt das Gefühl, nicht genug zu tun oder nicht gut genug zu sein, weiter. *Rajas* wird mit Feuer assoziiert und wenn sein Feuer langsam ausbrennt, dann sinkt es in Richtung des letzten *Gunas* ab: *Tamas*.

Tamas: Haben

Tamas befindet sich am unteren Ende des *Guna*-Zyklus, ist aber von ebenso großer Bedeutung wie *Rajas*. Während *Rajas* immer weiter expandiert, bringt *Tamas* es wieder zurück, durch Erden und Sammeln. Seine absinkende und kontrahierende Bewegung polarisiert *Rajas* und komplettiert den gesamten Fluss. Ein gesunder Zustand von *Tamas* ist wichtig, um die überaktive *rajasische* Energie auszugleichen. Es fungiert als unsere Bremse und erlaubt uns, uns in Zurückhaltung und Selbstkontrolle zu üben. Während wir uns so entschleunigen, beginnen wir, uns in einen Zustand von Ruhe und Regeneration zu bewegen. Die absteigende Energie erreicht den Tiefpunkt des Zyklus, von wo aus sie in einem Bogen zurück nach oben strebt und in dieser Aufwärtskurve auf die heraufsteigende *sattvische* Energie trifft. Diese Synergie erlaubt es uns, zu heilen und gesunden. Der Modus des *Tamas* ist »Haben«. Im Gegensatz zu *Rajas*, das besessen davon ist, immer mehr zu bekommen, will *Tamas* alles horten, was es bereits besitzt. Zu haben und nicht mehr zu wollen macht uns jedoch faul und lethargisch. Verharren wir zu lange in *Tamas*, entwickeln wir daher Krankheiten, Schmerzen und andere gesundheitliche Probleme. *Tamas* ist das *Guna* des Todes, weshalb es sich im Totempfahl der *Gunas* auch ganz unten befindet.

Tamas korreliert mit dem dorsalen Vagalkomplex des parasympathischen Nervensystems. Wie bereits erläutert, reguliert der dorsale Vagalkomplex die Funktionen unserer Unterleibsorgane, die sich unterhalb des Zwerchfells befinden, fördert Zustände tiefer Entspannung und ist verantwortlich für die Schockstarrereaktion. Zusammen ermöglichen *Tamas* und der dorsale

Vagalkomplex Stille, Erdung und Gelassenheit. Bleiben wir jedoch zu lange in diesem Zustand, führt dieses Ungleichgewicht zu Apathie, Trägheit, Verdauungsproblemen und Überessen. *Tamas* kontrahiert dann weiterhin und die emotionalen Funktionsstörungen des dorsalen Vagalkomplexes führen dazu, dass wir uns ausgeschlossen und depressiv fühlen.

Die Zyklen der *Gunas*

Die von den drei *Gunas* repräsentierten Aspekte teilen sich einen gemeinsamen Nenner mit vielen fernöstlichen Lehren, die von Materialismus und Produktivität als Primärzielen wegführen. Die *Gunas* betonen Balance und Gegenwärtigkeit. In der westlichen Kultur ist der *rajasische* »Tun«-Modus ein beliebtes Thema vieler Motivationsredner und Selbsthilfeexperten, die uns helfen wollen, immer neue Ziele zu erreichen und Fähigkeiten zu erlernen, so als würden diese Errungenschaften uns glücklicher machen. Unsere moderne Konsumgesellschaft deckt sich mit dem *tamasischen* »Haben«-Modus, der behauptet, dass Dinge und Komfort zu besitzen gleichbedeutend mit Glückseligkeit sei. Zwar sind beide Modi nötig und es ist nichts falsch oder gar böse an »Tun« oder »Haben«, dennoch ist der »Sein«-Modus der einzige, in dem wir wirklich Freude und Zufriedenheit finden.

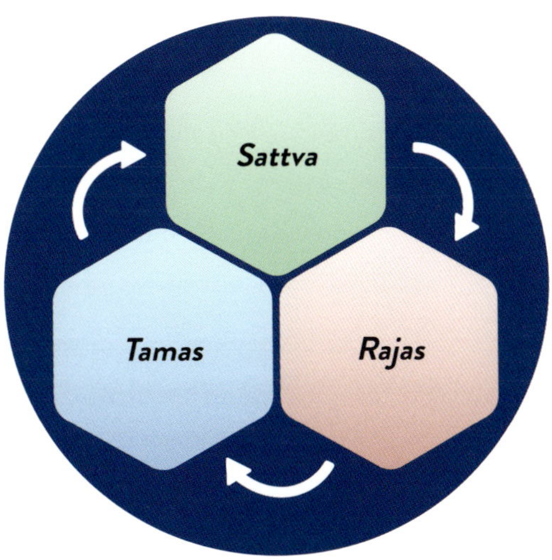

Die *Gunas* unterteilen das Selbst in drei separate Aspekte:

- **Der mentale Aspekt** steuert alles Denken und Logische.
- **Der emotionale Aspekt** reguliert unsere Stimmung, Emotionen und Wünsche.
- **Der physische Aspekt** kontrolliert den Körper.

Durch diese Aspekte des Selbst können wir verschiedene *Gunas* zur gleichen Zeit ausdrücken. Beispielsweise kann sich der mentale Aspekt in *Rajas* widerspiegeln, der emotionale Aspekt in *Sattva* und der physische Aspekt in *Tamas*. So kann es sein, dass wir beim Schlafengehen alle drei *Gunas* erleben, uns emotional aber so fühlen, als befänden wir uns in einem ausgeglichenen *sattvischen* Zustand, bereit für Schlaf und Erholung. Wir liegen dann mitunter stundenlang wach und können einfach nicht einschlafen, weil unser Verstand noch geschäftig in *Rajas* verharrt und etwa unsere To-do-Liste für den kommenden Tag durchgeht. Von allen *Gunas*, die von uns zum Ausdruck gebracht werden, ist eins üblicherweise dominant. Welches das ist, hängt davon ab, welcher Aspekt unseres Selbst betont wird. Jedes *Guna* ist in Bewegung, erzwungen von der natürlichen Polarität von Auf- und Abstieg, Expansion und Kontraktion, auf der Suche nach Balance. Durch diese Bewegung formen die *Gunas* einen Kreislauf, der wiederum in drei Zeitrahmen untergliedert ist:

- **Täglich**, über eine 24-stündige Periode hinweg.
- **Monatlich**, dem 28-tägigen Mondzyklus folgend.
- **Jährlich**, den Jahreszeiten folgend.

Wir verfolgen den täglichen Zyklus beginnend mit dem Aufstehen und bis zum Zubettgehen – auch wenn der *Guna*-Kreislauf weitergeht, wenn wir uns durch die verschiedenen Schlafzyklen bewegen (REM-Schlaf, leichter Schlaf und Tiefschlaf). Der tägliche Kreislauf ist der prominenteste der drei und deshalb am einfachsten zu verfolgen. Innerhalb dieses Zyklus bleibt eine Durchschnittsperson etwa 2 Stunden lang in einem *Guna*, bevor sie in das nächste wechselt. Je bewusster du deine *Gunas* mit der Zeit wahrnimmst, umso länger wirst du in der Lage sein zu kontrollieren, in welchem *Guna* du dich befindest – vor allem, sobald du gelernt hast, deine *Gunas* mithilfe von Atemübungen zu beeinflussen. Dies ist die einfachste und schnellste Methode, um sie zu verändern.

Im *Sattva-Guna* erleben wir die größte spirituelle Entwicklung, Erkenntnis und Intelligenz, sodass wir dort natürlich am längsten verharren wollen. Doch weil der Modus von *Sattva* »Sein« ist, ist dieser Status enorm schwierig aufrechtzuerhalten. Je länger wir uns in Gegenwärtigkeit üben, umso stärker wird der Drang nach Bewegung und Aktivität. Das gilt vor allem für den mentalen Aspekt des Selbst, der schneller in Richtung *Rajas* kippt als der emotionale und physische Aspekt. *Sattva* steigt an, bis wir den energetischen Höhepunkt unserer Bewusstseinsgrenze erreichen, und fließt dann in *Rajas*, das nach außen expandiert. Menschen mit einem Überschuss an Energie, Begeisterung und Freude neigen dazu, *Rajas*-Energie über lange Zeiträume hinweg aufrechtzuerhalten. Sobald unsere Energie aufgebraucht ist, fällt *Rajas* in Richtung *Tamas* ab, damit wir uns ausruhen und erholen können. Wenn wir uns in *Rajas* zu stark und lange verausgaben, dann kann das Absinken in *Tamas* in einem großen Absturz enden, von dem wir uns sehr lange erholen müssen. Eine solche Überanstrengung verlängert den *Rajas*- und *Tamas*-Zyklus und verkürzt die Zeit, die wir im *sattvischen* Zustand bleiben können.

Tamas sammelt Energie, um unsere Akkus aufzuladen und Reparaturen vorzunehmen. Menschen, die in der Meditation oder Tiefenentspannung lange Zeit stillsitzen können, sind auch in der Lage, einen gesunden *Tamas*-Zustand besonders lange aufrechtzuerhalten. Sobald wir unsere Energiespeicher wieder aufgefüllt haben und uns regeneriert fühlen, bewegen wir uns in *Sattva* zurück und der Kreislauf beginnt von vorn. Wenn Ruhe und Erholung aber zu Faulheit und Lethargie werden, dann ist üblicherweise ein starker Schub von *Rajas* nötig, um uns wieder aus diesem Sumpf herauszuziehen. Dann überspringen wir den *sattvischen* Zustand komplett. Viele Menschen verbringen den Großteil ihres täglichen Kreislaufs in der Inaktivität des *tamasischen* Zustands. Du kannst auch zwischen *Rajas* und *Tamas* hin- und herspringen, ohne jemals *Sattva* zu erleben. Das geschieht dann, wenn wir so auf »Tun« und »Haben« fixiert sind, dass wir dabei »Sein« und Genießen völlig vergessen. Im Idealfall lernen wir, *Rajas* und *Tamas* auszutarieren und beide Energien auf eine positive Weise zu nutzen, die einen Mehrwert für unser Leben und unsere Bedürfnisse schafft. So können wir unsere Fähigkeit stärken, im *sattvischen* Zustand zu bleiben, und die wahre Glückseligkeit behalten, die von innen kommt.

Wenn du *Gunas* als Werkzeug einsetzen möchtest, um deinen energetischen Kreislauf besser zu verstehen und so zu beeinflussen, dass deine Lebensqualität sich verbessert, ist es meiner Meinung nach hilfreich, dir zunächst einmal klarzumachen, in welchem *Guna* du dich beim Aufwachen befindest. Fühlst du dich ausgeruht und ausgeglichen, dann befindest du dich im *Sattva-Guna*. Strotzt du nach dem Aufwachsen nur so vor Energie und kannst es kaum erwarten, in den Tag zu starten, dann bist du in *Rajas*. Wenn du stattdessen aber 5-mal die Schlummertaste betätigst, dich aus dem Bett zwingen musst und mit niemandem ein Wort wechseln kannst, bevor du deinen ersten Kaffee getrunken hast, dann bist du in *Tamas*.

Ich wache am liebsten in *Sattva* auf, weil ich morgens als Erstes meditiere und danach eine *Pranayama*-Übung mache, die mich in *Rajas* bringt. Dadurch habe ich dann genügend Energie für mein morgendliches Yogatraining und all die Aktivitäten des vor mir liegenden Tages. Ich versuche auch, in einem *Sattva-/Tamas*-Zustand zu Bett zu gehen. Wenn du in *Tamas* einschlafen möchtest, solltest du dich selbst mithilfe von Atemübungen und Entspannungstechniken in dieses *Guna* lenken. Es ist grundsätzlich nicht gut, deshalb mit einem *tamasischen* Gefühl einzuschlafen, weil du all deine *rajasische* Energie aufgebraucht hast. Denn wenn du erschöpft in *Tamas* einschläfst, wirst du auch erschöpft in *Tamas* aufwachen. *Rajas* ist die Energie, die am schlechtesten zum Einschlafen geeignet ist, vor allem wenn der mentale Aspekt sich in *Rajas* befindet, der physische Körper aber in *Tamas*. Dies ist ein Stresszustand, der viele Menschen plagt: Der Körper ist erschöpft, aber der Geist kann nicht abschalten.

Der tägliche Kreislauf ist stark von den monatlichen und jährlichen Zyklen beeinflusst, ähnlich wie die Wellen und Gezeiten des Ozeans den Kurs eines Boots verändern, aber nicht unbedingt sein Ziel. Wir spüren graduelle Veränderungen von einem *Guna* zum nächsten, wobei jedes *Guna* 7 bis 14 Tage anhält, ein *Guna* aber auch einen ganzen Monat lang andauern kann. Die Übergänge der *Gunas* innerhalb des monatlichen Kreislaufs entsprechen den physischen und emotionalen Veränderungen, die Frauen während ihres Menstruationszyklus erleben, wobei *Tamas* während der Periode am dominantesten ist. Auch Männer spüren die Auswirkungen der sich verändernden *Gunas* im monatlichen Rhythmus, denn der Mond hat einen Einfluss auf uns alle. Im Allgemeinen sind Frauen vom monatlichen Zyklus aber stärker betroffen und Männer dafür eher vom jährlichen Zyklus.

Der jährliche Zyklus hat einen ganz allgemeinen Einfluss darauf, wie wir den täglichen *Guna*-Zyklus erleben. Dieser Einfluss auf die *Gunas* deckt sich mit dem Jahreszeitenwechsel und der Länge der Tage. Lange, wärmere Tage verleihen uns *rajasischere* Energie und kürzere, kühlere Tage eine *tamasischere* Energie. Der jährliche Zyklus hat an Orten mit größeren Unterschieden zwischen den Jahreszeiten eine substanziellere Auswirkung und ist dort, wo das Klima gemäßigter ist, weniger stark wahrnehmbar.

Die *Prana Vayus:* ein Beziehungssystem

Die *Prana Vayus* sind gleichzeitig ein System und eine Karte der Energieflüsse im Körper. Ist dieses System im Gleichgewicht, reguliert es alle Körperfunktionen wie die Atmung, Durchblutung und Verdauung und steht in enger Beziehung zum autonomen Nervensystem. Man könnte sogar sagen, dass die alten Yogis mit den *Prana Vayus* ihre eigene Interpretation der Steuerung des Körpers durch sympathisches und parasympathisches Nervensystem geschaffen haben, denn beide Theorien sind beinahe identisch.

Wie das autonome Nervensystem sind auch die *Vayus* eng mit unseren Emotionen vernetzt. Die *Vayus* – oder »inneren Winde« – helfen uns, zu betrachten und zu verstehen, wie Ungleichgewichte und Blockaden sich als körperliche Krankheiten und emotionale Dysfunktionen manifestieren. Sie zeigen uns, wie wir in unserem Inneren, in unseren Beziehungen zu anderen und zu unserem höheren Selbst Harmonie wiederherstellen und aufrechterhalten können. Obwohl sie auf viele unterschiedliche Arten gelehrt werden, mit geringfügig (oder, je nach Abstammungslinie, auch stark) abweichenden Details, enden die meisten Lehren zu den *Prana Vayus* doch am selben Punkt.

Es gibt fünf *Vayus*, die mit dem *Prana* (Energie) korrelieren, das in den Körper eintritt, darin zirkuliert und ihn wieder verlässt. Wie alle Energien ist auch *Prana* am gesündesten, wenn es sich im Fluss befindet.

Wenn du dein Mobiltelefon eine Woche lang weder benutzt noch auflädst, wird es irgendwann ausgehen. Nutzt du es dagegen nonstop, geht ihm noch viel schneller der Saft aus. Überlädst du den Akku, kann das Handy in Flammen aufgehen. Wenn du das Gerät jedoch ausgewogenen nutzt und regelmäßig auflädst, dann wird es wie vorgesehen funktionieren. Energie benötigt ein ähnliches Verhältnis von Input und Output, um im Fluss und in Balance zu bleiben. Herrscht im einen Bereich Überfluss, dann gibt es im anderen mit Sicherheit ein Defizit. Die *Vayus* helfen uns zu verstehen, wie dieser Energiefluss funktioniert und welche Anpassungen wir bei Ungleichgewichten vornehmen müssen.

Die *Prana Vayus*

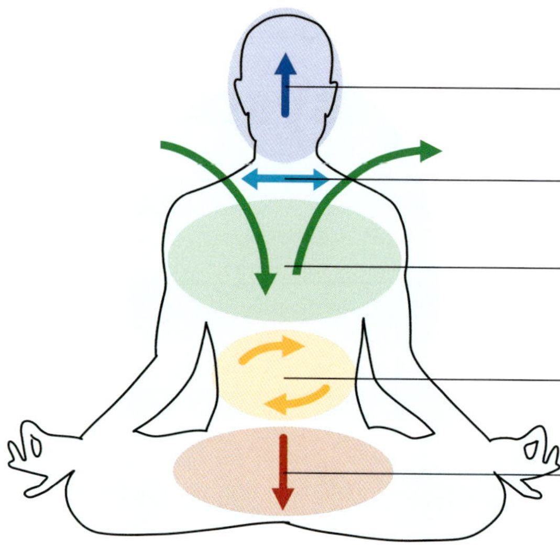

Udana Vayu	***Vyana Vayu***	***Prana Vayu***	***Samana Vayu***	***Apana Vayu***
Aufwärts gerichteter Energiefluss	Expandierender Energiefluss	Nach innen/nach außen gerichteter Energiefluss	Kontrahierender Energiefluss	Abwärts gerichteter Energiefluss
Ausgeglichen durch *Apana Vayu*	Ausgeglichen durch *Samana Vayu*	Selbstausgleichend	Ausgeglichen durch *Vyana Vayu*	Ausgeglichen durch *Udana Vayu*
Inhalation	Inhalation	Inhalation/ Exhalation	Exhalation	Exhalation
Sympathisches Nervensystem	Sympathisches Nervensystem	Parasympathisch/ ventraler Vagalkomplex	Parasympathisch/ dorsaler Vagalkomplex	Parasympathisch/ dorsaler Vagalkomplex
Bewusstsein	Kreativität	Gelassenheit	Wohlbefinden	Erdung
Höheres Selbst und Spiritualität	Positive Emotionen	Beziehungen der inneren und äußeren Natur	Beziehung zum Selbst	Loslassen und Nichtbindung
Kommunikation	Beziehungen	Verbindung	Balance	Intimität

Wenn wir den energetischen Fluss jeder *Vayu* visualisieren, beginnen wir zu verstehen, wie unsere emotionalen Eigenschaften mit ihrer Bewegungsrichtung und unserer Beziehung zu uns selbst und anderen verknüpft sind.

Prana Vayu

Prana Vayu ist der erste und auch der wichtigste der energetischen Winde, weshalb es wohl auch genauso heißt wie der Sammelbegriff für alle *Vayus*. Während die anderen vier *Vayus* ein System bilden, in dem sie sich mit einem jeweils entgegengesetzten *Vayu* gegenseitig ausgleichen, ist *Prana Vayu* dahingehend besonders, dass es sich als einziges selbst ausgleichen kann.

Prana Vayu repräsentiert den einwärts und auswärts gerichteten Fluss der Energie, die in den Körper hinein- und herausströmt. Auf eine andere Art betrachtet steht *Prana Vayu* für das Ein- und Ausatmen. Es ist der Austausch des äußeren *Prana*, das in den Körper strömt, und des inneren *Prana*, das ihn verlässt. Es repräsentiert die Beziehung zwischen unserer äußeren und inneren Natur, während dieser kontinuierliche Austausch einen Verbund zwischen beiden schafft, der uns näher zur Quelle der Natur bringt.

Wenn *Prana Vayu* aus dem Gleichgewicht gerät, dann fühlen wir uns mitunter deplatziert und können unseren Lebenszweck nicht erkennen. Unser Lebenssinn beruht darauf, wie wir unsere Verbindung zu unserer Rolle im großen Ganzen definieren. Wir fühlen uns oft, als würde uns etwas fehlen, und versuchen dann, diese Lücke mit Dingen zu füllen, die uns niemals vollkommen machen können. Ein *Prana Vayu* im Gleichgewicht führt uns wieder die Wahrheit vor Augen, dass wir bereits vollkommen sind und dass uns nichts, das wir uns wegnehmen oder geben, mehr zu uns selbst macht. Wir werden so wieder Teil des großen Ganzen, statt uns von diesem zu distanzieren.

Um *Prana Vayu* auszubalancieren, atme durch die Nase ein, ohne dabei jeglichen Widerstand zu erzeugen. Stelle dir vor, wie die reinste Luft aus der Natur in deine Lunge strömt, während sich deine Brust füllt. Fühle die Verbindung zu deinem Atem, während du ihn einen Augenblick lang anhältst. Atme langsam aus und spüre deinen Platz in der und deine Verbindung zur Welt. Fahre mit dieser Atemtechnik als Meditationsübung fort und konzentriere dich dabei darauf, dass deine innere und äußere Natur sich gleichen.

Nachdem *Prana* durch *Prana Vayu* in den Körper eingeströmt ist, wird es über die anderen vier *Vayus* (*Apana Vayu*, *Udana Vayu*, *Vyana Vayu* und *Samana Vayu*) im gesamten Körper verteilt, bevor es diesen, ebenfalls durch *Prana Vayu*, wieder verlässt.

Apana Vayu

Apana Vayu ist der absinkende Energiefluss und vorrangig für die Beseitigung von Abfallstoffen, negativen Emotionen und Intimität verantwortlich. Zu Fehlfunktionen von *Apana Vayu* kann es kommen, wenn wir Dinge, die uns eigentlich nichts mehr bringen, nicht loslassen wollen oder es im Zusammenhang mit Dingen, die uns glücklich machen, ungewollte Änderungen gibt. Diesen Veränderungen zu widerstreben trägt konsequenterweise dazu bei, dass wir Bindungen entwickeln. Bindungen sind etwas völlig anderes als Verbindungen, auch wenn beide Begriffe ähnlich klingen. Eine Verbindung ist fließend. Wenn wir unsere Verbundenheit mit dem Ganzen verstehen, dann verändern wir uns, wir wandeln uns und entwickeln uns kontinuierlich weiter, während alles andere sich ebenso kontinuierlich verändert. Bleiben wir konstant im Fluss und Wandel, können wir wahre Freiheit erfahren. Bindung erwächst dagegen aus unserem Verlangen danach, dass Dinge gleichbleiben, und aus unserem Widerstand gegen Veränderung. Es verändert sich aber alles ständig, weshalb unsere Bindungen letztlich zu Trennungen führen, die Leid, Stress und Angst verursachen.

Apana Vayu ist, vor allem bei gesunder Funktion, am engsten mit dem autonomen Nervensystem und dem Vagusnerv verknüpft. Eine Blockade in *Apana Vayu* kann ein chronisch stimuliertes sympathisches Nervensystem zur Folge haben. Wir erleben, dass sich dies im Körper als Problem wie Verstopfung, Impotenz oder Menstruationsbeschwerden manifestiert. Mental äußern sich solche Blockaden in der Unfähigkeit, emotionale Last loszuwerden, als Festhalten an oder wiederholtem Erleben von zurückliegenden Traumata oder als ein Mangel an spirituellem Wachstum. Wenn *Apana Vayu* in einem gesunden Fluss ist, dann sind es auch Verdauung und Ausscheidung.

Emotional können wir die negativen Aspekte der Vergangenheit loslassen und vorwärtsgehen in Richtung spirituellen Wachstums. Wir fühlen weniger Stress und Angst und akzeptieren bereitwilliger Veränderungen. *Apana Vayu* gibt uns auch das Gefühl, geerdet zu sein und eine Verbindung zur Welt und unserer physischen Gestalt zu haben.

Um *Apana Vayu* auszubalancieren, atme 5 bis 10 Sekunden lang langsam und tief ein. Halte eine kurze natürliche Pause, bevor du wieder ausatmest. Atme anschließend doppelt so lang aus, wie du eingeatmet hast. Konzentriere dich beim Ausatmen darauf, alle Anspannungen in deinem Körper loszulassen, und visualisiere den Raum und die Expansion in Brust und Bauch. Fahre mit dieser Übung fort, bis du das Gefühl hast, in einem Zustand ruhiger und tiefer Entspannung zu sein. Am besten führst du diese Übung aus, während du auf dem Rücken liegst.

Udana Vayu

Udana Vayu ist die spiralförmig aufwärts fließende Energie und bedeutet übersetzt so viel wie »Luft, die hinauffliegt«. Es ist unsere Beziehung zu Quelle, Bewusstsein und unserem höheren Selbst und mit den fünf Sinnen verknüpft, mit deren Hilfe wir unsere Welt wahrnehmen. *Udana Vayu* ist die Energie von Ausdruck und Kommunikation. Es erlaubt uns, Gedanken, Gefühle und Emotionen auf offene und ehrliche Weise zu teilen. Befindet es sich in Balance, manifestiert es sich als Lebensfreude und Enthusiasmus und findet häufig durch Singen, freudiges Rufen und Lachen Ausdruck. Blockaden in *Udana Vayu* machen es schwierig, ehrlich und offen mit anderen zu kommunizieren. Wir fühlen uns dann eingesperrt und festgefahren. Wir haben das Gefühl, dass niemand uns zuhört oder unsere Worte falsch interpretiert werden. Physisch können Blockaden in *Udana Vayu* Probleme beim Hören und Schlucken verursachen und oft zu einer schlechten Ernährung mit viel Salz, Zucker und Fett führen.

Um *Udana Vayu* auszubalancieren oder Blockaden zu lösen, nimm einen langsamen vollständigen Atemzug durch die Nase. Visualisiere beim Einatmen, wie der Atem sich von deinen Fußsohlen ausgehend durch Beine, Becken und Wirbelsäule nach oben bewegt, bis er deine Kehle erreicht, wo sich deine Stimmbänder befinden. Drücke die Zunge gegen das Gaumensegel, im hinteren Bereich deines Rachens, und summe mit geschlossenem Mund »Om«, während du langsam durch die Nase ausatmest. Konzentriere dich auf das Gefühl von Liebe und Freude in deinem Herzen und visualisiere ein helles weißes Licht zwischen deinen Augen. Halte den Atem nach dem Ausatmen mehrere Sekunden lang an, bis du den Drang spürst, wieder einzuatmen. Wiederhole diese Übung, bis du Freude, Leichtigkeit und Klarheit spürst.

Udana Vayu und *Apana Vayu* stehen in enger Beziehung zueinander und gleichen sich gegenseitig aus. *Apana Vayu* dient als Anker, der *Udana Vayu* am Wegfliegen hindert, und *Udana Vayu* hält *Apana Vayu* davon ab, zu tief in sich zu versinken. Gibt es einen Überschuss an *Udana* und ein Defizit an *Apana*, dann schweben wir in den Wolken und verlieren den Bezug zur Realität. Zu viel *Apana Vayu* und nicht ausreichend *Udana Vayu* sorgen dagegen dafür, dass wir stur bei unserer Linie bleiben und uns für jegliche Form von Wachstum und Veränderung sperren.

Vyana Vayu

Vyana Vayu verteilt den Energiestrom im gesamten Körper und seinen Extremitäten, wobei er durch die 72 000 *Nadis* fließt (Seiten 76–83). *Vyana Vayu* ist verbunden mit dem somatischen Nervensystem, das unsere Muskeln steuert, und mit Teilen des autonomen Nervensystems, das Atmung, Durchblutung und Herzfunktionen kontrolliert. Es ist mit all den Nerven und Blutgefäßen vernetzt, die durch den Körper verlaufen, und hilft, eine gesunde Funktionsweise von Muskeln und Gelenken aufrechtzuerhalten und zu regulieren. *Vyana Vayu* manifestiert sich als Kreativität, Talent und positive Emotionen. Es wird assoziiert mit dem auswärts gerichteten Energiefluss, der von anderen empfangen und wahrgenommen wird. Dieser positive Flow aus Liebe und Energie ermöglicht es uns, stabile und gesunde Beziehungen mit anderen einzugehen. Blockaden von *Vyana Vayu* können zu Herzproblemen, Bluthochdruck, Atemwegsbeschwerden sowie Muskelermüdung, Kraftlosigkeit und Gelenkschmerzen führen. Auf emotionaler Ebene sorgen sie dafür, dass wir uns schwunglos, verschlossen, ausgegrenzt und einsam fühlen.

Richte die Aufmerksamkeit auf deinen Herzraum, um *Vyana Vayu* auszubalancieren. Stelle dir vor, statt deiner Lunge würde dein Herz atmen. Lasse mit jedem Atemzug pure Liebe ins Zentrum deines Herzens strömen und diese liebevolle Energie beim Ausatmen durch jeden

Teil deines Körpers strahlen, über deine Haut hinweg nach außen, zu all den Menschen, die du liebst. Lasse deinen Atem während der Übung sanft und entspannt fließen und konzentriere dich auf die mächtige Intention von Liebe.

Samana Vayu

Samana Vayu bringt Energie wieder ins Zentrum des Körpers zurück. Zudem reguliert es den energetischen Fluss der anderen *Vayus* – insbesondere zwischen *Prana* und *Apana Vayu* – und hält ihre Balance aufrecht. Energetisch existiert *Samana Vayu* nahe dem Solarplexus. *Sama* bedeutet »gleich« oder »dasselbe«. Es verleiht uns ein Gefühl der Ausgeglichenheit und Balance sowie des inneren Wohlbefindens. Es steuert Magen, Leber, Milz und Bauchspeicheldrüse und ist verantwortlich für die Verdauung und Absorption von Nährstoffen. Emotional ist *Samana Vayu* für Eigenidentität, Willenskraft und Eigenliebe zuständig. Ist *Samana Vayu* blockiert, fühlen wir uns mitunter faul und lethargisch. Es kann Mangelernährung, einen langsamen Stoffwechsel, Essstörungen und Fettleibigkeit verursachen. Diese Dysfunktionen erwachsen häufig aus einem zu geringen Selbstbewusstsein, niedrigem Selbstwert und einem Mangel an Selbstliebe. Wir fühlen uns hoffnungslos, verängstigt, demotiviert und außerstande, unsere Situation zu verändern, wodurch wir in einen noch tieferen Zustand der Depression geraten können.

Samana Vayu frei und offen zu halten, ist besonders wichtig, weil eine Dysfunktion dort auch alle anderen *Vayus* in eine Abwärtsspirale führt. Um Blockaden von *Samana Vayu* aufzulösen und wieder damit in Einklang zu kommen, praktizieren wir die Vier-Quadrat-Atmung: Fülle deine Lunge durch langsames Einatmen komplett. Konzentriere dich darauf, den Atem in alle Richtungen zu verteilen – tief ins Becken, den unteren Rücken, den Bauch, den oberen Rücken, die Brust und die Schlüsselbeine. Zähle mit, wie lange du brauchst, um langsam, tief und vollständig Luft zu holen. Halte den Atem anschließend genauso lange an und stelle dir dabei vor, wie das *Prana* sich in deinem gesamten Körper verteilt. Atme vollständig aus, genauso lange, wie du eingeatmet hast. Halte anschließend den Atem ebenso lange an und visualisiere, wie das *Prana* wieder in dein Inneres zurückkehrt, hin zum Zentrum deines Solarplexus. Fahre so einige Runden lang fort, bis du eine für dich angenehme Atemdauer gefunden hast und die

Länge der vier Bestandteile einander angleichen kannst, ohne dich dabei aufs Mitzählen konzentrieren zu müssen. Wiederhole das Mantra: »Ich bin die Liebe. Ich liebe, dass ich die Liebe bin!«

Samana Vayu ist die steuernde Energie der anderen *Vayus*, besitzt aber auch eine tiefe Verbindung zur Balance des *Vyana Vayu*. Es ist hauptsächlich wichtig für unsere Beziehung zu uns selbst – im Gegensatz zu *Vyana Vayu*, die unsere Beziehungen zu anderen regelt. Wenn wir in der Lage sind, uns vollständig zu lieben und zu akzeptieren, dann sind wir auch in der Lage, andere vollständig zu lieben und zu akzeptieren. Ein Ungleichgewicht zwischen diesen beiden *Vayus* kann aufgrund unserer Unfähigkeit, uns selbst zu lieben, eine nie endende Suche nach Bestätigung, Liebe und Akzeptanz durch andere nach sich ziehen. Oder es führt zu einem selbstzentrierten Narzissmus, der das Wohlbefinden anderer völlig außer Acht lässt.

Die *Prana Vayus* fungieren als Komplettsystem energetischer, physischer und emotionaler Balance. Ist ein *Vayu* blockiert, erschöpft oder überaktiv, kann das einen Dominoeffekt auslösen, der auch die anderen *Vayus* aus dem Gleichgewicht bringt. Die *Prana Vayus* zeigen uns zudem, wie sehr unser energetisches/emotionales und unser körperliches Ich miteinander vernetzt sind. Um ein freies und glückliches Leben zu führen, müssen wir unsere Bemühungen auf das gesamte System lenken, nicht nur auf einen Aspekt. Ich betrachte die *Vayus* als Instrument, um uns in der Kette der Verbindungen zwischen unsere innere und äußere Natur, unser geerdetes und spirituelles Selbst und die ineinandergreifende Beziehung zwischen dir und mir zu setzen. Die Gesundheit unseres physischen Körpers und Nervensystems beeinflusst direkt unsere Stimmung, Emotionen und Beziehungen. Studien haben gezeigt, dass schon positive Gedanken allein Stress abbauen, sympathische Aktivität mindern, parasympathische Aktivität erhöhen und die autonome Funktion wiederherstellen können. Dies wiederum hat einen tiefgreifenden positiven Effekt auf unser kardiorespiratorisches System, unser Verdauungssystem und unseren Gemütszustand.[12]

Zusammenführen der Systeme

Das autonome Nervensystem ist der physische Energieausdruck des Körpers. Die *Nadis*, *Gunas* und *Vayus* sind emotionale Ausdrücke desselben energetischen Körpers. Alle vier Systeme sind miteinander vernetzt und beziehen sich auf dieselbe Sache: Wie wir einen Zustand von Balance und Harmonie erreichen und was geschieht, wenn unsere Energie blockiert, falsch ausgerichtet oder in ihrer Funktion gestört ist. Jedes System zeigt uns eine andere Karte unseres physischen und emotionalen Ichs und was passiert, wenn wir zu viel Energie in einen Bereich lenken und dadurch ein Defizit in einem anderen erzeugen. Obwohl die Übungen in diesem Buch unseren physischen und energetischen Körper direkt und wirksam reparieren, regenerieren und ausbalancieren können, so funktionieren sie doch deutlich besser, wenn wir auch die Ursachen anderer Ungleichgewichte in unserem Alltag beheben. Ich hoffe, dass die Atmung dir in einen tieferen Bewusstseinszustand verhilft und ein mächtiges Werkzeug für dich ist, um positive Veränderungen in deinem Leben zu erzeugen.

Die Verbindung der östlichen und westlichen Energiesysteme spiegelt sich in den Effekten des Atemtrainings wider. Genau wie der Atem direkt mit dem autonomen Nervensystem verknüpft ist, hat er dieselbe Verbindung mit den *Nadis* und *Gunas*. Obwohl beide Systeme unterschiedliche Ansätze verfolgen, um durch Imbalancen und Dysfunktionen geprägtes Verhalten zu beschreiben, sehen wir von unserem Ansatz – Energie und Atmung – aus, dass beide auf dieselbe Weise stimuliert werden. Einatmen steigert die Energie, ausatmen senkt sie und ein Gleichgewicht zwischen Ein- und Ausatmung führt auch zu einem Gleichgewicht der Energie. Haben wir einen Überschuss oder ein Defizit, dann schauen wir auf die andere Seite der Waage, ob wir dort etwas hinzufügen oder wegnehmen können, um Gleichgewicht herzustellen.

Der Polyvagaltheorie zufolge besitzt das autonome Nervensystem drei Zweige oder Bereiche:

- **Das sympathische Nervensystem** steht für Energieanstieg und hängt mit der Einatmung zusammen.
- **Der dorsale Vagalkomplex** des parasympathischen Nervensystems steht für Energieabnahme und hängt mit dem Ausatmen zusammen.

- **Der ventrale Vagalkomplex** des parasympathischen Nervensystems steht für Balance und das Gleichgewicht zwischen Einatmung, Ausatmung und Atemretention.

Die drei zentralen *Nadis* folgen derselben Unterteilung des energetischen Flusses:

- ***Pingala***, der dynamische Kanal, ist verbunden mit vielen Eigenschaften des sympathischen Nervensystems und wird durch Einatmen erregt.
- ***Ida***, der beruhigende, erholsame Kanal, ist verbunden mit dem dorsalen Vagalkomplex und wird durch Ausatmen und anschließende Atemretention stimuliert.
- ***Sushumna*** steht für Balance und Gelassenheit und korreliert mit dem ventralen Vagalkomplex. Wie im ventralen Zweig führt uns ein Gleichgewicht aus Atem und Atemretention auch hier tiefer in diesen Zustand.

Wenn wir noch einmal die Eigenschaften der *Gunas* betrachten, dann sehen wir ähnliche, wenn auch etwas andere Ausdrücke von Energie:

- ***Sattva*** repräsentiert aufwärtsgerichtete Energie in der Beziehung zu spirituellem Wachstum. Obwohl die Energie nach oben fließt, steht sein Modus »Sein« im Zusammenhang mit Gleichgewicht. Die Eigenschaften von *Sattva* sind Balance und Harmonie. *Sattva* ist energetisch auf den harmonischen Zustand des *Sushumna Nadi* und des ventralen Vagalkomplexes ausgerichtet.
- Die expandierende Energie von ***Rajas*** nimmt immer weiter zu, bis hin zu einem Zustand der Erschöpfung. *Rajas* wird durch das Einatmen stimuliert und besitzt viele derselben energetischen Eigenschaften wie das *Pingala Nadi* und das sympathische Nervensystem.
- ***Tamas*** gleicht fast exakt dem dorsalen Vagalkomplex und besitzt viele der eher passiven Eigenschaften des *Ida Nadi*, auch im Anschluss an das Ausatmen.

Die *Prana Vayus* reagieren auf den Atem und die Bewegung von Energie etwas anders als die drei vorgenannten Systeme, obwohl es auch viele Gemeinsamkeiten gibt:

- ***Prana Vayu*** ähnelt am stärksten dem ventralen Vagalkomplex und den Energiesystemen, die sich in Richtung Balance orientieren. Denn *Prana Vayu* ist die Bewegung von außen nach innen und von innen nach außen, es ist Einatmen und Ausatmen.
- ***Apana Vayu*** bewegt sich mit dem Abwärtsfluss von Energie und der Ausatmung. Wir sehen, wie es mit dem dorsalen Vagalkomplex, dem *Tamas Guna* und dem *Ida Nadi* verknüpft ist.
- ***Udana Vayu*** ist der aufwärtsgewandte Energiestrom und fließt mit dem Einatmen.
- ***Vyana Vayu*** folgt ebenfalls dem Einatmen. *Vyana* expandiert vom Zentrum aus und bewegt sich von dort nach außen – dieselbe energetische Bewegung wie *Rajas*.
- ***Samana Vayu*** sammelt die Energie wieder im Zentrum und bewegt sich mit dem Ausatmen, genauso wie sich *Tamas* bewegt, um zu sammeln und kontrahieren.

Zu wissen, wie man eine Karte liest, und zu wissen, wie man sie verwendet, ähnele dem Unterschied zwischen Anatomie und Physiologie, hat mir ein ehemaliger Anatomieprofessor einmal erklärt. Wir müssen wissen, wie man beides umsetzt. Wir müssen wissen, wie man eine Karte liest, um damit in Richtung unseres Ziels zu navigieren. Wir müssen aber auch wissen, wohin wir gehen, warum wir dorthin wollen und welche Fahrzeuge wir dafür zur Verfügung haben. Mit anderen Worten: Wenn wir die Karte kennen, aber nicht wissen, wie wir sie in der echten Welt anwenden sollen, dann ist die Karte für uns nutzlos. Mit unserem Grundwissen der Physiologie der Atmung und der Systeme der Balance können wir nun beginnen, die verschiedenen Atemtechniken zu entdecken, die uns unseren Zielen näher bringen: einer Verbesserung von Gesundheit, kognitiver Funktion und emotionalem Wohlbefinden.

Systeme der Balance

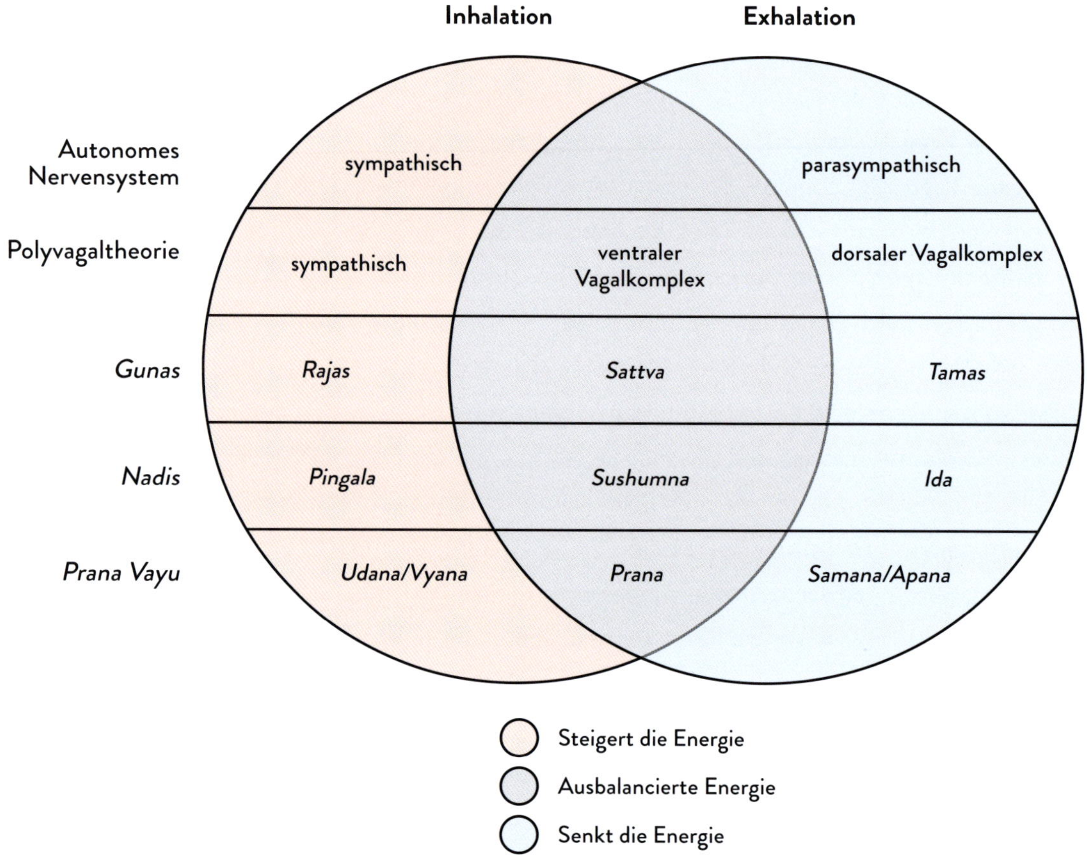

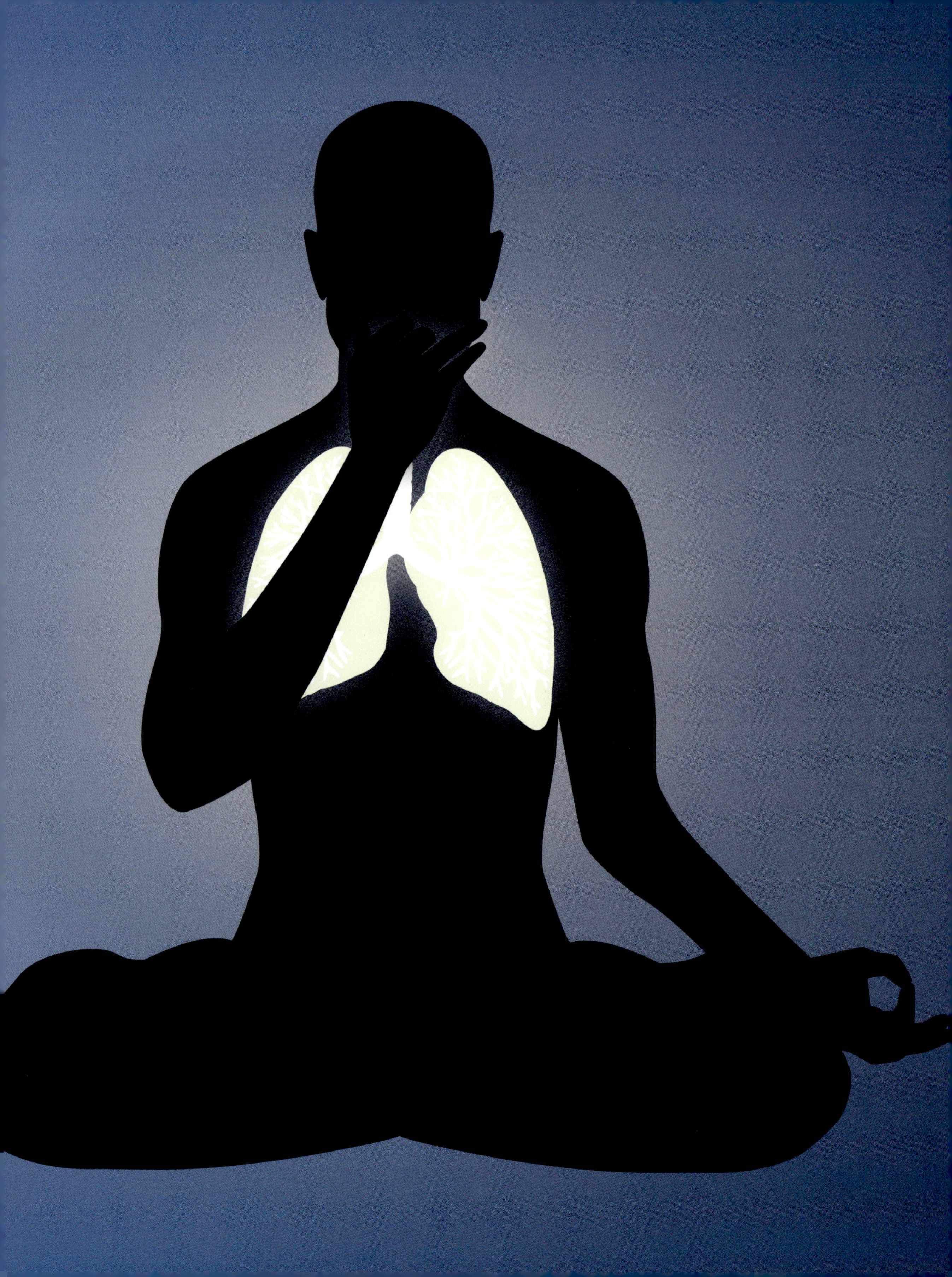

KAPITEL 3

Pranayama – die yogische Atemmethode

Pranayama ist die uralte yogische Technik der Atemkontrolle. Der Sanskritbegriff kombiniert die Worte *Prana*, das so viel heißt wie »Lebensenergie«, »Atem des Lebens« oder »Vitalität«, und *Ayama*, das sich übersetzen lässt als »kontrollieren«, »verlängern«, »begrenzen« oder »erweitern«. Im Grunde ist *Pranayama* also die Praxis vom Verlängern, Kontrollieren oder Erweitern des Atems, zum Steigern der Energie und Verbessern von Gesundheit und Vitalität. Dies geschieht im Rahmen einer Reihe von Atemübungen, die sowohl auf den physischen als auch den energetischen Körper wirken.

Yoga: Die Philosophie der Verbindung

Bevor wir tiefer ins das Thema *Pranayama* eintauchen, sollte ich vielleicht kurz erklären, warum die Yogaphilosophie das Fundament der verschiedenen Atemübungen bildet. Eines der elementarsten Konzepte im Yoga ist die Verbindung, also die Vorstellung, dass Geist, Atem, physischer und energetischer Körper keine getrennten Entitäten sind. Nicht nur das Selbst ist mit sich selbst verbunden, im Yoga betrachtet man vielmehr alle Dinge als miteinander vernetzt und voneinander abhängig. Praktisch alles Leben, die Natur, lebendige und leblose Dinge – darunter auch unsere Gedanken und Emotionen – haben aufgrund der tiefen Verbindung, die zwischen allem besteht, einen Einfluss auf alles andere.

Yoga bedeutet im Grunde »Ganzheit«. Es beschreibt einen Daseinszustand, der erkennt, dass alles miteinander verbunden ist. Ich verwende bewusst diesen Begriff und nicht die traditionelle, wörtliche Übersetzung »Joch«, die so viel bedeutet wie »anspannen« oder »zusammenbinden«, weil diese impliziert, man würde zwei getrennte Dinge zusammenbringen und vereinen. Tatsächlich ist es aber umgekehrt. Wie ein Embryo, der als einzelne befruchtete Eizelle beginnt, die sich immer wieder in viele individuelle Zellen teilt, aus denen letztlich ein ganzer Mensch geformt wird, entstehen auch im Yoga viele Elemente aus einem großen Ganzen. Anders ausgedrückt: Wir bestehen nicht aus vielen Einzelteilen, die ein Ganzes ergeben, sondern haben im Ursprung als etwas Ganzes begonnen.

In der Yogaphilosophie befindet sich die Welt unter dem Schleier von Maya. Maya bedeutet »Unwirklichkeit«, »Täuschung« oder »trügerischer Trick« – »Illusion« wäre ein einfacherer und vielleicht freundlicherer Ausdruck. Lange Zeit glaubte ich, Illusion bedeute, alles, was ich sehe und erlebe, sei nicht real. Ich dachte: Wie kann all das eine Täuschung sein, wo es sich doch so real anfühlt? Doch Illusion heißt nicht, dass alles, was wir sehen und erleben, nicht echt ist, sondern dass die Realität nicht so ist, wie sie für uns scheint. Ein guter Magier zum Beispiel kann einen Trick vorführen, der uns glauben lässt, dass das, was wir sehen, real sei. Der Trick ist real, doch was wir darin zu sehen glauben, ist etwas anderes als das, was tatsächlich geschieht.

Yoga lehrt uns, dass die Wirklichkeit, wie wir sie wahrnehmen, eine Art gigantischer Zaubertrick ist, der so gut ist, dass alle Menschen im Glauben leben, dass alles so ist, wie sie es sehen. Der Trick – die Täuschung – ist, dass wir alle voneinander getrennt sind. Die Welt scheint aus Milliarden einzelner Entitäten zu bestehen, doch Yoga behauptet, dass dem nicht so sei. Uns erscheint alles getrennt, weil wir die Welt durch die Brille des Selbst betrachten, des Individuums, das ein Teil des großen Ganzen ist. Es ist unmöglich, etwas nicht aus der Perspektive des Selbst zu betrachten, von außerhalb des Ichs. Wir alle machen unsere Erfahrungen subjektiv. Selbst wenn wir etwas, das außerhalb von uns geschieht, objektiv erleben und die Realität nicht mit unseren eigenen Erfahrungen, Vorlieben oder Beurteilungen verknüpfen, dann nehmen wir diese Erfahrungen dennoch so wahr, wie wir sind, nur eben in dem Wissen, dass die objektive Wirklichkeit eigentlich nicht so ist, wie wir sie wahrnehmen. Etwas wirklich objektiv zu erleben ist unmöglich, weil Erleben in sich immer etwas Subjektives ist.

Das Selbst erzeugt eine Illusion von Einheit. Sobald du dich aber als Eins identifizierst, musst du erkennen, dass es auch Zwei gibt – und daher rührt die Vorstellung von Trennung. Wir identifizieren uns als das Selbst, als eine von anderen Wesenheiten getrennte Entität und erzeugen somit eine Trennung zwischen dem Selbst und allen anderen Dingen. Die Vorstellung von »Einheit« oder das Konzept der »Vielheit« entstammen unserer Perspektive. Wir können uns selbst als kompletten Menschen betrachten oder als Ansammlung einzelner Zellen und Mikroorganismen – als eine Singularität oder als viele Dinge, die ein einziges Ding erschaffen. Eine interessante Betrachtungsweise ist die folgende: Der menschliche Körper besteht aus etwa 37 Billionen Zellen.[13] Jede dieser Zellen besitzt eine Wand, die sie von anderen Zellen trennt, einen Nukleus, der als ihr Gehirn funktioniert, und eine Vielzahl anderer Organellen, die ihr helfen, ihre Funktionen auszuführen. Jede Zelle ist Teil von etwas Größerem. Obwohl sie als einzelne Entität existiert, die ihre Funktionen letztlich selbstständig ausführt, können wir uns dank dieser Funktionen bewegen, vermehren, atmen und essen.

Zusätzlich zu den 37 Billionen Zellen, aus denen wir bestehen, schätzt man, dass in uns mehr als 100 Billionen Bakterienzellen[14] leben, die nicht wir sind. In unserem Körper steckt also mehr »Fremdes« als »Eigenes«, und doch kämen wir nicht auf die Idee, uns selbst als Ansammlung einzelner Zellen und Mikroorganismen zu betrachten. Ganz ähnlich verhält es sich mit den Billionen Dingen, die aus uns die 7,8 Milliarden Menschen auf diesem Planeten machen, die wir alle als von uns getrennt betrachten. Weil wir die Wahrnehmenden sind, die subjektive Erfahrungen machen, können wir uns nur als getrennt ansehen. Das höchste Ziel im Yoga ist es, diese Selbstperspektive hinter uns zu lassen und zu erkennen, dass wir mehr als das Selbst sind – wir sind ganz.

Ich bin mir nicht sicher, ob es möglich ist, das Ego – unser Ich – bis zu einem Punkt zu transzendieren, an dem wir die Identität unseres Selbst vollständig auflösen und eins mit der Quelle werden. Aber ich weiß, dass das Selbst es nicht erkennen wird, wenn wir in der Lage sind, das Selbst zu transzendieren. Ein »Ich« oder »Ego« ist nötig, um diese Erfahrung der Erkenntnis zu machen. Wenn wir das Selbst transzendieren, dann existiert das, was die Erkenntnis-Erfahrung macht, nicht mehr. Es ist wichtig zu verstehen, dass wir alle ganz sind – nicht das eine Ganze, sondern nur ganz, verbunden mit dem gesamten Universum. Wenn wir dies verstehen, werden all unsere individuellen Entscheidungen auf der Erkenntnis basieren, dass unser Handeln alles andere beeinflusst. Wichtig ist außerdem zu verstehen, dass getrennt und verschieden nicht dasselbe bedeuten. Wir können verschieden und trotzdem miteinander verbunden sein. Getrennt zu sein bedeutet dagegen, dass keinerlei Verbindung besteht. Verschiedenheit impliziert lediglich Einzigartigkeit. Mein Daumen unterscheidet sich von meinen anderen Fingern, dennoch ist er verbunden mit meiner Hand. Würde ich meinen Daumen jedoch abschneiden, wäre er von meiner Hand getrennt.

Ich erkläre dieses yogische Nicht-Zweiheits-Konzept der Verbindung an dieser Stelle, weil es bei unseren *Pranayama*-Übungen nützlich sein kann. Es hilft uns nämlich, das viel simplere Konzept der untrennbaren Einheit zwischen dem energetischen und dem physischen Körper zu begreifen. Indem wir beginnen, unseren Körper besser zu verstehen, erkennen wir, wie der Zustand unseres physischen Körpers unseren Gefühlszustand beeinflusst und wie der Zustand unseres emotionalen Körpers im direkten Zusammenhang mit unserer physischen Gesundheit steht. Ein gutes Beispiel dafür ist, dass Stress – ein Wort, das wir häufig verwenden, wenn wir sagen wollen, dass wir unglücklich sind – zu einer Schwächung des Immunsystems, einem schnelleren Alterungsprozess, Erschöpfung und in manchen Fällen sogar Krebs führen kann.

Unsere Atmung ist das große Bindeglied, das unsere Emotionen und den physischen Körper verknüpft. Unsere Gefühle können wir oft nicht beeinflussen, aber wir können schnell und einfach unsere Atmung verändern, wodurch sich tiefgreifende Auswirkungen ergeben, wie ich später noch erläutern werde. Die Übungen in diesem Buch wirken auf das körperliche und energetische Selbst gleichermaßen. Um während der unterschiedlichen Übungen vollständig auf unsere Intentionen hinzuarbeiten, müssen wir uns auch auf beide gleichermaßen konzentrieren. Während wir die Methoden des *Pranayama* immer weiter vertiefen, beginnen wir die tiefgehenden und weitreichenden Auswirkungen, die Atmung auf unser Leben haben kann, zu manifestieren. Schon die kleinste Veränderung der Atmung kann unsere Stimmung, die Klarheit unserer Gedanken und unser Wohlbefinden beeinflussen. Schließlich werden uns alle Übungen in diesem Buch, unabhängig von der Intention, zu einem besseren Verständnis unseres Selbst verhelfen.

Pranayama wird häufig im Zusammenhang mit Meditation genannt, vielleicht weil in vielen Meditationsübungen die Atmung oder das Gefühl beim Atmen Gegenstand der Meditation ist. Wo der Atem hinwandert, folgt ihm üblicherweise auch der Geist:

- Wenn wir **aufgebracht** sind, beginnen wir häufig, schnell und schwer zu atmen.
- Wenn wir **traurig** sind, seufzen wir mitunter tief.
- Wenn wir **Angst** haben oder in **Panik** geraten, wird unser Atem oft kurz und abgehackt.
- Wenn wir **ruhig** und **gelassen** sind, ist unsere Atmung langsam und gleichmäßig.

Während Zweck des *Pranayama* die Kontrolle des Atems ist, geht es bei Meditation keineswegs um die Kontrolle des Geists, sondern vielmehr darum, seine Tendenzen zu verstehen. Die Vorstellung, wir könnten unseren Geist kontrollieren, ist schön. Wenn du aber je versucht hast, deine Gedanken zu steuern oder anzuhalten oder deine Gefühle zu verändern, dann wirst du schnell gemerkt haben, dass unser Geist gewissermaßen seinen ganz eigenen Kopf hat. Der Verstand ist wie ein Hund: Ein gut abgerichteter Hund lässt dich glauben, du hättest die Kontrolle über ihn. Wenn du »Sitz!« sagst, setzt er sich. Wenn du »Bleib!« sagst, bleibt er. Doch sobald ein anderer Hund oder eine Katze vorbeirennt, ist dein Hund auf und davon! Je besser er trainiert ist, umso gehorsamer wird er natürlich sein, und irgendwann rennt er vielleicht nicht mehr allem hinterher, was er instinktiv gerne jagen würde.

Bei Kindern und selbst bei vielen Erwachsenen können schon die kleinsten externen Reize die Welt blitzschnell auf den Kopf stellen. Eine aggressive Geste mit einem bewusst gewählten Finger genügt, um das entspannte Auftreten des Gegenübers in einen Wutanfall zu verwandeln. Meditation hilft dem Verstand, aktiv und weniger reaktiv zu sein. Je intensiver wir unseren Verstand trainieren, umso mehr »Kontrolle« haben wir über ihn. Und für alle Situationen, die unsere Fähigkeit übersteigen, nicht darauf zu reagieren, haben wir immer noch unsere Atmung, um uns wieder zu beruhigen.

» Ist der **Atem unbeständig,** so ist es **auch der Geist.** Ist der **Atem aber beständig,** so ist es **der Geist ebenfalls** und so wird auch **der Yogi beständig. Zügle deshalb deinen Atem.** «

Svatmarama, aus der *Hatha Yoga Pradipika* (übersetzt)[15]

Atmung und die Kraft der Intention

Pranayama ist eine Methode des bewussten Atmens, bei der wir Tiefe, Frequenz, Rhythmus und Qualität jedes Atemzugs verändern können, um auf eine Intention hinzuarbeiten. Zwar besitzt jede *Pranayama*-Übung einen generellen Zweck, allerdings können diese Motive oft vage und missverständlich sein. Unsere Intention, mit der wir die Übung praktizieren, führt uns zum gewünschten Ergebnis. Wie in Kapitel 1 bereits erklärt, hat jeder unserer Atemzüge eine physiologische Reaktion zur Folge, von der Zellatmung bis hin zu einer Veränderung des pH-Werts im Blut. Derselbe Atemzug erzeugt zudem auch eine energetische Reaktion des autonomen Nervensystems und unseres emotionalen Körpers, die nichts anderes ist als das physische Wahrnehmen chemischer Verbindungen und Hormone, ausgedrückt als Emotionen – dies ist der Fokus von Kapitel 2. Wenn wir erkennen, dass wir alles, was wir wissen und erleben, emotional erleben und dass unsere Emotionen nur eine physiologische Reaktion auf unsere Handlungen und unsere Umgebung sind, dann sind wir in der Lage, Kontrolle über die Energie, die uns formt, zu übernehmen und sie nach unseren Bedürfnissen, Wünschen und Leidenschaften zu modellieren. Klare Intentionen bringen uns klare Ergebnisse. Wenn du einen Pfad beschreitest, von dem du nicht weißt, wohin er dich führt, dann könntest du am Ende überall landen. Das ist nicht unbedingt schlecht – wenn du aber weißt, wo du hinwillst, dann solltest du auch einen Pfad finden, der dich genau dorthin führt, und diesem Pfad folgen.

Einige *Pranayama*-Übungen werden oft mit *Mudras* kombiniert, Handgesten, die Energie bündeln und deine Intention steuern. Im Yoga gibt es mehrere Hundert solcher *Mudras*, jede mit einer spezifischen Aufgabe und Intention. Auch wenn es manchmal seltsam und befremdlich wirken mag, wenn behauptet wird, dass solche *Mudras* eine ganz profunde Wirkung entfalten können, so sind diese Behauptungen doch gar nicht weit von dem entfernt, was wir bereits wissen und auch praktizieren. Die westliche Kultur besitzt nämlich ihre ganz eigenen *Mudras*. Die Handflächen vor dem Herz gegeneinanderzudrücken, ist eine *Mudra*, die Dankbarkeit und Demut zeigt. Zeigen wir diese Geste jemand anderem, so wird er unsere Intention spüren. Dasselbe gilt für einen erhobenen Mittelfinger. Hier ist die Intention natürlich eine völlig andere, doch auch diese negative Energie kann unser Gegenüber sehr deutlich wahrnehmen. Der Mittelfinger selbst besitzt keinerlei Kraft, aber die Energie und Intention, die wir ihm verleihen, tut es. Indem wir einfach den Zeigefinger mit anheben, wird die negative Energie plötzlich in eine friedliche verwandelt. Eine *Mudra* ist ein Werkzeug, das wir nutzen können, um den Verstand dabei zu unterstützen, Energie nach unserer Intention zu steuern. Ohne Intention sind *Mudras* nur bloße Handzeichen. Mit Intention können sie jedoch die Kraft des Geists beschwören. Wenn wir also *Pranayama*-Übungen ausführen, in denen wir auch eine *Mudra* verwenden, dann richten wir unseren Fokus nicht auf die *Mudra*, sondern nutzen diese stattdessen als Werkzeug, um unseren Fokus zu steuern.

Ich werde später in diesem Kapitel noch näher auf die verschiedenen *Mudras* und die Atemübungen, bei denen sie angewendet werden, eingehen.

Die Komponenten der Atmung

Ich habe bereits die vier Teile des Atemzyklus vorgestellt – Inhalation, innere Retention, Exhalation und äußere Retention –, um zu erläutern, wie sie die Energien des Körpers beeinflussen. Im Folgenden werde ich dieses Konzept erweitern und jedem dieser Bestandteile seine Sanskritbezeichnung zuordnen. Es kann nützlich sein, diese Begriffe zu lernen und zu verstehen, denn Sanskrit gewährt uns Einblick in die subtileren Fähigkeiten der Atmung. Mir fällt es außerdem leichter, die verschiedenen Arten der Atemretention mit ihren Sanskritbezeichnungen zu benennen, weil es im Sanskrit Worte gibt, die diese Bestandteile direkt beschreiben, im Englischen hingegen nicht.

Puraka – Inhalation

Puraka ist der Sanskritbegriff für Inhalation. Wörtlich übersetzt, bedeutet es »befriedigend«, »erfüllend« oder »ausfüllend«. Oftmals hört oder sieht man den Begriff als Teil von *Puraka Pranayama*, das die Intention der Inhalation anzeigt: Beim Atmen geht es eben nicht nur darum, die Lunge mit Luft zu füllen, es ist vielmehr eine befriedigende Handlung, die Freude spendet. Wenn wir mit dieser Einstellung einatmen, spüren wir sofort eine positive Stimmungsveränderung und die Wirkung durchfährt in Wogen unseren energetischen Körper. *Puraka* kann für das Empfangen und Sammeln von *Prana* und spirituellem Wissen stehen. Wie bereits beschrieben, ist Atmung mehr als nur die Luft, die wir atmen.

Rechaka – Exhalation

Rechaka oder *Recaka* (im Sanskrit wird das c stets als ch ausgesprochen) bedeutet, »den Atem freigeben oder ausatmen«. Es löst ein Entleeren, Ausstoßen oder Reinigen aus. *Rechaka* ist die Grundlage einer ganzen Reihe yogischer Philosophien und sorgt für die energetische Bewegung, die viele dieser Konzepte stützt. Yoga lehrt uns, dass Bindungen zu haben immer zu Schmerzen führt. An etwas oder jemanden gebunden zu sein bedeutet, dass wir unser Glücksempfinden davon abhängig machen, dass diese Sache oder Person so bleibt, wie sie ist. Weil Veränderung aber eine universelle Wahrheit ist, wird sich alles, an das wir gebunden sind, irgendwann verändern. Diese Veränderung wird zu Trennung führen, die wiederum die Wurzel von Leid und Schmerzen ist. Stattdessen sollten wir Dinge loslassen, die wir ohnehin nicht festhalten können. Durch dieses Loslassen sind wir in der Lage, die Verbindung zu erkennen, die auch während Veränderung fließend fortbesteht, so wie der Ozean den Wellen erlaubt, sich frei zu bewegen. Die Wellen verändern sich stetig, doch ihre Verbindung zum Ozean bleibt bestehen.

Eine Möglichkeit, den Unterschied zwischen Bindung und Verbindung zu verstehen, ist das Erinnern an eine verstorbene Person. Wenn du jemanden verlierst, der dir nahestand, dann spürst du sofort den Schmerz der Trennung. Dieser Trennungsschmerz lässt mit der Zeit aber nach. Wenn nichts mehr von ihm übrig ist, bleiben nur noch die Liebe und Verbindung zu diesem Menschen, die niemals vergehen werden. Im Buddhismus wird die Leere oder *Shunyata* als essenzielles Element von Befreiung und Erleuchtung betrachtet. Nur durch diese Leere können wir Unendlichkeit erfahren und beginnen, die tiefer liegenden Verbindungen zu erkennen, die über unsere Bindungen hinaus existieren. *Rechaka* lehrt auf wundervolle Weise, jene Dinge loszulassen, die uns nicht nützen. Wir atmen symbolisch und energetisch aus, um uns von den Dingen zu befreien, an denen wir nicht länger festhalten wollen.

Puraka und *Rechaka* beeinflussen einander in einem wunderschönen Tanz, bei dem die Fülle die Leere braucht und die Leere die Fülle. Dieses einfache Wechselspiel lehrt uns einige der wertvollsten Lektionen Buddhas, um uns von Schmerzen freizumachen: Wir behalten Dinge, die wir haben, aber nicht brauchen, versuchen jedoch nicht, Dinge zu bekommen, die wir wollen, aber nicht haben. Irgendwann wird jede Inhalation enden und ganz ohne Exhalation werden wir niemals auskommen. Stattdessen sehen wir die Dinge, wie sie sind: in der sich ständig verändernden vernetzten Wirklichkeit existierend.

Kumbhaka – Retention

Kumbhaka heißt so viel wie »Topf« oder »Gefäß« und beschreibt jegliche Form des Atemanhaltens und Einbehaltens von *Prana*. *Kumbhaka* gilt als wichtigste der *Pranayama*-Techniken und als Methode zur Verlängerung des Lebens.

Die alten Yogis entwickelten viele Techniken und Philosophien aus einer tiefen Verbundenheit zur Natur heraus. Im Asana, dem körperlichen Yogatraining, sind viele Posen nach Tieren benannt, die die Yogis in der freien Natur beobachteten. Dabei fiel ihnen auf, dass Tiere, die schneller atmeten, viel früher starben als jene, die langsam atmeten. Je langsamer ein Tier atmete, umso länger schien es zu leben. Ein Beispiel: Das Säugetier mit der höchsten bekannten Lebenserwartung, der Grönlandwal, wird im Schnitt 200 Jahre alt und atmet nur 1- oder 2-mal pro Minute, wenn er an der Wasseroberfläche ruht, oder 4- bis 6-mal pro Minute, wenn er sich zum Abtauchen bereitmacht. Unter Wasser kann er seinen Atem dann bis zu einer Stunde lang anhalten. Zum Vergleich: Eine Maus atmet bis zu 230-mal pro Minute und lebt nur 1 bis 3 Jahre. Die Riesenlandschildkröte ist das am längsten lebende Landtier. Sie atmet 4- bis 6-mal pro Minute und wird in den *Veden* und der *Bhagavad Gita* erwähnt.

Laut Krishna, der hinduistischen Gottheit in der *Bhagavad Gita*, können Yogis ihre Lebensdauer um viele Jahre verlängern, indem sie *Kumbhaka* praktizieren. Die alten Yogis glaubten, dass wir in unserer gesamten Lebenszeit nur eine bestimmte Anzahl Atemzüge zur Verfügung haben und deshalb länger leben, wenn wir langsamer atmen. Wenn wir ein Verständnis für die Physiologie der Atmung und für die positiven Effekte des Ansammelns und Einbehaltens von Kohlendioxid entwickeln, dann erkennen wir schnell, dass an dem, was die Yogis vor Tausenden Jahren vorhergesagt haben, durchaus etwas Wahres dran ist: Langsamer zu atmen und den Atem anzuhalten verbessert die Gesundheit und erhöht die Chancen, ein langes und gesundes Leben zu führen.

Die drei wichtigsten Arten von *Kumbhaka* sind *Antara Kumbhaka*, *Bahya Kumbhaka* und *Kevala Kumbhaka*.

Antara Kumbhaka – innere Retention

Antara Kumbhaka bedeutet »gefülltes Gefäß« und ist die Atemretention nach dem Einatmen, wenn unsere Lunge komplett gefüllt ist – also mit Vitalkapazität. (Den Atem zwischen dem vollsten und dem leersten Punkt anzuhalten nennt man nur *Kumbhaka*.) *Antara Kumbhaka* ist die einfachste der Atemretentionen, weil wir dabei die größte Menge Luft einbehalten und diese für die Zellatmung verwendet werden kann.

Es gibt zwei Methoden, den Atem nach dem Einatmen einzubehalten: Die erste ist, die Glottis zu verengen und die Stimmbänder zu schließen. Dadurch wird eine Art Dichtung erzeugt, durch die keine Luft mehr nach außen dringt. Wir können dann das Zwerchfell und die inspiratorischen Atemhilfsmuskeln entspannen. Mit dieser Technik fällt es leichter, den Atem über eine längere Zeit hinweg anzuhalten, weil sie weniger anstrengend ist. Sobald wir die Retention lösen, hören wir ein leichtes aspiriertes »Ahh«-Geräusch.

Bei der zweiten und vermutlich weniger bekannten Methode – *Antara Kumbhaka* – halten wir den Atem mit offenem Rachen an, ohne die Glottis zu verengen. Hierbei geschieht die Retention nur durch das Weiten der Brust mithilfe von Zwerchfell und Atemhilfsmuskulatur und das Halten der Expansion durch Muskelkontrolle. Diese Technik eignet sich super zum Kräftigen des Zwerchfells und der Atemhilfsmuskeln. Sie ist allerdings anstrengender, wodurch das Atemanhalten deutlich schwerer fällt. Das Ausatmen sollte sich genauso anfühlen wie eine normale Exhalation während der regulären Atmung, ohne aspiriertes Geräusch.

Bahya Kumbhaka – äußere Retention

Bahya Kumbhaka bedeutet »äußere Atemretention« und beschreibt das Anhalten des Atems nach dem Ausatmen. Physiologisch befinden wir uns also am unteren Limit unseres exspiratorischen Reservevolumens. Nach einer vollständigen Exhalation verbleiben etwa 1200 Milliliter Luft in unserer Lunge. Dies bedeutet:

- Es steht weniger Sauerstoff zur Verfügung, wodurch die Sauerstoffsättigung im Blut schneller absinkt.
- Das Verhältnis von Kohlendioxid zu Sauerstoff steigt schnell an.

Bahya Kumbhaka ist die schwierigste Atemretention, weil bei ihr für die Zellatmung nur wenig Residualluft zur Verfügung steht. Aufgrund des geringeren Luftvolumens in der Lunge steigt aber der Kohlendioxidspiegel viel schneller und wir erleben die Auswirkungen von Hypoxie (weniger Sauerstoff) und Hyperkapnie (viel Kohlendioxid) schneller und intensiver. *Bahya Kumbhaka* fällt jemandem, der es noch nie praktiziert hat, im Allgemeinen äußerst schwer. Den Atem mit leerer Lunge anzuhalten kann ein Gefühl des Erstickens verursachen, das zu Panik führt und den Kampf-oder-Flucht-Reflex auslöst. Mit ausreichend Training und Übung können wir diese Atemtechnik aber nutzen, um in tiefere Zustände der Entspannung und Meditation vorzudringen, vor allem wenn wir in der Lage sind, *Bahya Kumbhaka* mit *Puraka, Rechaka* und *Antara Kumbhaka* zu kombinieren.

Kevala Kumbhaka – das automatische Luftanhalten

Kevala Kumbhaka ist das zeitweilige Einstellen der Atmung. *Kevala* bedeutet so viel wie »ganz«, »komplett« oder »von selbst«. Es heißt, zu *Kevala Kumbhaka* komme es, wenn wir uns so tief in der Meditation befinden, dass *Puraka* und *Rechaka* plötzlich von selbst stoppen. Wir können den Atem dann unendlich lang anhalten und den Zustand *Samadhi* erreichen, die höchste Stufe von *Patanjalis* achtgliedrigem Yogapfad – ein Zustand von Erleuchtung und Glückseligkeit. *Kevala Kumbhaka* bedeutet dabei nicht das völlige Ende des Atmens, sondern das Verlängern der Atmung und Reduzieren der Luftmenge, die wir einatmen, bis es scheint, als würde überhaupt keine Atmung mehr stattfinden. *Kevala Kumbhaka* ist die höchste Form der Atemretention und eingeschränkten Atmung.

Es gibt zwei grundlegende Methoden, wie *Kevala Kumbhaka* angewendet werden kann:

- **Verlängerung der vier Atembestandteile:** Durch Verlängern der Einatmung, Atemanhalten nach dem Einatmen, Ausatmen und Atemanhalten nach der Ausatmung, so lange wir können, strecken wir einen Atemzyklus auf seine maximale Dauer. Den meisten Menschen gelingt dies aber nicht über eine Zykluslänge hinaus, weshalb wir stattdessen die Maximaldauer jeder Komponente der Atmung ermitteln, die wir am längsten aufrechterhalten können.
- **Reduzierung des Atemzugvolumens:** Nehmen wir an, unser normales Atemzugvolumen (Seite 34) beträgt etwa 500 Milliliter. Reduzieren wir es bei gleichbleibender Atemfrequenz auf 150 bis 250 Milliliter, erreichen wir damit den positiven Effekt von *Kevala Kumbhaka* und eingeschränkter Atmung. Ich finde diese zweite *Kevala-Kumbhaka*-Methode viel anspruchsvoller und schwieriger durchzuhalten.

Energetische Verschlüsse – die *Bandhas*

Atemretention wird häufig begleitet von yogischen Muskelverschlüssen, den sogenannten *Bandhas*. Ein *Bandha* ist eine Art energetische Schranke, die den Energiefluss reguliert. *Bandhas* sind im Zuge bestimmter Yogavarianten wie *Ashtanga-Vinyasa*, Baptisteyoga oder Poweryoga äußerst populär geworden. Dies hat zur Entwicklung vieler neuer, nicht traditioneller *Bandhas* geführt, wie dem *Hasta Bandha* (Handverschluss) oder dem *Pada Bandha* (Fußverschluss). Traditionell gibt es nur vier *Bandhas*, so lehrt es die alte Yogaliteratur. Dabei ist die vierte – die *Maha* (große) *Bandha* – eine Kombination der anderen drei, die also gemeinsam ausgeführt werden. *Bandha* bedeutet »blockieren« oder »sperren« im Sinne eines Unterbindens von Bewegung.

Ich bin der Meinung, dass die meisten Menschen, die Yoga praktizieren, die energetischen und physischen Aspekte der *Bandhas* in großem Maße falsch verstehen. Und das ist kein Wunder. In den alten Schriften steht nur sehr wenig über die Funktion der *Bandhas*. In der *Hatha Yoga Pradipika* fungieren *Bandhas* als »Sicherheitsventile im menschlichen System«. Jeder, der in diesen alten Texten nach tiefergehenden Erklärungen zu diesem Thema sucht, wird überwiegend rhetorische Behauptungen zu den vermeintlich magischen Fähigkeiten der *Bandhas* finden, zum Beispiel: »Wer beständig und auf natürliche Art *Uddiyana Bandha* praktiziert, wie von seinem Guru gelehrt, der wird jung, auch wenn er alt sein mag«, wie es in der *Hatha Yoga Pradipika* steht. Wenn wir derartige Behauptungen über die angebliche Zauberwirkung vieler Yogapraktiken hören, sollten wir jedoch nicht den tatsächlichen Wert dieser Praktiken und des uralten Wissens ignorieren, der dafür gesorgt hat, dass sie eine so lange Zeit, bis heute, überliefert wurden. Ich glaube daran, dass die *Bandhas* den Energiefluss regulieren und kontrollieren können. Gemeinsam mit bestimmten *Pranayama*-Techniken ausgeführt, lösen sie außerdem auch verschiedene positive physiologische Effekte aus, wie du später in diesem Kapitel noch lernen wirst.

Bandhas – energetische Verschlüsse

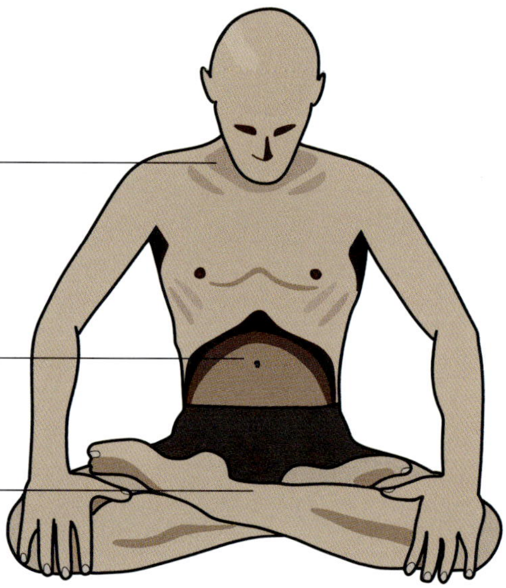

Mula Bandha – Wurzelverschluss

Wir beginnen unten an der Basis mit dem Wurzelverschluss, dem sogenannten *Mula Bandha* (*Mula* bedeutet »Wurzel«). Mit *Mula Bandha* regulieren wir den Abwärtsfluss der Energie, genannt *Apana*. Es steht zudem in Verbindung mit *Muladhara*, dem Wurzelchakra. Energetisch gibt uns *Mula Bandha* ein sicheres, geerdetes Gefühl. Wir aktivieren *Mula Bandha*, indem wir die Beckenbodenmuskulatur anheben, insbesondere den Afterheber, der sich am Perineum befindet, also dem Bereich zwischen Anus und Genitalien. Diese Bewegung ähnelt einer Kegelübung und wird häufig mit der umgangssprachlichen Anweisung »Pobacken zusammenkneifen« verwechselt.

Im physischen Asanatraining wird das Aktivieren von *Mula Bandha* manchmal als Methode zur Stabilisierung von Becken und Core gelehrt. Ich persönlich spüre keinerlei Vorteile, wenn ich meinen Beckenboden im Training anhebe, anderen mag es aber vielleicht helfen. *Mula Bandha* ist mit den anderen beiden *Bandhas* über eine durchgehende Linie aus Muskeln und Faszien verbunden, dir wir als tiefe Frontallinie bezeichnen. Viele Handlungen und Bewegungen lösen eine synergistische Aktivierung der Beckenbodenmuskulatur aus. Bei bestimmten Arten von Beckenbodendysfunktion und für Frauen, die gerade ein Kind zur Welt gebracht haben, kann es hilfreich sein, *Mula Bandha* zu üben, und zur Stärkung des Beckenbodens beitragen, insbesondere dann, wenn er geschwächt ist. Allerdings kann es, insbesondere bei Frauen, auch eine Menge Probleme verursachen, *Mula Bandha* über Monate oder Jahre hinweg täglich eine Stunde und mehr zu praktizieren. Ein chronisches Zusammenziehen des Beckenbodens erzeugt übermäßig starke und übermäßig feste Muskeln. Das mag bei der Gesäßmuskulatur kein Problem sein, beim Beckenboden allerdings schon. Ich hatte mal einen Anatomielehrer, der den Beckenboden stets als Beckentrichter bezeichnet hat, weil es sich dabei tatsächlich eher um eine Art Trichter handelt, durch den Dinge hindurchfließen. Deshalb sollte die Muskulatur dort möglichst weich und elastisch sind. Ein zu verspannter Beckenboden kann zu Verstopfung, Hämorrhoiden, Schmerzen im unteren Rücken, Problemen und Schmerzen beim Wasserlassen und bei Frauen zu Schmerzen beim Sex und Komplikationen bei der Geburt führen.

Eine meiner Schülerinnen praktizierte viele Jahre lang *Ashtanga-Vinyasa* und setzte in ihren täglichen Yogaeinheiten immer auch *Mula Bandha* ein. Weil ihr Beckenboden dadurch viel zu fest war, rissen ihr während der Geburt ihres Kindes mehrere Muskeln in dieser Region, was enorm schwerwiegende Probleme und chronische Beckenschmerzen hervorrief. Inzwischen ist sie sogar Mitglied einer Selbsthilfegruppe bestehend aus Frauen, bei denen das Praktizieren von *Mula Bandha* zu den gleichen Geburtskomplikationen geführt hat. Ich erzähle das alles nicht, um *Mula Bandha* schlechtzureden. Ich will damit nur sagen, dass es weder für jeden nötig noch geeignet ist und unbedingt mit der nötigen Vorsicht und einem gewissen Verständnis praktiziert werden sollte, warum man es tut und welche Wirkung diese Trainingsmethode auf den Körper hat.

Grundsätzlich sollten wir uns bei jeder Trainingsmethode darüber im Klaren sein, auf welche verschiedene Weise sie gelehrt und praktiziert wird und warum und welche potenziellen Effekte sie haben könnte. *Mula Bandha* wird mit *Pranayama* grundsätzlich ganz anders gelehrt als mit Asana. In *Pranayama* dient *Mula Bandha* als Fundament der Inhalation, das einen energetischen Anker erzeugt, während die Energie nach oben fließt. Während *Puraka* spannt man leicht in *Mula Bandha* an und lässt während *Rechaka* wieder locker, um die *Apana*-Energie frei fließen zu lassen. Es ist wichtig, *Mula Bandha* nicht die ganze Zeit über anzuspannen, wie es in vielen Asanakursen gelehrt wird.

Während der Atemsequenzen in Kapitel 5 werden wir *Mula Bandha* nicht praktizieren. Beim Ausführen von *Uddiyana Bandha* kann *Mula Bandha* allerdings leicht mitaktiviert werden, da beide Übungen fasziell miteinander verbunden sind.

Uddiyana Bandha – Bauchverschluss

Uddiyana Bandha ist der Bauchverschluss. Es wird manchmal auch als der »hochfliegende Verschluss« bezeichnet, denn *Uddiyana* heißt so viel wie »aufsteigen« oder »hochfliegen«. Aufgrund der Art und Weise, wie dieses *Bandha* ausgeführt wird, bin ich allerdings dafür, es »Vakuumverschluss« zu nennen. Energetisch steht *Uddiyana Bandha* im Zusammenhang mit *Udana Vayu* (Seite 95). Es hilft bei der Regulierung von Energie, die den Zentralkanal des Körpers hinaufwandert. Es steht auch in Beziehung zum dritten Hauptchakra *Manipura*, unserem Zentrum von Kraft, Willen, Vitalität und *Agni* (inneres Feuer), das durch Praktizieren dieses Verschlusses gestärkt werden kann. Physisch betrachtet, kräftigt *Uddiyana Bandha* unsere tiefe Coremuskulatur und das Zwerchfell, fördert die Magenperistaltik, stimuliert die Viszeralorgane und unterstützt den Transport von Lymphflüssigkeit und hilft so, Giftstoffe abzutransportieren und das Immunsystem zu stärken.

Wichtig: Weil bei *Uddiyana Bandha* ein enormer Innendruck auf den Organen lastet, solltest du diese Übung nicht ausführen, wenn du schwanger bist oder an schweren Erkrankungen des Magen-Darm-Trakts leidest.

Dieses *Bandha* kann in praktisch jeder Position ausgeführt werden. Am einfachsten zu erlernen ist es in einer knienden Position. Alternativ kannst du die Hände auf den Knien abstützen und deinen Oberkörper bei gestreckter Wirbelsäule nach vorn lehnen. In dieser Position hilft die Schwerkraft, den Bauch vollständig zu entspannen und den Brustkorb zu weiten, um beim *Bandha* ein Maximum an Auftrieb und Aktivierung zu erfahren.

Atme vollständig aus und halte den Atem an, um *Uddiyana Bandha* auszuführen. Ziehe deinen Bauch nach innen und oben und den Bauchnabel in Richtung Wirbelsäule ein. Der Versuch, mit leerer Lunge einzuatmen, ohne dabei tatsächlich Luft einzusaugen, erzeugt einen Sog. Das Zwerchfell zieht sich zusammen und der Brustkorb weitet sich. Da der Innendruck aber niedriger ist und keine Luft einströmt, um diesen Druckunterschied auszugleichen, wird der Bauch automatisch eingezogen. (Ähnlich ist es, wenn wir unsere Wangen zusammenziehen, um eine Fischgrimasse zu schneiden.) *Uddiyana Bandha* wird fast immer mit *Jalandhara Bandha* ausgeführt, weil *Jalandhara Bandha* hilft, den Druck zu mindern, den man dabei im Rachen spürt.

Im Rahmen von *Pranayama* wird *Uddiyana Bandha* immer während *Bahya Kumbhaka* (äußere Retention) praktiziert. Das ist essenziell, um in der Lage zu sein, diesen Verschluss auszuführen. Manche Yogalehrer vermitteln dieses *Bandha* als Atmung während Asana. In diesem Fall bezeichnet *Uddiyana Bandha* allerdings nur die Art und Weise, wie der Bauch eingezogen wird, und darf nicht mit der *Pranayama*-Übung verwechselt werden, die ich hier vorstelle.

Jalandhara Bandha – der Kehlverschluss

Jalandhara Bandha ist der Kehlverschluss. *Jal* bedeutet »Netz«, *Dhar* ist der »Fluss von Ambrosia« und meint die Kontrolle des Energieflusses, der die *Nadis* hinaufsteigt. *Jalandhara* steht in Verbindung mit dem Halschakra *Vishuddha*, das für Ausdruck, Reinigung und Kommunikation steht. *Jalandhara* stimuliert den Vagusnerv, der das parasympathische Nervensystem kontrolliert (siehe Kapitel 2). Die Kombination aus *Jalandhara Bandha* und *Uddiyana Bandha* stärkt den Vagaltonus. Die Synergie zwischen diesen beiden Verschlüssen während *Bahya Kumbhaka* senkt Blutdruck und Herzfrequenz und erzeugt einen tiefen beruhigenden Zustand. Lege dein Kinn auf die Brust, um deinen Nacken zu strecken, und ziehe deine Kehle zusammen, so als würdest du schlucken, um *Jalandhara Bandha* auszuführen. Dieses *Bandha* kann auch in *Antara Kumbhaka* ausgeführt werden, ich finde es aber am effektivsten beim Halten von *Bahya Kumbhaka*, *Uddiyana Bandha* und anderen Übungen, bei denen wir den Innendruck erhöhen, ohne dabei einzuatmen, wie etwa *Agnisar Pranayama* (Seite 178).

Pranayama-Übungen

Nun, da du ein solides Grundwissen über die Physiologie und Philosophie des Atemtrainings besitzt, möchte ich dir einige einfache *Pranayama*-Übungen vorstellen. Die Übungen in diesem Kapitel gehören zu den gebräuchlichsten und effektivsten *Pranayama*-Techniken, weshalb du dich mit jeder von ihnen vertraut machen solltest. Die meisten *Pranayama*-Übungen sorgen für eine große Bandbreite emotionaler und physiologischer Effekte. Wenn du diese Effekte umfänglich verstanden hast, kannst du dein Atemtraining mithilfe kleiner Veränderungen zum Verfolgen einer bestimmten Intention nutzen. Die folgenden Übungen miteinander zu verknüpfen macht sie sogar noch effektiver, wie ich in Kapitel 4 erläutern werde.

Was es beim *Pranayama*-Training zu beachten gilt

Atemübungen führst du am besten auf leeren Magen aus. Mit Essen im Bauch sind einige der Übungen unangenehm. Bei der Ausführung dieser Übungen ist es wichtig, dass du dich dabei wohl- und sicher fühlst. Du solltest deshalb lockere Kleidung tragen, die dich nicht einengt, sodass dein Bauch sich ohne großen Widerstand weiten kann. Idealerweise trainierst du an einem ruhigen und bequemen Ort, an dem du so wenig wie möglich abgelenkt wirst. Wenn wir in Kapitel 5 damit beginnen, die Atemübungen zu sequenzieren, dann bestimmt die Intention deines Trainings die optimale Tageszeit. Wenn deine Intention nicht von der Tageszeit abhängt, etwa wenn deine Atmung dir beim besseren Einschlafen helfen soll, dann ist üblicherweise eine Ausführung gleich morgens am besten, denn so spürst du die positive Wirkung den ganzen Tag über.

Wie bereits erklärt, solltest du beim Sitzen die Knie immer tiefer als die Hüfte positionieren, um deine Wirbelsäule zu stützen und korrekt atmen zu können. Wenn es dir auf Dauer schwerfällt, auf dem Boden zu sitzen, dann führe die folgenden Übungen auf einem Stuhl aus, der deine Wirbelsäule stützt und eine korrekte Atmung ermöglicht.

Bei allen *Pranayama*-Techniken, insbesondere den anspruchsvolleren Übungen, bei denen mit Schnellatmung oder langem Luftanhalten gearbeitet wird, ist es wichtig, es langsam angehen zu lassen. Die Wirkung dieser Atemtechniken kann intensiv sein und sehr plötzlich eintreten. Zu schnelles Atmen kann Panikattacken und andere Verhaltensänderungen auslösen. Atemanhalten kann ein rapides Absinken des Blutdrucks verursachen, bis hin zur Ohnmacht. Obwohl das Risiko solcher schweren Komplikationen äußerst gering ist, solltest du trotzdem stets prüfen, wie tief das sprichwörtliche Gewässer ist, bevor du kopfüber hineinspringst. Einige Übungen sind sehr anstrengend und die Effekte offensichtlich, während andere ein wenig subtiler sind und einige Zeit und Wiederholungen erfordern, bevor du verstehst, welche Wirkung sie wirklich auf dich besitzen.

Jeder reagiert anders auf diese Übungen. Wenn du also nicht das fühlst, was in der Beschreibung steht, dann muss das nicht unbedingt bedeuten, dass du etwas falsch machst. Wenn eine Übung sich nicht gut anfühlt, dann brich ab und modifiziere sie ein wenig, bis sie für dich passt. Die Ziele klar vor Augen zu haben, die du mit deinem Atemtraining verfolgst, wird helfen, dich in die Richtung zu führen, in die du musst. Am wichtigsten ist es aber, dass du dir die nötige Zeit nimmst, um die Ergebnisse des Trainings zu erleben und den gesamten Prozess zu genießen.

Die volle Yogaatmung – *Dirgha Svasam Pranayama*

Dirgha Svasam Pranayama ist auch als dreigeteilte Yogaatmung bekannt. *Dirgha* (manchmal auch *Deergha* geschrieben) bedeutet »tief« oder »lang« und *Svasam* meint »atmen«. Dies ist normalerweise die erste *Pranayama*-Übung, die ich meine Schüler lehre, weil sie die Grundlage für alle tiefen Atemtechniken ist. Ihren Namen »dreiteilige Atmung« trägt sie, weil dabei nacheinander drei Bereiche des Oberkörpers geweitet werden: der untere, mittlere und obere Bereich. Beim Einatmen wandert die Luft durch Luftröhre, Bronchien, Bronchiolen und Lungenbläschen – in dieser Reihenfolge. Die Lunge weitet sich dadurch in alle Richtungen, wie ein Ballon, den man aufbläst. Wir können nicht in den unteren Teil der Lunge hineinatmen, bevor wir in den oberen Teil hineingeatmet haben. Und rein technisch gesehen können wir gar nicht in den Bauch hineinatmen. Das Zwerchfell trennt die Brusthöhle, in der sich die Lunge befindet, von der Bauchhöhle. Der Satz »Atme in den Bauch hinein« ist also nicht wörtlich gemeint, sondern bedeutet, dass sich durch das Weiten des Bauchs auch der untere Teil der Rippen und dadurch wiederum die Brust weitet.

Dirgha Svasam ist eine Technik zum Weiten des sprichwörtlichen »Gefäßes«. Erinnere dich an das Beispiel mit dem Luftballon im Glaskrug auf Seite 34. Irgendwann müssen wir den Glaskrug vergrößern, um noch mehr Luft in den Ballon bringen zu können. *Dirgha Svasam* ist ein System, das es uns ermöglicht, die Größe des Gefäßes zu erweitern. Obwohl die Luft von oben nach unten in die Lunge strömt und die Lunge sich gleichmäßig weitet, beginnen wir beim Weiten des Gefäßes unten und arbeiten uns nach oben vor, weil dies die effektivste Methode zum Erhöhen der Vitalkapazität ist.

Der allgemeine Zweck dieser Atemtechnik ist, durch Einsatz der gesamten Einatemmuskulatur die maximale inspiratorische Kapazität zu ermitteln. *Dirgha Svasam* ist eine exzellente Technik zum Kräftigen des Zwerchfells und der Zwischenrippenmuskeln und zum Dehnen der Brusthöhle, was die Vitalkapazität erhöht. Diese Übung kann außerdem genutzt werden, um die Atmung bewusster erfolgen zu lassen und so die Konzentration zu steigern und den Geist zu beruhigen.

Wie alle *Pranayama*-Übungen erfordert auch diese eine korrekte Körperhaltung (Seite 49/50), sodass wir unser Zwerchfell und unsere Atemhilfsmuskulatur in vollem Umfang nutzen können. Entspanne deinen Bauch vollständig. Weite ihn nach außen, während du einatmest. Dadurch schaffst du mehr Platz für deine Viszeralorgane und erlaubst es dem Zwerchfell, sich weiter nach unten zu bewegen, wenn es sich zusammenzieht. Den Core locker zu lassen löst außerdem Spannungen im Bereich der unteren Rippen, wodurch der Brustkorb sich stärker weiten kann. Entspanne gleichzeitig den Bereich des unteren Rückens und der Nieren, damit auch die hinteren Rippen sich weiten können. Beim Einatmen sollte sich der untere Teil deines Oberkörpers in alle Richtungen gleichmäßig ausdehnen.

Sobald du Bauch und unteren Rücken maximal geweitet hast, öffne dich im mittleren Bereich von Brust und Rücken. In die Brust hineinzuatmen zieht die unteren Rippen nach oben. Achte aber darauf, dass sich Schultern und Schlüsselbein nicht mitbewegen. Wir haben den natürlichen Drang, die Brust eher anzuheben, als sie rauszustrecken. Die Rippen zu heben verringert allerdings unsere Vitalkapazität und verkleinert die Maximalexpansion der Brust. Außerdem gewöhnt es unsere Zwischenrippenmuskeln daran, weniger effizient zu arbeiten. Konzentriere dich auf deine Brust, atme ein und erlaube deinem Schlüsselbein, sich dabei zu heben. Atme anschließend noch einmal ein, dieses Mal aber mit entspannten Schultern und unbewegtem Schlüsselbein, sodass alle Rippen sich nach außen und oben, in Richtung des Schlüsselbeins, weiten. Der zweite Atemzug hat sich hoffentlich besser und kompletter angefühlt. Das Schlüsselbein dient den anderen Zwischenrippenmuskeln als eine Art Anker bei der Hebebewegung, sodass eine stärkere Expansion ermöglicht wird.

Die letzte Komponente ist das Weiten der oberen Teile von Brust und Rücken. Die meisten Menschen neigen dazu, ihr Schlüsselbein anzuheben, wenn sie in die obere Brust hineinatmen. Von den drei Bestandteilen unserer Gefäßexpansion besitzt die obere Brust den geringsten Effekt. Wenn du bereits vollumfänglich in die mittlere Brust hineingeatmet hast, wirst du vermutlich sogar überhaupt keine weitere Expansion mehr sehen. Ziel dieses Teils des Atemvorgangs ist es, Lunge und Torso vollständig zu weiten. Atme auch in deinen oberen Rücken hinein und ziehe deine Schulterblätter auseinander. Dies ermöglicht es dir, deine hinteren Zwischenrippenmuskeln zu weiten.

Wir können *Dirgha Svasam* auch ausführen, indem wir kleinere, weniger volle Atemzüge nehmen und uns stattdessen auf die Qualität der Atmung konzentrieren. Der Großteil deiner Bemühungen sollte auf den unteren Bereich deines Torsos gerichtet sein, erst dann kommt die mittlere Brust an die Reihe. Am wenigsten Energie solltest du für die obere Brust aufwenden. Es gibt die Tendenz, dass unnötiger Stress entsteht, wenn wir in die obere Brust hineinatmen.

Wir können uns die drei Teile dieser Atemtechnik so vorstellen, dass sie eine unterschiedliche Gewichtung besitzen. Statt gleichmäßig in Bauch, Brust und obere Brust zu atmen, verbringen wir mehr Zeit mit dem Weiten des Bauchs und deutlich weniger Zeit mit dem Weiten der oberen Brust. Ich verwende die Gewichtung 3:2:1 als grobe Daumenregel. Ein 12 Sekunden andauernder Atemzug würde dementsprechend aus 6 Sekunden Weiten des Bauchs, 4 Sekunden Weiten der Brust und 2 Sekunden Weiten der oberen Brust bestehen. Bei besonders langen Inhalationen verschiebt sich diese Gewichtung eher in Richtung 3:3:1. Das Ausatmen sollte gleichmäßig durch Brust und Bauch erfolgen. Du kannst bis zur natürlichen Pause im Exhalationszyklus ausatmen, während das Zwerchfell wieder seinen neutralen Zustand annimmt, oder durch das Zusammendrücken von Brust und Bauch mithilfe der Atemmuskulatur weiter ausatmen, bis die Lunge leer ist.

Anfangs ist es beim Üben von *Dirgha Svasam* sinnvoll, eine solche Gewichtung zu nutzen, um dich an die Fülle deines Atems zu gewöhnen. Sobald du dich dabei wohlfühlst, kannst du die dreiteilige Atmung auch etwas intuitiver ausführen. Dies erlaubt es dir, dich stärker auf die Intention zu konzentrieren, wegen der du übst.

Die physiologischen Effekte der Atmung hängen davon ab, wie schnell du atmest. Weil du bei *Dirgha Svasam* tiefe, volle Atemzüge nimmst und viel Luft bewegst, wirst du vermutlich sehr langsam atmen. Wenn wir schnellere Atemtechniken praktizieren – selbst wenn die Atemzüge voll und tief sind –, konzentrieren wir uns nur selten in einem solchen Ausmaß auf Details. Du wirst die Vorteile nicht erkennen, die das Erhöhen deines Kohlendioxidspiegels mit sich bringt, wenn du diese Übung nicht um *Kumbhaka* ergänzt. Aufgrund der langsameren, tieferen Atemzüge wirst du allerdings mehr Stickoxid einatmen.

Schritt für Schritt: Ausführung von *Dirgha Svasam Pranayama*	
1	Nimm im Stehen oder Sitzen eine gute, konventionelle Atemhaltung mit einer neutral aufgerichteten Wirbelsäule ein. (Optional: Lege eine Hand auf deine Brust und eine auf deinen Bauch, um dein Bewusstsein zu kanalisieren.)
2	Verwende eine Atemgewichtung von 3:2:1. Atme in Bauch und unteren Rücken und zähl dabei bis 6.
3	Nachdem du bis 6 gezählt hast und Bauch, seitliche Rippen und unterer Rücken größtmöglich geweitet sind, atme in die mittlere Brust ein und zähle bis 4.
4	Nachdem deine Brust voll geweitet ist, atme in die obere Brust und zähle bis 2. Halte Schultern und Schlüsselbein dabei neutral und entspannt.
5	Atme langsam und gleichmäßig aus und zähle dabei bis 12.
6	Wiederhole das Ganze. Verändere, falls nötig, die Gewichtung, bis du eine findest, die gut für dich funktioniert.

Effekte von Dirgha Svasam Pranayama
Erhöht den Stickoxidspiegel.
Erhöht die Vitalkapazität und erweitert die Gesamtkapazität der Lunge.
Vergrößert die inspiratorische Reserve.
Kräftigt das Zwerchfell und die Einatemmuskulatur.
Beruhigt und fokussiert den Geist.
Steigert die *Sattva*-Energie und erzeugt einen Zustand der Gelassenheit.
Bringt das autonome Nervensystem in Balance, stärkt den ventralen Vagalkomplex-Tonus.

Die siegreiche Atmung – *Ujjayi Pranayama*

Ujjayi Pranayama bedeutet »die siegreiche Atmung« und wird aufgrund des rauschenden Geräuschs, das dabei entsteht, auch als »Meeresatmung« oder seltener »Darth-Vader-Atmung« bezeichnet. Die *Ujjayi*-Atemtechnik ist im physischen Yogatraining sehr verbreitet und die wohl bekannteste und am häufigsten praktizierte *Pranayama*-Technik unter modernen Yogis. Wie ich bereits erwähnt habe, wird sie häufig falsch verstanden und falsch eingesetzt. Bevor wir nun aber eine Anti-*Ujjayi*-Einstellung entwickeln oder glauben, dass die meisten von uns *Ujjayi* falsch ausführen, möchte ich sagen, dass es für keine dieser Atemübungen eine richtige oder falsche Weise der Ausführung gibt. Atmung ist ein Werkzeug mit vielen Anwendungsmöglichkeiten und wir können den Zweck des Werkzeugs nicht verstehen, solange wir nicht wissen, wie wir es verwenden wollen. Wenn wir eine Intention besitzen und unser gewähltes Werkzeug diese Intention nicht erfüllt, dann verwenden wir entweder das falsche Werkzeug oder wir verwenden das richtige Werkzeug auf die falsche Weise.

Ich verwende bei allem, das ich lehre oder begründe, die folgende Formel:

Intention/Zweck + Handlung = intendiertes Ziel/gewünschtes Ergebnis

Unter Berücksichtigung unserer Intention wählen wir ein Werkzeug (Atemübung), um eine Handlung auszuführen, die zu einem gewünschten Ergebnis führt.

Damit diese Formel funktioniert, müssen wir aber verstehen, warum wir gerade mit diesem speziellen Werkzeug arbeiten. Wir müssen wissen, was dieses Werkzeug tut, warum es das tut, was seine anderen Anwendungsmöglichkeiten sind und ob die Ergebnisse, die wir damit erreichen, wenn wir es auf diese bestimmte Art und Weise verwenden, uns zu unserem gewünschten Ziel führen. Ich sage »seine anderen Anwendungsmöglichkeiten«, weil ein Werkzeug manchmal exakt das tut, was wir wollen, manchmal aber auch einige andere Dinge, die wir nicht wollen. Eine starke und laute *Ujjayi*-Atmung etwa hilft, den Geist zu fokussieren. Die Kraft aufzubringen, um dieses Geräusch zu erzeugen, ist aber recht anstrengend und kann zu Überatmen führen. Wenn wir die Wirkung der Übung verstehen, dann können wir sie so abändern oder modifizieren, dass sie zu unserer Intention passt.

Obwohl die meisten Yogis, die ich kennengelernt habe, beim Praktizieren von *Ujjayi* in ihren Asanas überatmen, machen sie nichts falsch, wenn es ihre Intention ist, tiefer und kräftiger zu atmen als nötig. In vielen Situationen wollen wir vielleicht auch so atmen. Versuchen wir allerdings, Überatmung zu vermeiden und stattdessen Energie zu sparen oder sie uns besser einzuteilen, dann sollten wir eine andere Technik wählen oder die Art und Weise, wie wir *Ujjayi Pranayama* praktizieren, verändern. Es ist eigentlich blanke Ironie, dass die meisten Menschen, die *Ujjayi* praktizieren, überatmen, obwohl *Ujjayi* eine der effektivsten Methoden ist, um die Atmung zu verlangsamen und zu regulieren. Dennoch: Wenn wir volle, tiefe Atemzüge nehmen, ohne die Atemfrequenz drastisch zu senken, dann wird unsere Atmung mit der Zeit exzessiv.

Ujjayi Pranayama wird mit einer leicht verengten Kehle ausgeführt, so als würdest du sanft etwas flüstern, nur mit geschlossenem Mund. Dadurch zieht sich die Glottis zusammen und der Atemweg wird verengt. Die Stimmbänder sind abgespreizt, sodass keine Phonation der Stimme hörbar ist. Stattdessen entsteht ein sanftes, hauchendes Geräusch. Üben kannst du dies, indem du deinen Mund öffnest und so ausatmest, als würdest du eine Scheibe mit deinem

Atem anlaufen lassen oder ein stummes »Ha« machen wollen. Schließe danach den Mund, halte die Kehle verengt und atme mit einem stummen »Ha« aus. Sobald du dich mit der Übung wohlfühlst und ohne Schwierigkeiten eine *Ujjayi*-Atmung während *Rechaka* (Exhalation) hinbekommst, kannst du sie während *Puraka* (Inhalation) anwenden.

Dies ist die Grundtechnik, *Ujjayi* kann allerdings auf viele verschiedene Arten ausgeführt werden. Ich vergleiche diese Atemübung gerne mit einem Gartenschlauch. Wenn ich meinen Daumen auf die Öffnung lege, kann ich damit den Wasserdruck und die herausströmende Wassermenge regulieren. Diese Regulierung funktioniert ähnlich wie das Auf- und Zudrehen des Wasserhahns. Drehe ich das Wasser ein wenig ab, kann ich eine zarte Pflanze gießen, ohne sie zu zerstören oder die Erde wegzuspritzen. Drehe ich den Hahn aber voll auf, kann ich mit dem Wasser tote Insekten von der Windschutzscheibe meines Wagens spülen. Mein Daumen tut im Grunde dasselbe wie der Wasserhahn, durch ein Variieren des Wasserdrucks erhalte ich aber völlig andere Ergebnisse. Bei allen Atemübungen wird die Tiefe, Frequenz und Kraft der Atemzüge immer die Wirkung der Übung bestimmen.

Wenn dir ein Yogalehrer in seinem Kurs rät, beim Üben von *Ujjayi* lauter zu werden, dann sollte das ein Alarmsignal für dich sein. Lauter ist nicht schlecht und leiser nicht besser, aber lauter zu sein erfordert mehr Kraft, was bedeutet, dass du tiefer atmen musst. Wenn du nicht sehr genau darauf achtest, deine Atmung zu verlangsamen, dann wirst du unweigerlich überatmen. Wie ich bereits umfassend erklärt habe, kann das Überatmen viele negative Folgen haben, vor allem wenn es über das gesamte Training hinweg ausgeführt wird. Dir der Intention einer Übung und der Effekte einer Atemtechnik bewusst zu sein, wird dich stets auf den rechten Pfad führen und Verwirrung auflösen.

Kommen wir zu den Anwendungsmöglichkeiten und Vorteilen von *Ujjayi*. Das Geräusch, das dabei entsteht, nennt man *Ajapa*-Mantra und bedeutet »das unausgesprochene Mantra«. Beim Meditieren und in der fernöstlichen Philosophie sind Mantras mächtige Werkzeuge für das Training und Erforschen des Geists. Das Wort Mantra bedeutet sogar »Werkzeug für den Geist«. Ein Mantra ist ein Geräusch oder ein formelhafter Satz, der ständig wiederholt wird. Diese Wiederholung dient uns als Medium, um die Gedanken zurück ins Hier und Jetzt zu lenken, wenn unser Geist zu wandern beginnt. Mantras helfen, unsere Gedanken, Gefühle und Emotionen zu fokussieren, damit wir in tiefere Bewusstseinszustände eintauchen können, die uns ermächtigen, unser angeborenes Wissen zu entdecken und eine höhere Stufe des spirituellen Wachstums zu erreichen. Das *Ajapa*-Mantra-Geräusch des *Ujjayi* ist ein effektives Werkzeug, um den Geist darauf zu fokussieren, präsent zu sein, und ihn am Abschweifen zu hindern. Je lauter und kraftvoller wir es ausführen, umso leichter können wir uns konzentrieren und umso effektiver dient es diesem Zweck. Doch wie können wir denselben Fokus und dieselbe Präsenz erreichen, ohne laut zu sein?

Ein sehr bekannter und geschätzter Yogalehrer namens Mark Whitwell, der ein Student von *Krishnamacharya* – dem Vater des modernen Yoga – war, lehrt gerne eine robuste und sehr laute *Ujjayi*-Atmung. In seinen Kursen geht Whitwell umher und hört auf die Intensität der Atemzüge seiner Schüler. Dabei kommt er ihnen häufig sehr nahe und fordert sie immer wieder dazu auf, lauter zu sein, bis sie eine Lautstärke erreicht haben, die ihm genügt. Die Kurse klingen dadurch häufig wie ein Jahrestreffen von Darth-Vader-Doubles. Das physische Yogatraining, das er lehrt, ist im Vergleich zu den meisten Asanaübungen sehr sanft. In seinen Kursen liegt der Fokus ganz klar auf dem Geist und der Atmung und weniger auf physischen Bewegungen. Seine Methode lässt sich ohne Überatmen ausführen, wenn der Schwerpunkt auf dem Verlängern von *Puraka* und *Rechaka* liegt. Den Atemzyklus zu verlängern hilft auch, unser Bewusstsein für die Atmung zu steigern. Weil Whitwells Asanaübungen körperlich weniger anstrengend sind als die meisten vergleichbaren Kurse, ist es zwar möglich, dabei eine langsame, tiefe und laute *Ujjayi*-Atmung beizubehalten, aber trotzdem noch immer recht schwierig. Indem wir uns seine Intention für diese Form der Atmung klarmachen, verstehen wir auch, warum er auf diese Weise unterrichtet.

Ich würde *Ujjayi* während eines körperlichen Trainings nicht auf diese Weise lehren und praktizieren, auch wenn ein derart starker Fokus auf die Qualität der Atmung ein probates Mittel ist, um präsent zu bleiben. Ich lehre meine Yogaschüler auch, *Ujjayi* zu nutzen, um ihre Gedanken zu fokussieren und präsent zu bleiben, aber mein Ansatz ist ein anderer: Ich bitte meine Schüler, mithilfe von *Ujjayi* den Luftstrom zu regulieren und der Stille des Atems zu lauschen. Wenn wir lernen, bestimmte Geräusche herauszuhören, dann lernen wir auch, die Stille zwischen diesen Geräuschen zu hören. Stille zu hören ist subtiler, erfordert mehr Kontrolle und Übung und ist schwieriger durchzuhalten. Mit Whitwells Technik können Anfänger viel einfacher üben und die Intention von Atmung verstehen. Ich unterrichte nur selten Anfänger, sondern meist Lehrer, weshalb ich vermutlich eher zur anspruchsvolleren, sanfteren Variante dieser Atemtechnik neige. Eine laute und kraftvolle *Ujjayi*-Atmung ohne Überatmung auszuführen ist allerdings eine äußerst fortgeschrittene Technik. Es kann vorteilhaft sein, mit einer *Ujjayi*-Übung zu beginnen, die etwas lauter und intensiver ist, um die Kraft zu spüren, mit der sie den Geist lenkt und trainiert – selbst wenn das fast zwangsläufig zu Überatmung führt. Dauerhaftes Überatmen ist unter physiologischen Gesichtspunkten niemals ideal, aber dadurch zu lernen, wie Achtsamkeit funktioniert, kann für Menschen, denen ein solches Bewusstsein fehlt, manchmal vorrangiger sein. Während wir an unserem Training wachsen und immer besser werden, können wir auf die kleinen, aber wichtigen Feinheiten achten und sie nutzen, um irgendwann dieselbe achtsame Präsenz auch durch eine weiche oder stille *Ujjayi*-Atmung zu erleben, ohne den Nachteil des Überatmens.

Eine kraftvolle, laute *Ujjayi*-Atmung hat andere Auswirkungen auf den Körper als eine weniger kraftvolle, stillere Variante. Weil ein Verengen der Atemwege es erschwert, tief ein- und vollständig auszuatmen, kräftigt diese Atemtechnik das Zwerchfell und die Atemhilfsmuskulatur. Die so gesteigerte Kraft der Atmung stimuliert das sympathische Nervensystem und erzeugt *Rajas*-Energie, die innere Wärme – *Agni* genannt – aufbaut. Das Zusammenziehen der Glottis und Erhöhen des Drucks in Brusthöhle und Kehle lässt etwas Interessantes geschehen: Eine erzwungene Exhalation gegen die Glottis, wie sie bei der *Ujjayi*-Atmung erzeugt wird, stimuliert den Vagusnerv. Ein verstärkter Vagaltonus reguliert das sympathische Nervensystem herunter und hat einen beruhigenden Effekt. Außerdem kann er unsere Schmerzwahrnehmung verringern.

Eine erzwungene *Ujjayi*-Exhalation ähnelt dem Valsalva-Manöver, einer Technik zum Stärken des Vagaltonus, Absenken von Herzfrequenz und Blutdruck und einer Reihe anderer Dinge. Mediziner verwenden das Valsalva-Manöver, um die Herzfunktion im Zusammenhang mit dem autonomen Nervensystem zu testen. Es wird ausgeführt, indem man kraftvoll gegen einen geschlossenen Atemweg ausatmet, etwa wenn du mit geschlossenem Mund die Luft anhältst oder versuchst, deine Ohren freizumachen, indem du Druck in der eustachischen Röhre erzeugst, dem Kanal, der Mittelohr und Rachen verbindet. Während tiefes Überatmen den sympathischen Tonus verstärkt, hilft der verstärkte Vagaltonus, diesen Effekt zu blockieren, indem er den Herzschlag verlangsamt, den Blutdruck senkt und ein ruhiges, entspanntes Gefühl erzeugt. Das bedeutet allerdings nicht, dass diese gegensätzlichen Effekte sich wechselseitig komplett neutralisieren. Überatmen senkt trotzdem den Kohlendioxidspiegel, verringert durch den Bohreffekt die Zellatmung (Seiten 24–28) und erhöht die Alkalinität (also den basischen

Wert) des Bluts. Aufgrund der beruhigenden Wirkung und verlangsamten Herzfrequenz, die mit einem verstärkten parasympathischen Tonus einhergehen, merken wir aber häufig nicht, dass wir überatmen.

Beim Einsatz von *Ujjayi Pranayama* ist es hilfreich, diese unterschiedlichen Effekte zu kennen und zu verstehen. Wenn ich meine Atmung ohne *Ujjayi* beschleunige, dann spüre ich die volle Wirkung eines verstärkten sympathischen Tonus anders, als wenn ich während *Ujjayi Pranayama* tief Luft hole. Ich habe nun die Wahl, welche Effekte des Überatmens ich haben möchte. Richtig zu hyperventilieren, um ein Kohlendioxiddefizit zur erzeugen, ist mit *Ujjayi* aber natürlich extrem schwierig, weil diese Technik den Luftstrom einschränkt.

Das Geräusch von *Ujjayi* hat einen ganz interessanten physiologischen Effekt, die sogenannte »autonome sensorische Meridianreaktion« (ASMR), die ein angenehm kribbelndes Gefühl in Wirbelsäule, Kopfhaut und Nacken verursacht. ASMR wird durch sanftes Flüstern, repetitive Geräusche und eine Reihe anderer auslösender Reize stimuliert. Sie erzeugt eine leichte Euphorie und Erregung und kann nachweislich Menschen helfen, die unter Depressionen, Angststörungen oder Panikattacken leiden. Auf YouTube findest du Millionen ASMR-Videos von Leuten, die in Mikrofone säuseln, um dieses Kribbeln im Körper und den Erregungseffekt zu erzeugen. Der sanfte, repetitive Klang von *Ujjayi* kann diese physiologische Reaktion ebenfalls stimulieren. Die Wirkung von ASMR wird verstärkt, wenn wir *Ujjayi* praktizieren und uns mit der Intention von Euphorie und Erregung auf den Klang der Atmung konzentrieren. Obwohl ASMR beim Praktizieren von *Ujjayi* üblicherweise keine Berücksichtigung findet, kann es bei anderen Techniken nützlich sein, deren Ziel es etwa ist, die Libido und sexuelle Erregung zu steigern. Ich bin außerdem der Meinung, dass ASMR-Effekte nur dann auftreten, wenn wir uns statisch in unserer *Pranayama*-Übung befinden, und normalerweise nicht während körperlichen Trainings.

Ujjayi ist ein Steuerungswerkzeug zum Verlängern von Inhalation und Exhalation. Es erlaubt uns eine Feinabstimmung unserer Atmung und verleiht uns einen zusätzlichen Grad an Kontrolle, der rein über die Atemmuskulatur schwierig zu erreichen ist. Ich verwende eine weichere Form von *Ujjayi*, wenn ich langes Ein- und Ausatmen übe. Aufgrund der Sanftheit und geringen Intensität des Atems ist der typische *Ujjayi*-Sound dabei nicht oder nur vom Übenden selbst hörbar. Wenn ich *Ujjayi* nicht gerade verwende, um Wärme zu erzeugen, meine Atemmuskulatur zu kräftigen oder meine Energie oder Potenz zu steigern, dann versuche ich, nur so viel Kraft zu nutzen, dass ich selbst meinen Atem hören kann, jemand, der neben mir sitzt, aber nicht. Sanft und langsam praktiziert, kann *Ujjayi* uns in einen tiefen Zustand der Entspannung und Konzentration versetzen. Langsamere Atmung erzeugt einen parasympathischen Tonus, während der zusätzliche Vagaltonus durch das Valsalva-Manöver den sympathischen Tonus blockiert. Die Kombination dieser beiden physiologischen Effekte macht *Ujjayi* zu einer wunderbaren Methode zur Regulierung des autonomen Nervensystems.

Schritt für Schritt: Ausführung von *Ujjayi Pranayama*	
1	Beginne in einer Position deiner Wahl.
2	Atme gleichmäßig durch die Nase.
3	Ziehe sanft deine Kehle zusammen und atme aus, so als würdest du einen Spiegel anhauchen oder ein stilles »Ha«-Geräusch erzeugen.
4	Atme weiter passiv durch die Nase ein und kraftvoll durch die Nase aus. Behalte dabei die Verengung der Kehle und das sanfte »Ha«-Geräusch bei.
5	Ergänze das Einatmen um die *Ujjayi*-Technik.
6	Übe mit verschiedenen Intensitätsstufen. Versuche, so laut wie möglich und so sanft und leise wie möglich zu atmen und den Atem so zu kontrollieren, dass nur du ihn hören kannst.

Effekte von *Ujjayi Pranayama* (kraftvoll)	**Effekte von *Ujjayi Pranayama*** (sanft)
Kräftigt die Atemmuskulatur (vor allem das Zwerchfell, die inneren und äußeren Zwischenrippenmuskeln und die gerade Bauchmuskulatur).	Reguliert und verlangsamt die Atmung.
Stärkt durch das Valsalva-Manöver den Vagaltonus (senkt die Herzfrequenz und den Blutdruck, vermindert die Schmerzwahrnehmung und die physische Kraft bei Erschöpfung).	Stärkt durch das Valsalva-Manöver den Vagaltonus (senkt die Herzfrequenz und den Blutdruck, vermindert die Schmerzwahrnehmung und die physische Kraft bei Erschöpfung).
Stärkt den sympathischen Tonus (Fokus und Energie).	Stärkt den parasympathischen Tonus (Entspannung und Erholung).
Senkt den Kohlendioxidspiegel (verengt die Blutgefäße und die Atemwege, bremst den Sauerstoffaustausch).	Erhöht den Kohlendioxidspiegel (weitet die Blutgefäße und die Atemwege, beschleunigt den Sauerstoffaustausch durch den Bohreffekt).
• Erhöht den Blut-pH-Wert (Alkalinität steigt). • Steigert den Appetit. • Löst Heißhunger auf säurebildende Lebensmittel aus.	• Senkt den Blut-pH-Wert (Säuregrad steigt). • Mindert den Appetit. • Löst Heißhunger auf basische Lebensmittel aus.
Das Geräusch hilft, den Geist zu fokussieren.	Auf Stille zu hören ist eine gute Herausforderung für erfahrene Yogis.
Steigert die *Rajas*-Energie, erhöht die innere Wärme.	Steigert die *Sattva*-Energie, erzeugt einen Zustand der Gelassenheit.
ASMR-Effekte (Euphorie, Erregung)	Entspannung

Die gleichmäßige Atmung – *Sama Vritti Pranayama*

Sama Vritti ist ein Atemmuster, bei dem sich Inhalation und Exhalation in Dauer und Intensität gleichen. Die regelmäßige Atmung kann um die *Kumbhakas* (innere und äußere Retention) erweitert werden und wird dann als Box-Atmung oder Vier-Quadrat-Atmung bezeichnet. Damit du nicht durcheinanderkommst, werde ich das gleichmäßige Ein- und Ausatmen im Folgenden als *Sama Vritti* bezeichnen und von Box-Atmung sprechen, wenn wir das Ganze um Atemretentionen ergänzen, die genauso lang sind wie Inhalation und Exhalation.

Sama ist das Sanskritwort für »gleich« und *Vritti* bedeutet so viel wie »Schwankung« oder »Veränderung«. Normalerweise dauert das Ausatmen etwas länger als das Einatmen, wodurch der Atem mit natürlichen Schwankungen erfolgt. Der Geist kann manchmal so turbulent sein wie die See. Die alten Yogis glaubten, dass er dem Atem folgt und seine Wogen sich beruhigen, wenn die Schwankungen des Atems geglättet würden. Gleichmäßig zu atmen ist eine wirksame Methode zur Regulierung von Energie – also entweder, um überschüssige Energie zu dämpfen oder während eines Tiefs einen Energieschub zu stimulieren und so einen ausgewogeneren, *sattvischeren* Zustand herzustellen. Dieses Ausgleichen der Energie wirkt sich positiv auf unsere Gefühlswelt aus, beruhigt uns und hilft, Stimmungsschwankungen oder manisch-depressive Schübe zu regulieren. *Sama Vritti* sorgt für ein Gleichgewicht physischer Energie, um Aufregung und Unruhe zu lindern oder uns aus Lethargie, Trägheit oder Erschöpfung herauszuholen.

Sama Vritti ist eine elementare Atemübung, bei der wir die Gewichtung 1:1 verwenden, die Dauer von Inhalation und Exhalation also einander angleichen. Dauert das Einatmen etwa 4 Sekunden, dann dauert das Ausatmen ebenfalls 4 Sekunden. Wir können zusätzlich auch *Ujjayi Pranayama* nutzen, um das Verlangsamen der Atmung zu regulieren und zu unterstützen. Das ist vor allem dann hilfreich, wenn wir die Dauer von Ein- und Ausatmung verlängern möchten. Ergänzen wir die Übung um eine Atemretention (Box-Atmung), dann lautet die Gewichtung 1:1:1:1.

Bei einer zweiteiligen Angabe zur Atemgewichtung (zum Beispiel 1:1), wie bei *Sama Vritti*, stehen die Kennzahlen immer für Inhalation und Exhalation, da dies die beiden Minimalkomponenten der Atmung sind. Bei einer vierteiligen Angabe (zum Beispiel 1:1:1:1) steht die erste

Zahl für die Inhalation, die zweite für die innere Retention, die dritte für die Exhalation und die vierte für die äußere Retention. Im Fall abweichender Darstellungen werde ich die entsprechenden Komponenten erläutern. Wenn wir bei der Box-Atmung etwa den Wert 4 als Kennzahl verwenden, würde das bedeuten, dass wir 4 Sekunden lang einatmen, 4 Sekunden lang den Atem anhalten, 4 Sekunden lang ausatmen und weitere 4 Sekunden lang den Atem anhalten.

Um Überatmung sowohl bei *Sama Vritti* als auch bei der Box-Atmung zu vermeiden, atmen wir nur so viel ein wie nötig. Es ist ein weitverbreiteter Fehler, bei jedem Atemzug tief und vollständig einzuatmen, obwohl die Kennzahl niedrig ist. Wenn ich beispielsweise je 4 Sekunden lang ein- und ausatme, dann atme ich 5 Liter Luft, was 37,5 Litern pro Minute entspräche. Im Ruhezustand würde ich normalerweise aber nur 7,5 Liter in 15 Atemzügen pro Minute atmen. In diesem Beispiel würde ich also 5-mal so viel atmen wie üblich. Idealerweise sollte der Aufwand beim Einatmen derselbe sein wie bei unserer normalen Atmung im Ruhezustand. Eine 4 Sekunden andauernde Inhalation sollte die Lunge nur zum Teil füllen und die Exhalation sie auch nicht komplett leeren. Ist der Atemzyklus länger, sind auch die Atemzüge tiefer und das Ausatmen kraftvoller. Genauso verhält es sich bei der Box-Atmung, mit dem einzigen Unterschied der zusätzlichen Atemretention.

Im Rahmen meines Trainings habe ich gelernt, dass alle *Pranayama*-Techniken und jegliche Form von bewusster Atmung, selbst Schnellatemübungen, den Geist beruhigen können, solange die Intention klar ist. Interessant finde ich, dass die moderne Wissenschaft bei *Sama Vritti* – und vielen anderen *Pranayama*-Methoden – Zweck und Intention der Konzepte dieser uralten Atemtechniken stützt. Es gibt natürlich dennoch viel Dogmatismus und nicht belegte Behauptungen über den gesundheitlichen Nutzen verschiedener *Pranayama*-Techniken. Um die Wirkung der Übungen, die wir ausführen, zu verstehen, sollten wir in der Lage sein, klar definierbare Grenzen zwischen fernöstlicher Philosophie und westlicher Physiologie zu ziehen, bis beide sich anfühlen, als würden sie dasselbe nur in verschiedenen Sprachen aussagen, und alle Behauptungen durch wissenschaftliche Belege gestützt sind.

Der Zweck von *Sama Vritti* ist es, ein Gefühl der Gelassenheit zu erzeugen, das uns in einen *sattvischen* Zustand versetzt. *Sattva* ist das *Guna* von Harmonie und Balance in Körper, Geist und Seele. Aus westlicher Perspektive beschreiben wir *Sattva* als den körperlichen Zustand der Homöostase, in dem sich alle Systeme im Gleichgewicht befinden. Eine hohe

Herzfrequenzvariabilität (HFV) deutet auf ein gesundes und ausgewogenes autonomes Nervensystem, kardiovaskuläre Gesundheit und die Fähigkeit hin, gut mit Stress umgehen zu können. Eine hohe HFV ist außerdem ein Indikator dafür, dass du energetisch schnell einen oder mehrere Gänge hoch- oder herunterschalten kannst, um aktiver zu sein oder zu ruhen und zu regenerieren. Eine niedrige HFV steht meist in Zusammenhang mit chronischem Stress und schlechter Gesundheit. *Sama Vritti* kann die HFV nachweislich erhöhen. Ist es nicht erstaunlich, dass selbst eine so geringe Veränderung unserer Atmung derart spürbare physiologische Veränderungen verursacht? Eine Atemgewichtung von 5:5 hat, verglichen mit einer Gewichtung von 4:6, in Studien zu einer deutlichen Verbesserung der HFV geführt.[16]

Die Box-Atmung kann die HFV auf gleiche Weise erhöhen. Die wichtigsten physiologischen Effekte von *Sama Vritti* und Box-Atmung sind identisch. Eine Veränderung der Retentionsdauer oder der genauen Methode, mit der die Atemübung ausgeführt wird, verändert ihre physiologische und energetische Wirkung.

Die Dauer von Inhalation und Exhalation anzugleichen sorgt für ein ausgewogenes autonomes Nervensystem. Einfach durch das Anpassen unserer Atmung versetzt es uns in einen Zustand der Bereitschaft, in dem wir unser Nervensystem schnell hoch- oder runterregulieren können. Wir können entweder in einen aktiven Zustand wechseln und eine sympathischere Aktivierung erzeugen, indem wir die Inhalation verlängern und die Exhalation verkürzen. Oder wir wechseln in einen Ruhezustand, indem wir die Exhalation verlängern und die Inhalation verkürzen, was einen parasympathischeren Tonus erzeugt, wie ich weiter vorn im Buch bereits erklärt habe. Wir können aber auch stufenweise zwischen Ruhezustand, Bereitschaft und Aktivität wechseln, indem wir die Dauer unseres Atemzyklus verändern.

Kürzere Atemzyklen sorgen für eine sympathischere Aktivierung und wir fühlen uns energiegeladener, während längere Zyklen zu einem parasympathischeren Tonus führen, mit dem wir uns entspannter fühlen. Unterm Strich wirst du durch *Sama Vritti* ein ausgewogenes autonomes Nervensystem bekommen und in einen *sattvischen* Zustand versetzt werden. Wir können dennoch in eine von beiden Richtungen kippen oder eine Mischung aus Ausgeglichenheit und Enthusiasmus oder Ausgeglichenheit und Entspannung spüren. Ein Verhältnis von 3:3 verleiht beispielsweise viel mehr Energie als eine Gewichtung von 10:10. Je größer diese Kennzahlen sind, umso mehr *Kumbhaka*-Effekte sehen wir außerdem, inklusive aller positiven Auswirkungen von Atemretention.

Am liebsten setze ich *Sama Vritti* ein, indem ich es verlängere oder verkürze, auch wenn dies nicht die traditionelle yogische Anwendung für diese Technik ist. Indem wir die Kennzahlen der Atemgewichtung hoch- oder herunterfahren, können wir die Effekte des Atemtrainings langsam titrieren und unsere Energie damit behutsam erhöhen oder reduzieren. Zum Hochfahren beginnen wir mit einer Gewichtung zwischen 1:1 und 5:5 und erhöhen die Kennzahlen mit jedem Atemzyklus (oder nach einigen wenigen Atemzyklen) um 1, bis wir irgendwann das Maximum erreicht haben und nicht mehr einatmen können. Eine Gewichtung bis 10:10 entspricht einem Einsteigerniveau, 10:10 bis 15:15 ist für Fortgeschrittene und alles über 15:15 für Profis. Übe, deine Atmenzyklen einmal hoch- und wieder herunterzufahren.

Nimm eine gute Köperhaltung ein, die du einfach beibehalten kannst und in der dir das Atmen leichtfällt. Atme einige Durchgänge lang ganz natürlich. Beginne dann mit einer Gewichtung von 5:5 und steigere dich in jedem Durchgang um 1:1, bis du bei 10:10 angelangt bist. Reduziere die Dauer anschließend in Schritten von 1:1, bis du wieder am Anfang ankommst. Atme mit derselben Anstrengung wie bei deiner natürlichen Inhalation 5 Sekunden lang ein und dann 5 Sekunden lang aus. Du kannst eine sanfte *Ujjayi*-Atmung anwenden, um die Dauer der Atmung besser regulieren zu können. Atme 6 Sekunden ein und 6 Sekunden aus, dann 7 Sekunden ein und 7 Sekunden aus. Atme auch tiefer und voller ein, während deine Atemzüge immer länger werden. Das erhöht die Anstrengung. Steigere dich weiter um 1:1, bis du bei 10 Sekunden angelangt bist, und arbeite dich anschließend wieder auf eine Gewichtung von 5:5 herunter. Die Box-Atmung kannst du auf dieselbe Weise hoch- oder herunterfahren.

Schritt für Schritt: Ausführung von *Sama Vritti Pranayama*	
1	Nimm im Stehen oder Sitzen eine gute Körperhaltung für eine konventionelle Atmung ein, mit einer neutral aufgerichteten Wirbelsäule.
2	Atme (4)* Sekunden lang ein und lege danach eine natürliche Pause ein.
3	Atme (4) Sekunden lang aus und lege danach eine natürliche Pause ein.
4	Wiederhole das Ganze (ich empfehle 5 bis 10 Minuten).
* Die Kennzahlen in Klammern kannst du verändern, solange das Verhältnis stets 1:1 bleibt.	

Schritt für Schritt: Ausführung der Box-Atmung	
1	Nimm im Stehen oder Sitzen eine gute Körperhaltung für eine konventionelle Atmung ein, mit einer neutral aufgerichteten Wirbelsäule.
2	Atme (4)* Sekunden lang ein.
3	Halte am Ende der Inhalation den Atem (4) Sekunden lang an.
4	Atme (4) Sekunden lang aus.
5	Halte am Ende der Exhalation den Atem (4) Sekunden lang an.
6	Wiederhole das Ganze (ich empfehle 15 Minuten).
* Die Kennzahlen in Klammern kannst du verändern, solange das Verhältnis stets 1:1 bleibt.	

Effekte von *Sama – Vritti – Pranayama*
Schafft eine Balance des autonomen Nervensystems (reguliert den Blutdruck, die Herzfrequenz, die Atmung und die Verdauung).
Erhöht die HFV (senkt das Risiko von Herz- und Gefäßkrankheiten und Tod, verbessert die kardiovaskuläre Fitness, ist ein Anzeichen für einen guten Gesundheitszustand).
Senkt den chronischen Stresspegel und verbessert die Fähigkeit, mit stressigen Situationen umgehen zu können.
Schafft eine ausgewogene Stimmung und Gefühlswelt.
Unterstützt einen *sattvischen* Zustand (energetisches Gleichgewicht, Harmonie, spirituelles Wachstum).

Die ungleichmäßige Atmung – *Vishama Vritti Pranayama*

Vishama Vritti Pranayama bedeutet »ungleichmäßige Atmung« und bezeichnet ein Atemmuster, bei dem die verschiedenen Bestandteile des Atemzyklus unterschiedlich lang ausgeführt werden. Die durch *Vishama Vritti* möglichen Effekte können stark variieren, weil es physiologische Auswirkungen hat, das Verhältnis von Inhalations- zu Exhalationsdauer zu verändern oder eine längere oder kürzere Atemretention zu ergänzen.

- Gewöhnlich ist die Exhalation doppelt so lang wie die Inhalation, die Gewichtung also 1:2. Das heißt: Dauert das Einatmen 4 Sekunden, wird 8 Sekunden lang ausgeatmet.
- Ergänzen wir *Antara Kumbhaka* (innere Retention), dann dauert diese Retention typischerweise 4-mal so lange wie die Inhalation, während die Exhalation doppelt so lang dauert wie die Inhalation, die Gewichtung lautet also 1:4:2. Dauert das Einatmen also 4 Sekunden, dann dauert die innere Retention 16 Sekunden und das Ausatmen 8 Sekunden.
- Eine komplette *Vishama-Vritti*-Übung umfasst auch *Bahya Kumbhaka* (äußere Retention), das der Dauer der Inhalation entspricht. Die Gewichtung lautet also 1:4:2:1. Dauert das Einatmen 4 Sekunden, dann dauert die innere Retention 16 Sekunden, das Ausatmen 8 Sekunden und die äußere Retention 4 Sekunden.

Dies sind die drei Atemgewichtungen, die im traditionellen *Pranayama* für *Vishama Vritti* am gebräuchlichsten sind, wobei 1:2 am einfachsten ist und 1:4:2:1 am schwierigsten.

Eine Variante habe ich ausgelassen: Dabei überspringen wir *Antara Kumbhaka* und konzentrieren uns auf *Bahya Kumbhaka*. Die Gewichtung sieht dann folgendermaßen aus: 1:2:1, wobei die erste Kennzahl für das Einatmen, die zweite für das Ausatmen und die dritte für die äußere Retention steht. Diese Variante wird kaum praktiziert, allerdings kann es äußerst sinnvoll sein, mit Atemmustern zu arbeiten, deren Fokus auf einer Verlängerung der Exhalation liegt, wie wir später noch entdecken werden.

Beim Üben solcher Gewichtungen kann es den Schwierigkeitsgrad exponentiell erhöhen, wenn die Inhalationsdauer um nur 1 Sekunde verlängert wird. Dauert das Einatmen beispielsweise 6 Sekunden, dann ergibt das die folgenden Kennzahlen 6:24:12:6. Ein Atemzyklus dauert also 48 Sekunden. Erhöhen wir die Inhalationsdauer auf 7 Sekunden (7:28:14:7), erhöht sich die Gesamtdauer des Atemzyklus bereits auf 56 Sekunden. Und erhöhen wir den Ausgangswert der Inhalation um nur 4 auf 10 Sekunden (10:40:20:10), verlängert sich der Atemzyklus auf 1:24 Minute – also fast das Doppelte des Ausgangswerts bei 6 Sekunden Inhalationsdauer! Wie bei allen *Pranayama*-Techniken gilt: Je länger du die Übung ausführst, umso stärker ist ihre Wirkung. Das gilt vor allem für *Vishama Vritti*, weil es sich dabei letztlich um eine *Kumbhaka*-, also Atemretentionsübung handelt. Wenn du *Vishama Vritti* übst und versuchst, die Gewichtung zu finden, die am besten für dich passt, dann führe die Atmung mindestens 10 Minuten lang mit einer bestimmten Gewichtung aus, bevor du die Inhalationsdauer um 1 Sekunde erhöhst.

Die verschiedenen Ansätze von *Vishama Vritti* haben, abhängig von unserer Intention, unterschiedliche physiologische und emotionale Auswirkungen. Wenn wir an der 1:4:2:1-Gewichtung festhalten und diese auf eine Weise üben, die wir problemlos längere Zeit durchhalten können, dann werden wir uns dabei beruhigt, entspannt und meditativ fühlen. Erhöhen wir jedoch die Länge jedes Atemzyklus bis an einen Punkt, an dem die Übung extrem anspruchsvoll, aber trotzdem noch auszuhalten ist, dann wird das Gefühl des Lufthungers schnell immer stärker werden, sodass wir eine entsprechende Reaktion des sympathischen autonomen Nervensystems mental kontrollieren müssen. Diese Art von Training kann bei der Behandlung von Angststörungen und Panikattacken helfen, es kann sie allerdings auch verursachen. Je nachdem, wie gut wir in der Lage sind, das Training zu verkraften, erleben wir entweder eine sympathische Reaktion, die einem Gefühl von Panik ähnelt, oder eine entgegengesetzte Reaktion mit einem parasympathischen Tonus, der von einem erhöhten Kohlendioxidspiegel herrührt und von unserer Fähigkeit, ruhig zu bleiben, während wir dem starken Drang, Luft zu holen, widerstehen.

Die Gewichtung 1:4:2:1 ist prima geeignet, um *Kumbhaka* über eine längere Zeit hinweg zu üben. Wie ich bereits erläutert habe, ist es gut und schön, einen einzelnen Atemzug lange anhalten zu können, doch den größten Effekt sehen wir beim Praktizieren von Atemretentionen über einen langen Zeitraum hinweg. Bei dieser spezifischen Gewichtung verlängern wir die Komponenten der Atmung, die sich am einfachsten verlängern lassen, und verkürzen jene, bei denen uns das am schwersten fällt. Das Verhältnis von Atmung zu Retention beträgt nur 3:5, 1 für die Inhalation plus 2 für die Exhalation und 4 für die innere plus 1 für die äußere Retention. Weil das Ein- und Ausatmen mehr als halb so lange dauert wie das Luftanhalten, können wir diese Übung länger durchhalten, denn wir haben genug Zeit, uns schnell von den Retentionen zu erholen, und schaffen es dennoch, insgesamt weniger zu atmen.

Behalten wir einen so verlängerten Atemzyklus über längere Zeit bei, erhöht das den Kohlendioxidspiegel, stimuliert die Zellatmung und Sauerstoffversorgung der Zellen und senkt Blutdruck und Herzfrequenz. Nach mehreren Durchgängen kontinuierlichen *Vishama Vrittis*, zieht sich die Milz zusammen und stößt mehr rote Blutkörperchen in den Blutkreislauf aus. Dies wiederum erhöht die Menge des Sauerstoff transportierenden Hämoglobins. Dauerhaftes Praktizieren von ungleichmäßiger Atmung führt zudem dazu, dass der Körper mehr rote Blutkörperchen produziert und dadurch die VO_2 max und die sportliche Leistungsfähigkeit verbessert werden. Die Effekte der Übung werden stärker, je höher die Atemkennzahlen sind. Eine Gewichtung von 3:12:6:3 wird vermutlich keinen so großen Bedarf erzeugen, dass die Milz mehr rote Blutkörperchen ausschüttet, vor allem wenn die Übung sich einfach anfühlt. Erhöhen wir die Kennzahlen aber auf ein etwas anspruchsvolleres Niveau, etwa auf 7:28:14:7, sodass ein wenig Lufthunger in uns aufkommt, dann sind die physiologischen Effekte dieser Übung deutlicher spürbar.

Sich bis zu einem solchen Punkt hochzuarbeiten, dauert natürlich. Bei der Wahl der richtigen Gewichtung sollte es nicht darum gehen, die höchstmöglichen Kennzahlen zu erreichen, auch wenn höhere Werte und längere Retentionen eine stärkere Wirkung auf Gesundheit und sportliche Leistungsfähigkeit haben. Versuche stattdessen, eine Gewichtung zu finden, die dich zwar fordert, aber dennoch auszuhalten ist. Das Üben längerer Atemzyklen über größere Zeiträume hinweg erhöht unsere Kohlendioxidtoleranz, sodass wir die Luft länger anhalten können, bevor wir Lufthunger verspüren. Im Rahmen unserer Möglichkeiten praktiziert, stimuliert *Vishama Vritti* einen parasympathischeren Tonus, verstärkt die *tamasische* Energie und bringt uns in einen entspannten, meditativeren Zustand. Diese *Pranayama*-Übung eignet sich gut zur Regeneration nach dem Training oder anderen anstrengenden Tätigkeiten, zum Stärken des Immunsystems und Erholen nach Erkrankungen (bei Atemwegsinfekten kann langes Luftanhalten allerdings schwierig sein).

Wenn wir nur an dieser Standardgewichtung festhalten, limitieren wir die Anwendungsmöglichkeiten unserer Atmung allerdings dramatisch. Mit *Vishama Vritti* können wir die Dauer der einzelnen Atemkomponenten beliebig verändern, sodass sie einen bestimmten Zweck erfüllen. Vieles von dem, was ich hier bereits erläutert habe, hat damit zu tun, welchen Effekt Inhalation und Exhalation auf unser autonomes Nervensystem und unseren energetischen Körper haben und wie Atemretention unseren physiologischen Körper beeinflusst. Indem wir unser Wissen über die Wirkung der verschiedenen Komponenten der Atmung nutzen, können wir die einzelnen Kennzahlen der Atemgewichtung so anpassen, dass sie der Intention unseres Trainings dienen, welche auch immer das sein mag.

Wir sehen das bei Techniken wie der 4-7-8-Atmung, die von Ärzten und Therapeuten eingesetzt wird, um Patienten zu beruhigen, die in hohem Maße unter Stress und Angststörungen leiden. Die Inhalation dauert 4 Sekunden, die innere Retention 7 Sekunden und die Exhalation 8 Sekunden. Immer wenn die Exhalation doppelt so lang dauert wie die Inhalation, wird die Atemtechnik das parasympathische Nervensystem stimulieren und mehr *tamasische* Energie erzeugen. Mithilfe einer zusätzlichen kurzen Atemretention können wir die Atmung noch stärker verlangsamen und den Kohlendioxidspiegel leicht erhöhen, ohne zusätzlichen Stress oder Lufthunger zu spüren, wie es vielleicht bei einer längeren Retention der Fall wäre. Die kürzere Retention ist vor allem dann hilfreich, wenn du das Luftanhalten noch nicht gewohnt bist und bereits an einer Angststörung leidest.

Läge unser Fokus etwa darauf, an unserem *Bahya Kumbhaka* zu arbeiten, könnten wir eine Gewichtung von 1:2:2:4 verwenden. Um *Rajas* und den sympathischen Tonus zu verstärken und mehr Energie zu haben, könnten wir dagegen mit einer Gewichtung von 4:1 arbeiten, bei der die Inhalation also 4-mal länger ist als die Exhalation. Uns stehen viele verschiedene Möglichkeiten zur Verfügung, unsere Atmung einzusetzen, indem wir die Gewichtung der vier Komponenten verändern. Ich werde noch eine Reihe weiterer Beispiele aufzählen, wenn wir in Kapitel 5 tiefer in das Thema der Atemsequenzen eintauchen. Aber allein mit dem Wissen darüber, wie deine Atmung die verschiedenen Körpersysteme beeinflusst, hast du bereits genügend Instrumente, um *Vishama Vritti* so anzupassen, dass es deinen Zwecken dienlich ist.

Schritt für Schritt: Ausführung von *Vishama Vritti Pranayama*	
1	Nimm im Stehen oder Sitzen eine gute Körperhaltung für eine konventionelle Atmung ein, mit einer neutral aufgerichteten Wirbelsäule.
2	Verwende die Gewichtung (1:4:2:1)*.
3	Atme (4) Sekunden lang ein.
4	Halte die innere Atemretention (16) Sekunden lang.
5	Atme (8) Sekunden lang aus.
6	Halte die äußere Atemretention (4) Sekunden lang.
7	Wiederhole das Ganze (ich empfehle 15 Minuten).
* Die Kennzahlen und Gewichtung in Klammern kannst du so verändern, dass sie deiner Intention dienen.	

Effekte von *Vishama Vritti Pranayama**
Erhöht den Kohlendioxidspiegel (erhöht die Sauerstoffsättigung der Zellen, senkt den Blutdruck und die Herzfrequenz, öffnet die Atemwege, senkt den Blut-pH-Wert).
Erhöht die VO_2 max, erhöht durch Kontraktion der Milz und bedarfsgesteuerte Produktion die Menge roter Blutkörperchen im Blutkreislauf.
Erhöht die Kohlendioxidtoleranz (verbessert die Fähigkeit, den Atem länger anzuhalten).
Stimuliert das parasympathische Nervensystem (Ruhe und Regeneration, vermindert die Schmerzwahrnehmung).
Fördert einen *tamasischen* Zustand (Erdung, Tiefenentspannung, guter Schlaf).
* Die Effekte verändern sich in Abhängigkeit von Atemgewichtung und Atemfrequenz.

Das Schädelleuchten – *Kapalabhati Pranayama*

Bei den bis hierhin vorgestellten *Pranayama*-Techniken liegt der Fokus vor allem auf einer Verlangsamung der Atmung und dem Einsatz von Atemretentionen. Die nun folgenden Übungen sind sich untereinander sehr ähnlich, mit nur kleinen Unterschieden, sodass sie oft verwechselt oder fälschlicherweise als andere Techniken bezeichnet werden. Aber jede dieser drei *Pranayama*-Techniken erhöht die Atemfrequenz und löst ganz ähnliche physiologische Effekte aus. Ich werde die erste Technik im Detail vorstellen und anschließend die Unterschiede zu den anderen beiden erklären, der Blasebalg- und der Feueratmung.

Kapalabhati bedeutet »Schädelleuchten« oder »Schädel erleuchtende Atmung«. Es wird im Yoga traditionell zur Reinigung von Geist und Körper und zur Steigerung der Energie eingesetzt. Die schnelle physische Aktivierung des Cores und die Kompression der Viszeralorgane kann einen positiven Effekt auf die Zirkulation der Lymphflüssigkeit haben, die Durchblutung in der Bauchhöhle verbessern sowie helfen, die Bauchorgane zu reinigen. Dies wiederum stärkt das Immunsystem und entgiftet den Körper.

Bei *Kapalabhati Pranayama* wird kraftvoll ausgeatmet und passiv durch die Nase eingeatmet. Am einfachsten übst du diese Technik im Schneidersitz, bei dem die Hüfte höher gelagert ist als die Knie, oder in einer knienden Position. Das erzwungene Ausatmen ähnelt im Ablauf dem Einziehen des Bauchs nach innen und oben beim *Uddiyana Bandha* (Seiten 120/121). Du solltest also eine Position einnehmen, in der du bei dieser Bewegung deinen Bauch kontrollieren kannst, um diese Übung länger durchzuhalten.

Unser normales Atemmuster im Ruhezustand läuft im Bereich des Atemzugvolumens ab, mit einer aktiven Inhalation und einer passiven Exhalation. Wenn wir einatmen, zieht sich das Zwerchfell zusammen und nach unten, um den Raum in der Brusthöhle zu vergrößern und den atmosphärischen Druck in der Brust zu senken. Dadurch dringt Luft von außen in die Lunge und sorgt für einen Druckausgleich. Wenn wir normal ausatmen, entspannt sich das Zwerchfell und zieht sich nach oben zurück, wodurch der Druck in der Brusthöhle steigt und eine passive Exhalation ausgelöst wird, bei der wir die Luft aus unserer Lunge ausstoßen. *Kapalabhati* funktioniert auf umgekehrte Weise: Wir überschreiten beim Ausatmen die Grenze der passiven

Exhalation und gelangen in den Bereich des exspiratorischen Reservevolumens, also den Teil unserer Lunge, den wir nur mit erzwungener Exhalation erreichen können. Die Ausatmung zu erzwingen aktiviert die Core- und Zwischenrippenmuskulatur. Dadurch kontrahiert der Oberkörper und der atmosphärische Druck in der Brust sinkt. Wenn wir uns entspannen, expandiert der Oberkörper automatisch wieder und das Einatmen erfolgt passiv. Wenn wir mit dieser Technik ausatmen, ziehen wir den Bauch immer wieder mit schnellen, kraftvollen Kontraktionen ein, wodurch die Luft schnell aus der Lunge gedrückt wird. Ein häufiger Fehler ist aktives Einatmen nach der erzwungenen Exhalation, denn dabei wird die Lunge stärker gefüllt als nötig.

Eine erzwungene Exhalation mit einer passiven Inhalation bewegt pro Atemzug zwischen 500 und 750 Milliliter Luft, also etwa die Hälfte unseres exspiratorischen Reservevolumens plus einen Teil des Atemzugvolumens. Würden wir aktiv einatmen, könnte das die Luftmenge schnell verdoppeln und dazu führen, dass wir mehr atmen, als wir eigentlich wollen. Passive Inhalation ist ein Atemmuster, das Übung erfordert, weil wir nicht daran gewöhnt sind. Die Blasebalg- und Feueratmung umfassen aktive Inhalation. Warum wir diese Übungsvarianten *Kapalabhati* vielleicht vorziehen sollten, erläutere ich als Nächstes.

Kapalabhati ist eine Schnellatemtechnik, bei der jeder Atemzug nur 1 Sekunde oder weniger andauert. Uns sind Grenzen gesetzt, wie schnell wir diese Übung ausführen, weil wir die passive Inhalation abwarten müssen, die deshalb als nützlicher Regulator für unsere Übungsgeschwindigkeit dient. Lasse es lieber erst einmal langsamer angehen, wenn du mit dem Üben dieser Technik beginnst, mit Atemzyklen, die 1 bis 2 Sekunden lang andauern, sodass du die aktive Exhalation und die passive Inhalation spürst. Du solltest das Geräusch der Exhalation, nicht aber das der Inhalation hören. Sobald dir die Übung problemlos gelingt, beschleunige deine Atmung immer weiter, achte aber stets darauf, dass du die Übung mindestens 1 Minute lang mit korrekter Technik ausführen kannst. Wird man zu schnell, gerät man leicht aus dem richtigen Atemrhythmus. Jeder Atemzug sollte ganz flüssig erfolgen, selbst wenn du den Core bei jeder Exhalation stark kontrahierst.

Kapalabhati Pranayama ist eine sanfte, kontrollierte Hyperventilation. Dabei erleben wir gänzlich andere physiologische Effekte als bei der Atemretention oder Hypoventilation. Weniger zu atmen erhöht beispielsweise den Kohlendioxidspiegel im Blutkreislauf und dadurch den Säuregrad des Bluts. Dies ermöglicht durch den Bohreffekt einen besseren Sauerstofftransport in die Zellen. Wie ich bereits erklärt habe, benötigt Hämoglobin (der Teil der roten Blutkörperchen, der Sauerstoff transportiert) ein leicht saures Milieu, um Sauerstoff in die Zellen abgeben zu können. Ich wiederhole das an dieser Stelle noch einmal, weil in der Fachliteratur zu *Kapalabhati* häufig steht, dass die Technik den Sauerstoffgehalt in Gehirn und Körper erhöht. Dies geht mit dem weitverbreiteten Mythos einher, dass mehr zu atmen gleichbedeutend sei mit mehr Sauerstoff. Wie du aber bereits gelernt hast, sagt die Wissenschaft genau das Gegenteil: Indem du weniger atmest, bringst du mehr Sauerstoff in Hirn und Körper.

Kapalabhati ist eine äußerst milde Form der Hyperventilation, die du lange durchführen kannst, ohne dich dabei schwindlig oder benommen zu fühlen. Das ist normalerweise der Fall, wenn man zu schnell atmet. Weil wir pro Atemzug deutlich weniger Luft bewegen, atmen wir auch nicht so viel Kohlendioxid aus, wie wir es bei gleicher Atemfrequenz, aber tieferen Atemzügen tun würden. Durch das schnellere Atmen stoßen wir aber dennoch Kohlendioxid- und Wasserstoffatome aus. Dies macht unser Blut basischer, verengt die Blutgefäße und Atemwege und stimuliert das sympathische Nervensystem. Das sympathische Nervensystem ist unser Kampf-oder-Flucht- oder Mobilisierungsreflex. Unsere Blutgefäße ziehen sich zusammen und Herzfrequenz und Blutdruck steigen an, wodurch mehr Blut in unsere Extremitäten gepumpt wird, um uns mobiler zu machen. Die oberen Atemwege ziehen sich ebenfalls zusammen, um etwas vom Kohlendioxid einzubehalten, wenn wir schneller atmen, und um den Druck in der Lunge zu erhöhen und mehr Luft in die Lungenbläschen zu bewegen.

Wie bereits erklärt, ist das autonome Nervensystem kein Alles-oder-Nichts-System, vielmehr werden der sympathische und parasympathische Tonus durch den Ausstoß von Adrenalin und Noradrenalin nach Bedarf titriert und können durch die Art, wie wir atmen, kontrolliert werden. *Kapalabhati* ist eine fantastische Übung zum Stimulieren des sympathischen Nervensystems und Erzeugen von mehr *Rajas*-Energie. Dies wiederum schärft unseren Fokus, gibt uns ein Ziel und motiviert, dieses Ziel zu erreichen. Schnelle Atmung beschleunigt unseren Stoffwechsel und verbrennt mehr Kalorien. Die erzwungene Exhalation ist außerdem eine wirksame Methode zum Formen der Körpermitte und Entwickeln einer neuromuskulären Reaktion der Bauchmuskeln, um die Rumpfmuskulatur blitzschnell stabilisieren zu können, was uns im Sport und bei dynamischen Übungen nützen kann.

Das schnelle Atmen beim *Kapalabhati* erzeugt ein leichtes Kohlendioxiddefizit. Unser Drang zu atmen wird durch zwei Faktoren ausgelöst: Der erste Faktor ist ein Sauerstoffmangel, den wir aber nur selten erleben, weil es sehr schwierig ist, unsere SpO_2 zu senken, es sei denn, wir halten die Luft über eine wirklich lange Zeit hinweg an. Der zweite Faktor ist ein hoher Kohlendioxidgehalt im Blut. Es ist also hauptsächlich unser erhöhter Kohlendioxidspiegel, der den Drang in uns auslöst, den nächsten Atemzug zu nehmen. Indem wir schnell atmen, stoßen wir mehr Kohlendioxid aus als üblich, bis wir hypokapnisch werden, unser Kohlendioxidspiegel also sehr niedrig ist. Dieser Kohlendioxidmangel erlaubt es uns, den Atem deutlich länger anzuhalten, während der Kohlendioxidspiegel langsam wieder ansteigt und damit auch der Drang, Luft zu holen, größer wird. Also: *Kapalabhati* erzeugt Hypokapnie, allerdings nicht so stark wie *Bhastrika Pranayama*, weil die Atmung sehr reguliert erfolgt. Dennoch sollten wir uns dessen bewusst sein, wenn wir diese Technik anwenden.

Hinweis: Wegen der kraftvollen Bauchkontraktionen solltest du diese Atemtechnik nicht ausführen, wenn du schwanger bist oder unter Magen-Darm-Beschwerden leidest.

Schritt für Schritt: Ausführung von *Kapalabhati Pranayama*	
1	Knie dich mit einer neutral aufgerichteten Wirbelsäule auf den Boden oder setze dich in den Schneidersitz, die Hüfte ist höher gelagert als die Knie.
2	Entspanne dein Zwerchfell nach einer passiven Exhalation und vor einer normalen Inhalation.
3	Atme kraftvoll durch die Nase aus, indem du deinen Core anspannst und den Bauch in Richtung Wirbelsäule einziehst. Du solltest beim Ausatmen ein »Puff«-Geräusch aus der Nase hören.
4	Entspanne die Bauchmuskulatur für eine passive, unkontrollierte Inhalation durch die Nase. Die Inhalation sollte lautlos erfolgen.
5	Beginne mit einer Frequenz, die du mindestens 1 Minute lang durchhalten kannst. Versuch, alle 1 bis 2 Sekunden auszuatmen.
6	Steigere dich auf eine Frequenz, die du immer noch 1 Minute lang durchhalten kannst, und versuche weiterhin, stark und kraftvoll aus- und passiv einzuatmen. Versuche, alle 0,5 bis 1 Sekunde auszuatmen.
7	Wiederhole die 1 bis 2 Minuten dauernden Atemzüge für mindestens 3 bis 5 Durchgänge. Je nach Intention der Übung kann es sinnvoll sein, danach eine *Kumbhaka*-Übung anzuschließen.

Effekte von *Kapalabhati Pranayama*
Senkt den Kohlendioxidspiegel (verengt die Blutgefäße, erhöht den Blutdruck und die periphere Perfusion, verengt die oberen Atemwege).
Aktiviert das sympathische Nervensystem (Mobilisierungsreaktion, steigert die Energie, beschleunigt den Stoffwechsel, bremst die Verdauungsfunktion, erhöht die Schmerzwahrnehmung).
Kräftigt und formt die Bauch- und Zwischenrippenmuskulatur, erhöht die Bauchmuskelaktivierung und verbessert die Reaktionszeit des Cores.
Erhöht die Alkalinität des Bluts (erhöht vorübergehend die Beweglichkeit der Gelenke).
Der Kohlendioxidmangel ermöglicht eine längere Atemretention.
Verstärkt *Rajas-Guna* (mehr Energie, stärkerer Fokus und Antrieb, seine Ziele zu erreichen).
Stimuliert die Viszeralorgane (unterstützt die Lymphzirkulation und Entgiftung).

Die Blasebalgatmung – *Bhastrika Pranayama*

Bhastrika bedeutet »Blasebalg« auf Sanskrit und beschreibt das dynamische Füllen und Leeren der Lunge, wie bei einem Schmied, der mithilfe eines Blasebalgs sein Feuer anfacht. *Bhastrika* ähnelt *Kapalabhati*, nur dass hier Inhalation und Exhalation erzwungen erfolgen. Stelle dir dazu einfach vor, wie mit einem Blasebalg Luft in deine Lunge hineingepumpt und wieder herausgezogen wird. Diese Atemtechnik wird traditionell genutzt, um unser inneres *Agni* (das Feuer der Verdauung) zu entfachen und uns einen Energieschub zu verleihen. Durch Erhöhen des Blut-pH-Werts wird der Appetit angeregt und, wenn darauf eine Atemretention folgt, die Entgiftung und Ausscheidung unterstützt. *Bhastrika* erzeugt viel *Rajas*-Energie. Ähnlich wie

Rajas ist diese wirkungsvolle Technik aber schnell erschöpft. Wir müssen sie daher ganz bewusst und akzentuiert einsetzen.

Energetisch konzentriert sich *Bhastrika* um das dritte Hauptchakra im Bereich des Nabels herum, das für Selbstvertrauen, Willensstärke und Zielstrebigkeit steht. Die meisten dieser Eigenschaften sorgen für ein positives Selbstbild, das wiederum ein gesundes soziales Miteinander fördert. Gibt es in diesem Bereich ein Ungleichgewicht oder eine Dysfunktion, sind wir introvertiert, unsicher und unsozial. Normalerweise sind solche repressiven Gefühle Anzeichen eines chronisch überstimulierten dorsalen Vagalkomplexes, der für die Schockstarrereaktion verantwortlich ist. *Bhastrika* ist ein wirkungsvolles Instrument, um den dorsalen Vagaltonus zu unterdrücken und uns mobil zu machen, indem es das Nervensystem im Gleichgewicht hält oder uns einen Energieschub verleiht, wenn wir uns in einem Tief oder ausgeglichenen Zustand befinden.

Um *Bhastrika* zu üben, beginnen wir in derselben sitzenden Position wie bei *Kapalabhati*, sodass wir problemlos unseren Bauch weiten und einziehen können. Bei *Bhastrika* bewegen wir etwa 1000 bis 1500 Milliliter Luft pro Atemzug, je nach Kraft der Atemzüge. Das ist das 2- bis 3-Fache dessen, was wir normalerweise veratmen würden. Jeder Atemzug erfolgt stark überbetont und wird durch Zwerchfell und Bauchmuskulatur kontrolliert. Strecke deinen Bauch beim Einatmen kraftvoll heraus und fülle dabei einen Teil deiner Lunge. Hole tiefer Luft als bei einem normalen Atemzug, aber nicht so tief wie bei einer vollständigen Inhalation. Ziehe den Bauch dann beim Ausatmen in Richtung Wirbelsäule ein und leere ihn komplett, wie bei der erzwungenen Exhalation der *Kapalabhati*-Technik. Bei Inhalation und Exhalation sollte die Luft hörbar durch die Nasenlöcher strömen, beide Komponenten sollten sich außerdem in Dauer und Intensität gleichen und so flüssig wie möglich erfolgen, während du mit dem Bauch kontinuierlich weiterpumpst. Die Geschwindigkeit dieser Atemtechnik kann je nach deinem Fokus und deiner Intention variieren. Eine langsamere Atmung führt normalerweise zu tieferen Atemzügen und bewussteren Kontraktionen des Cores. Eine schnellere Atmung sorgt für einen höheren Kohlendioxidausstoß, erfordert aber auch mehr Übung und Koordination, damit die Atemzüge gleichmäßig und flüssig erfolgen. Die typische Frequenz bei *Bhastrika* ist 1 bis 2 Atemzüge pro Sekunde.

Bhastrika Pranayama ist die anstrengendste dieser drei Schnellatemübungen und dadurch am schwersten durchzuhalten. Mit dieser Atemtechnik können wir blitzschnell das sympathische Nervensystem stimulieren, um unser Energieniveau zu steigern, unseren Stoffwechsel und Appetit anzuregen und uns selbst in Bewegung zu bringen.

Die Kontraktionen des Cores kräftigen und formen den Bauch, die schnellen, erzwungenen Atemzüge stärken das Zwerchfell und die Bewegung des Bauchs stimuliert die Unterleibsorgane. Die Aktivierung des sympathischen Nervensystems unterdrückt allerdings die gastrische Beweglichkeit und verstärkt den Darmtonus. Traditionell folgt auf diese Übung eine Atemretention. Wenn wir den Atem anhalten, nachdem wir die Unterleibsorgane mit *Bhastrika* angeregt haben, steigt die Kohlendioxidkonzentration im Blut wieder. Dies unterdrückt das sympathische Nervensystem, aktiviert das parasympathische Nervensystem, regt die Verdauung an und senkt den Darmtonus, um die Ausscheidung zu unterstützen. Einer der Vorteile von *Bhastrika* – und einer der Hauptgründe, warum ich diese Atemtechnik überhaupt anwende – ist, dass man so schnell große Mengen Kohlendioxid ausstoßen und ein kohlendioxidarmes Milieu erzeugen kann.

Wie schon im vorherigen Abschnitt zu *Kapalabhati* erläutert: Je hypokapnischer wir sind, umso länger können wir den Atem anhalten, bevor wir den Drang verspüren, Luft holen zu müssen. Weil es etwas dauert, bis der Kohlendioxidspiegel beim Luftanhalten wieder ansteigt, nutzen wir mehr vom Sauerstoff in unserem Blut und das SpO_2-Niveau sinkt. Weniger Sauerstoff im Blut erzeugt einen größeren Bedarf an roten Blutkörperchen und regt deshalb deren Produktion an, ähnlich dem bereits erläuterten Effekt von Höhentraining (Seiten 43/44).

Hinweis: Aufgrund der kraftvollen Bauchkontraktionen solltest du diese Atemtechnik nicht ausführen, wenn du schwanger bist oder unter Magen-Darm-Beschwerden leidest.

Schritt für Schritt: Ausführung von *Bhastrika Pranayama*	
1	Knie dich mit neutral aufgerichteter Wirbelsäule auf den Boden oder setze dich in den Schneidersitz, die Hüfte ist höher gelagert als die Knie.
2	Atme kraftvoll durch die Nase ein und strecke den Bauch dabei heraus.
3	Atme kraftvoll durch die Nase aus, indem du den Core anspannst und den Bauch in Richtung Wirbelsäule einziehst.
4	Inhalation und Exhalation sollten gleichmäßig, flüssig und hörbar erfolgen.
5	Absolviere mindestens 3 bis 5 Durchgänge der 1 bis 2 Minuten dauernden Atemzyklen. Je nach Intention der Übung kann es sinnvoll sein, danach eine *Kumbhaka*-Übung anzuschließen.

Effekte von *Bhastrika Pranayama*
Senkt den Kohlendioxidspiegel (verengt die Blutgefäße, erhöht den Blutdruck und die periphere Perfusion, verengt die oberen Atemwege).
Aktiviert das sympathische Nervensystem (Mobilisierungsreaktion, verleiht Energie, beschleunigt den Stoffwechsel, bremst die Verdauungsfunktion, erhöht die Schmerzwahrnehmung).
Kräftigt und formt die Bauch- und Zwischenrippenmuskulatur, erhöht die Bauchmuskelaktivierung und verbessert die Reaktionszeit des Cores.
Erhöht die Alkalinität des Bluts (regt den Appetit an).
Der Kohlendioxidmangel ermöglicht eine längere Atemretention.
Verstärkt *Rajas-Guna* (mehr Energie, besserer Fokus und Antrieb, seine Ziele zu erreichen).
Stimuliert die Viszeralorgane (steigert die Lymphzirkulation und Entgiftung).
Fördert die Verdauung und Ausscheidung bei anschließender Atemretention.

Die Feueratmung – *Agni Pran Pranayama*

Die Feueratmung ist eine grundlegende *Pranayama*-Technik aus dem Kundaliniyoga und ein ganz fundamentaler Bestandteil vieler verschiedener Kundalini-*Kriyas* (Übungen). Yogi Bhajan, der das Kundaliniyoga im Westen bekannt machte, riet seinen Schülern, die Feueratmung so lange zu üben, bis sie diese 31 Minuten am Stück ausführen konnten, um damit Karma und Krankheiten wegzubrennen und von vielen weiteren gesundheitlichen Vorteilen zu profitieren. In der Regel wird die Feueratmung aber nur in Form von 1- bis 3-minütigen Durchgängen geübt.

Bhastrika und *Kapalabhati* werden fälschlicherweise oft ebenfalls als Feueratmung bezeichnet, obwohl dabei andere Techniken Anwendung finden. Die Hauptunterschiede zur Feueratmung sind die Atemmethode, die Atemgeschwindigkeit und die Luftmenge, die bei jedem Atemzug bewegt wird. Inhalation und Exhalation erfolgen ebenfalls aktiv, aber sanfter und weniger gezwungen. Es gibt keine intensive Kontraktion des Cores, wie wir sie von *Bhastrika* und *Kapalabhati* kennen, stattdessen konzentriert sich die größte Atemanstrengung auf den Bereich zwischen Bauch und Solarplexus. Die Atmung ist gleichmäßig und flach, bei etwa 2 bis 3 Atemzügen pro Sekunde. Es sollte sich anfühlen, als würdest du die Luft aus den oberen Atemwegen herausbewegen und nicht tief aus der Lunge. Die Kraft der Atmung kommt aus der Bewegung des Zwerchfells und der Zwischenrippenmuskeln und weniger aus der Bauchmuskulatur. Der Bauch bleibt während der Übung entspannt und weich. Jeder Atemzug sollte in etwa die gleiche Menge Luft oder sogar etwas weniger bewegen als bei der normalen Atmung, also um die 500 Milliliter. Inhalation und Exhalation erfolgen gleichmäßig, flüssig und hörbar durch die Nase. Weil der Fokus nicht auf der kraftvollen Kontraktion des Cores liegt, verfallen viele, die mit dieser Übung beginnen, in die paradoxe Atmung, ziehen den Bauch also beim Einatmen ein und strecken ihn beim Ausatmen heraus. Bei der Feueratmung wollen wir eine gesunde Art zu atmen beibehalten, bei der sich während der Inhalation die Rippen ohne Bewegung der Schultern oder des Schlüsselbeins heben und der Bauch weitet, wie es bei unserer regulären Atmung der Fall ist. Der Bauch sollte ein wenig ausgedehnt werden, da er der Bewegung der Brust folgt.

Wie die anderen schnelleren Atemübungen stimuliert auch die Feueratmung das sympathische Nervensystem, steigert die *Rajas*-Energie und senkt den Kohlendioxidspiegel im

Blut. Wir erleben bei dieser Atemtechnik deshalb größtenteils dieselben energetischen und physiologischen Effekte wie bei *Kapalabhati* und *Bhastrika*. Die Feueratmung ist grundsätzlich schneller als die anderen beiden und lässt sich länger beibehalten, weil sie weniger Anstrengung erfordert. Wir können die Feueratmung also im Allgemeinen länger ausführen und dadurch einen sympathischeren Tonus erzeugen, die Ausdauer verbessern und die Muskulatur der oberen Atemwege kräftigen. Die Atemtechnik bewegt zudem eine Menge physischer und emotionaler Energie durch den Körper, was zu massiven Gefühlsausbrüchen führen kann. Einige Therapeuten verwenden Atemübungen wie diese in der Arbeit mit ihren Patienten, um emotionale Durchbrüche zu stimulieren.

Bei jeder Atemtechnik, deren Fokus auf schneller Atmung liegt, veratmen wir irgendwann große Mengen Kohlendioxid und spüren hypokapnische Effekte wie eine schnellere Herzfrequenz, Benommenheit oder Schwindel, wenn wir sie nur lang genug ausführen. Überatmung kann dazu führen, dass der Kalziumspiegel im Blut sinkt und dadurch ein Kribbeln oder Taubheit in Händen, Füßen, Gesicht und Bauch auftritt. Sogar Karpopedalspasmen können ausgelöst werden, Hände und Füße also krampfen. Diese Effekte sind harmlos und verschwinden wieder, sobald wir zu einem normalen Atemrhythmus zurückkehren oder ein paarmal die Luft anhalten, damit der Kohlendioxidspiegel in unserem Körper wieder ansteigt.

Bei Menschen, die in der Vergangenheit an Angsterkrankungen und Panikstörungen gelitten haben, kann jegliche Form von Schnellatmung Panikattacken auslösen. Panikattacken führen häufig zu Schnellatmung, die als Bewältigungsmechanismus dient, um mit Furcht und Angststörungen umzugehen. Die Atemfrequenz zu erhöhen ist eine natürliche Reaktion auf den Kampf-oder-Flucht-Reflex des sympathischen Nervensystems. Wenn wir aber bei einer Panikattacke zu hyperventilieren beginnen, dann können die Auswirkungen der Überatmung die Situation drastisch verschlimmern. Während der Attacke kann das Gefühl entstehen, wir würden nicht genug Luft bekommen, weshalb wir noch schneller atmen, wodurch uns schwindelig wird und wir benommen, verwirrt und noch verängstigter werden. Wer so etwas einige Male erlebt hat, wird beim Ausführen von Schnellatemübungen die Anzeichen einer drohenden Panikattacke erkennen.

Feueratmung, *Bhastrika* und *Kapalabhati* sind vergleichsweise milde Übungen, die nur selten Panikattacken auslösen. Eben weil sie so sanft und kontrolliert ablaufen, ermöglichen sie es Menschen mit Angststörungen und häufigen Panikattacken sogar zu lernen, ihre Ängste zu kontrollieren. Weil sie die Atemübung aus einem ruhigen und entspannten Zustand heraus beginnen, ihre Intensität kontrollieren und die Atmung, wenn nötig, stoppen können, lernen sie, ihre Atmung zu kontrollieren, wenn eine echte Panikattacke auftreten sollte, und können einen solchen Angstschub in einigen Fällen sogar gänzlich verhindern.

Je schneller und tiefer geatmet wird, umso größer ist die Wahrscheinlichkeit einer Panikattacke. Ich werde später noch einige Hyperventilationstechniken mit offenem Mund vorstellen, die bei Menschen mit einer entsprechenden Prädisposition mit hoher Wahrscheinlichkeit Panikattacken auslösen. Zu dieser von Wim Hof gelehrten Atemtechnik wurden viele wissenschaftliche Studien durchgeführt. Diese Schnellatmung, gefolgt von einer langen *Kumbhaka*-Retention, kann Menschen mit Panikattacken, Depressionen und anderen Verhaltensstörungen nachweislich spürbar helfen.

Schritt für Schritt: Ausführung von *Agni Pran Pranayama*	
1	Beginne in einer bequemen Position, auf den Knien oder im Sitzen.
2	Atme schnell durch die Nase ein und aus, 2 bis 3 Atemzüge pro Sekunde.
3	Die Kraft der Atmung sollte aus dem Solarplexus und dem oberen Bauchraum kommen.
4	Lasse den Bauch locker und entspannt.
5	Die Atmung sollte rhythmisch und kontinuierlich erfolgen, mit gleichlanger Inhalation und Exhalation.
6	Fahre so 1 bis 3 Minuten lang fort und absolviere 3 bis 5 Runden.
Je nach Intention der Übung kann es sinnvoll sein, danach eine *Kumbhaka*-Übung anzuschließen (Seiten 113–116).	

Effekte von *Agni Pran Pranayama*
Senkt den Kohlendioxidspiegel (verengt die Blutgefäße, erhöht den Blutdruck und die periphere Perfusion, verengt die oberen Atemwege).
Aktiviert das sympathische Nervensystem (Mobilisierungsreaktion, verleiht Energie, beschleunigt den Stoffwechsel, bremst die Verdauungsfunktion, erhöht die Schmerzwahrnehmung).
Erhöht die Alkalinität des Bluts (regt den Appetit an).
Der Kohlendioxidmangel ermöglicht eine längere Atemretention.
Verstärkt *Rajas-Guna* (mehr Energie, besserer Fokus und Antrieb, seine Ziele zu erreichen).
Verbessert die Stimmungslage und den Gemütszustand.

Die Wechselatmung – *Nadi Shodhana Pranayama*

Nadi Shodhana ist eine reinigende Atemtechnik, die eingesetzt wird, um die *Ida* und *Pingala Nadis* oder die feinen Energieströme von Geist und Körper auszubalancieren. *Shodana* ist der Sanskritbegriff für »Reinigung« und *Nadi* beschreibt, wie bereits erläutert, die *Prana*-Kanäle, die durch den gesamten Körper führen.

Bei dieser Methode nutzen wir die wechselnde Nasenlochatmung und *Mudras*, um *Prana* zirkulieren zu lassen, energetische Blockaden zu lösen und bei jedem noch so feinen körperlichen Ungleichgewicht wieder Harmonie herzustellen. Diese zu regulierenden Ungleichgewichte können emotionaler, physischer und spiritueller Natur sein. Hauptzweck dieser Übung ist es, uns wieder in einen *sattvischen* Zustand zu versetzen. Die Intention durch Atmung und Berührung immer wieder zu wechseln kann helfen, eine Balance zwischen linker und rechter Gehirnhälfte herzustellen. Befinden sich beide Gehirnhälften im Gleichgewicht, können verschiedene Aspekte des Geists, wie Intuition und Intelligenz, zusammenarbeiten, sodass wir Dinge weniger subjektiv betrachten und die Realität präziser wahrnehmen.

Spirituell vermag die Übung uns gleichzeitig zu erden und unseren Bewusstseinszustand zu erweitern. Weil wir uns tief verwurzelt fühlen, können wir unser Bewusstsein stärken und über die Grenzen der Wahrnehmung hinauswachsen, ohne den Kontakt zur Wirklichkeit zu verlieren. Stelle dir das ähnlich vor wie die ausgleichenden Aspekte der Eigenschaften von *Udana Vayu* und *Apana Vayu*, bei denen wir in unserer Selbstwahrnehmung geerdet sind, ohne dabei an unsere Identität gebunden zu sein, und uns unserer vernetzten Natur bewusst werden, ohne uns im Rahmen dieses Prozesses selbst zu verlieren. Emotional kann diese Atemübung Gefühle von Angst, Furcht, Aufregung und Unruhe lindern oder uns helfen, einen Weg heraus aus Lethargie, Unzufriedenheit und Niedergeschlagenheit zu finden. Welche Werkzeuge wir auch zur Kontrolle unserer Emotionen verwenden, es bleiben stets Werkzeuge. Damit diese uns etwas nützen, benötigen wir einen passenden Zweck und müssen sie auf eine Weise einsetzen, die unserer Intention entspricht.

Emotionen entstehen, wenn wir wahrnehmen, wie die Welt und unser Platz darin aussehen, wie wir uns von anderen Menschen behandelt fühlen, was wir über uns selbst denken und wie wir uns mit anderen Menschen vergleichen. Im Grunde erleben wir alles, was wir wissen oder erfahren, als Emotionen. All unsere Erinnerungen sind emotional. Selbst wenn wir einer bestimmten Erfahrung gleichgültig gegenüberstehen, erinnern wir diesen Moment apathisch – und auch Apathie ist eine Emotion. Um zu verändern, wie wir uns in einer Situation fühlen – ob nervös, übermäßig erfreut, unglücklich, einsam oder was auch immer –, müssen wir deshalb ändern, wie wir diese Situation und uns als Teil dieser Situation wahrnehmen.

Wenn Glücklichsein aber so einfach wäre, dass man sich einfach nur bewusst dafür entscheiden müsste, dann nähme nicht einer von sechs Menschen in den USA Antidepressiva ein und niemand würde mehr an Depressionen leiden. Wir können nicht einfach einen Schalter in unserem Kopf umlegen, um nicht mehr verängstigt oder traurig zu sein (zumindest können dies die meisten Menschen nicht), weil wir keine direkte Kontrolle über unseren Verstand besitzen. Wir üben bestenfalls indirekt Kontrolle aus. Wir können unseren Geist darauf konditionieren, in bestimmter Weise auf eine neue Situation zu reagieren. Wir können üben, Präferenzen und Zustände loszulassen, von denen wir glauben, dass wir sie zum Glücklichsein benötigen. Wir können ungesunde Beziehungen zu uns selbst und anderen reparieren. Wir können Meditationsübungen, wie *Vipassana*, ausführen, die uns helfen, die höchste Wahrheit und die Realität der Existenz zu verstehen. Und wir können unseren Atem und unsere Intention nutzen, um unsere Emotionen zu führen, unser Nervensystem zu regulieren und unsere physiologische Chemie zu verändern. Weil unsere Emotionen nichts anderes als chemische Verbindungen sind, die wir als Gefühle erleben, und unsere Atmung diese chemischen Verbindungen verändern kann, ist sie eines der effektivsten Instrumente zur Regulierung unseres emotionalen Wohlbefindens.

Nadi Shodhana besitzt vier wirkmächtige Komponenten, weshalb es ein extrem nützliches Werkzeug ist, um Balance in Geist und Körper herzustellen und den Geist in einen reinen, harmonischen Zustand zurückzuführen. Diese vier Komponenten sind:

- der Atem
- unsere Intention
- *Mudras*
- Visualisierung

Die *Mudras* und Visualisierung sind eigentlich nur Hilfsmittel zum Führen der Intention. Die Intention bei dieser Übung sollte eine persönliche sein, nicht die allgemeine Intention, Geist und Körper zu reinigen oder auszubalancieren – auch wenn daran natürlich nichts Falsches ist. Wenn wir uns eine Intention setzen, dann sollten wir uns einen Moment Zeit nehmen, um in uns hineinzuhorchen, die natürliche Atmung zu spüren und unsere Emotionen und jegliches Ungleichgewicht, das uns vielleicht auffällt, zu registrieren. Sobald wir unseren gegenwärtigen Zustand erkannt haben, können wir eine Intention setzen, um auf die Wahrnehmung der Emotion hinzuarbeiten, die in uns ein Gefühl von Harmonie und Gleichgewicht erzeugt. Wir sollten uns stärker auf das energetische Gefühl oder die Emotion konzentrieren als auf Worte oder Gedanken, weil Emotionen nicht immer rational sind und zu verkopfte Gedanken uns nicht sonderlich weiterhelfen.

Sobald wir unsere Intention gesetzt haben, wählen wir *Mudras*, die zu dieser Intention passen, und nutzen sie als Werkzeug, um die Intention während der Übung zu manifestieren und uns darauf zu fokussieren. Bei dieser Atemübung werden traditionell zwei bestimmte *Mudras* verwendet, wenn du aber eine andere nutzen möchtest, die deine Intention leitet, dann ist das völlig in Ordnung.

- Die linke Hand zeigt *Jnana Mudra*, die *Mudra* von Wissen und Weisheit. *Jnana Mudra* wird auch beim Meditieren häufig eingesetzt. Um diese *Mudra* zu halten, berührst du mit der Spitze des Zeigefingers die Daumenwurzel und formst mit beiden Fingern einen kleinen Kreis. Die übrigen drei Finger streckst du aus. Alternativ kannst du auch die Spitzen von Daumen und Zeigefinger zusammenführen, so als würdest du das Okay-Zeichen machen. Der Daumen steht für das universelle Bewusstsein und der Zeigefinger für das individuelle Selbst, die Seele oder das Ego. Ein Zusammenführen der beiden repräsentiert die Verbindung oder Einheit mit der höchsten Wirklichkeit. Die anderen drei Finger stehen für die Eigenschaften der *Gunas Sattva*, *Rajas* und *Tamas*. Die Philosophie zu dieser *Mudra* besagt, dass wir durch das Transzendieren der physischen Energien der Natur die absolute Wirklichkeit erreichen können.
- Die rechte Hand zeigt *Vishnu Mudra*, die *Mudra* des universellen Gleichgewichts. Vishnu ist die hinduistische Gottheit, die für Schutz und Erhalt der Menschheit verantwortlich ist und das Universum im Gleichgewicht hält. Um diese *Mudra* zu halten, drückst du Zeige- und Mittelfinger gegen die Handfläche und streckst die übrigen drei Finger aus.

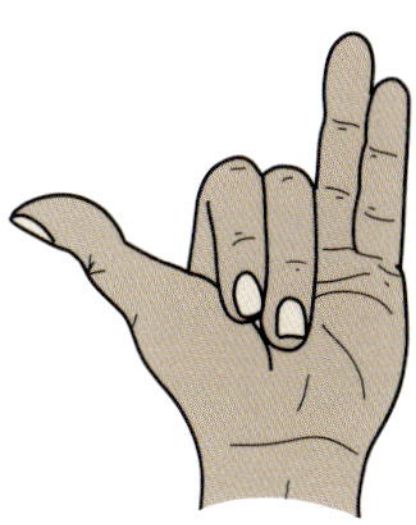

Vishnu Mudra
Universelles Gleichgewicht

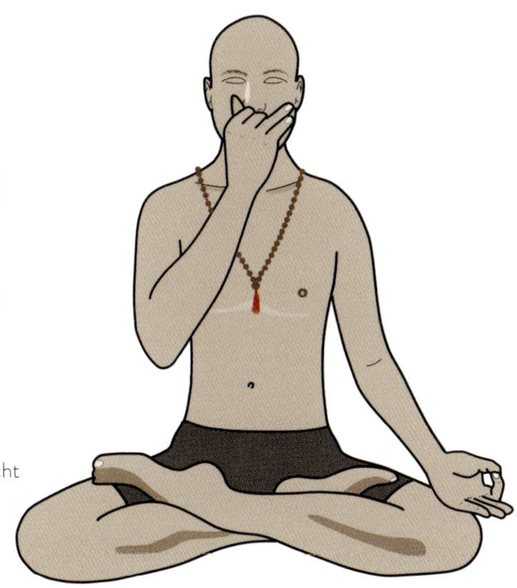

Nadi Shodhana
Wechselnde Nasenlochatmung

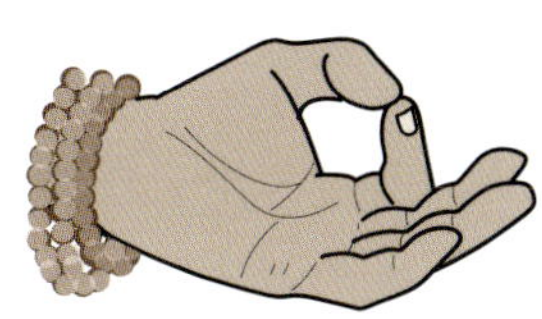

Jnana Mudra
Wissen und Weisheit

Beginne im Sitzen und lasse deine linke Hand in *Jnana Mudra* auf dem linken Knie ruhen, um *Nadi Shodhana* anzuwenden. Bringe deine rechte Hand in *Vishnu Mudra* und verschließe dein rechtes Nasenloch sanft mit dem rechten Daumen. Alternativ kannst du Zeige- und Mittelfinger auf deiner Stirn ablegen und dir mit Daumen und Ringfinger abwechselnd die Nasenlöcher zuhalten. *Nadi Shodhana* wurde traditionell stets mit der rechten Hand ausgeführt, weil dies die Hand war, mit der man das Gesicht berührte. In Indien wurde die linke Hand genutzt, um sich nach dem Toilettengang zu säubern. Sich damit ins Gesicht zu fassen galt als unsauber. Heutzutage spielt es meiner Meinung nach aber keine Rolle mehr, mit welcher Hand wir diese Übung ausführen. Die meisten Menschen wischen sich mit ihrer starken Hand ab, was überwiegend die rechte ist. Hoffen wir also, dass sich alle nach Verrichten ihres Geschäfts gründlich die Hände waschen.

Bei *Nadi Shodhana* strömt die Luft abwechselnd durch das rechte und linke Nasenloch. Atme durch das linke Nasenloch ein, weil links die *Ida*-Seite ist, die für Aufnahmefähigkeit steht. Schließe am Ende des Atemzugs mit dem Ringfinger das linke Nasenloch und öffne das rechte, durch das du anschließend ausatmest. Im nächsten Durchgang atmest du erst durch die rechte Seite ein, dann durch die linke Seite aus. Wechsle bei jedem Atemzug zwischen den beiden Nasenlöchern hin und her: Atme rechts ein und links aus, dann wieder links ein und rechts aus und so weiter. Der Nasenzyklus (Seite 28) und überschüssiger Schleim können diesen Wechsel mitunter erschweren. Drücke die Nasenlöcher beim Schließen nicht zu stark zu.

Du bewegst dabei nicht nur Atemluft, sondern auch Energie, geführt durch deine Intention beim Atmen. Die meisten Yogalehrer vermitteln *Nadi Shodhana* nicht gemeinsam mit Visualisierungen, ich dagegen finde die bildhafte Vorstellung, dass *Prana* bei jedem Atemzug die *Ida* und *Pingali Nadis* auf- und abfließt, sehr hilfreich, um mithilfe von Intention ein Gleichgewicht zu erzeugen. Das linke und rechte Nasenloch zu berühren sorgt außerdem für Sinneseindrücke und Bewusstsein in beiden Hirnhälften. Kraft, Tiefe und Frequenz unserer Atmung in *Nadi Shodhana* können sich, abhängig von unserer Intention, verändern. Die Atmung kann ganz natürlich fließen und sich an unserem Atemzugvolumen im Ruhezustand orientieren. Oder wir können die Übung durch *Ujjayi* (Seiten 127–134) und *Kumbhaka* (Seiten 113–116) ergänzen. Eine Veränderung der Atemeigenschaften kann die energetischen und physiologischen Vorteile, die wir durch diese Übung erleben, signifikant beeinflussen. Beim Praktizieren von *Nadi Shodhana* müssen wir jene Art der Atmung wählen, die zu unserer Intention passt. *Nadi Shodhana* hilft uns, ganz natürlich zu regulieren, wie viel Luft wir bewegen können, weil wir immer nur durch ein Nasenloch ein- und ausatmen und die Luftmenge, die wir aufnehmen, somit praktisch halbieren. Die Feueratmung mit *Nadi Shodhana* zu kombinieren kann also deine *Rajas*-Energie verstärken und das sympathische Nervensystem stimulieren, während gleichzeitig dein Kohlendioxidausstoß limitiert wird. Diese Atemübung ist ein wirkungsvolles Instrument, um den Resetknopf zu drücken und eine Balance in Geist und Körper wiederherzustellen. Die Tatsache, dass sie sich mit praktisch jeder anderen *Pranayama*-Übung kombinieren lässt, eröffnet uns unendliche Möglichkeiten, einen neuen Zustand des Wohlbefindens herbeizuführen.

Schritt für Schritt: Ausführung von *Nadi Shodhana Pranayama*	
1	Setze dich mit natürlich aufgerichteter Wirbelsäule auf einen Stuhl, auf deine Knie, oder in den Schneidersitz, wobei die Hüfte höher gelagert ist als die Knie.
2	Lege die Rückseite deiner linken Hand in *Jnana Mudra* auf dein linkes Bein oder in deinen Schoß.
3	Schließe, mit der rechten Hand in *Vishna Mudra* oder 2 Fingern an der Stirn, mit dem Daumen sanft dein rechtes Nasenloch.
4	Atme durch das linke Nasenloch ein.
5	Öffne das rechte Nasenloch und verschließe das linke.
6	Atme durch das rechte Nasenloch aus.
7	Wiederhole den Zyklus. Atme diesmal durch das rechte Nasenloch ein und durch das linke aus, indem du weiter im Wechsel immer ein Nasenloch verschließt.
8	Stelle dir vor, wie die Energie auf der linken Seite deiner Wirbelsäule – das *Ida Nadi* – hinaufwandert, während du durch das linke Nasenloch einatmest. Stelle dir beim anschließenden Ausatmen vor, wie die Energie auf der rechten Seite deiner Wirbelsäule – das *Pingala Nadi* – wieder hinabwandert.
9	Im Laufe der gesamten Übung kannst du visualisieren, wie der Zentralkanal *Sushumna* sich langsam füllt, während du ein Gleichgewicht zwischen *Ida* und *Pingala Nadi* herstellst.
10	Wiederhole den Zyklus – links ein, rechts aus, rechts ein, links aus – für 5 bis 10 Minuten oder, wenn du magst, auch länger.

Effekte von *Nadi Shodhana Pranayama*
Gleicht unser emotionales Wohlbefinden aus.
Reinigt *Ida* und *Pingala Nadi*.
Stellt ein Gleichgewicht zwischen linker und rechter Hemisphäre des Gehirns her.
Reguliert das autonome Nervensystem und hält es in Balance.
Fördert einen *sattvischen* Zustand (energetisches Gleichgewicht, Harmonie, spirituelles Wachstum).
Reguliert die Luftmenge, die wir pro Atemzug bewegen können.

Die unterbrochene Atmung – *Viloma Pranayama*

Viloma Pranayama ist eine Atemübung, bei der die Atemzyklen durch *Kumbhaka*-Phasen unterbrochen werden. *Viloma* bedeutet auf Sanskrit so viel wie »gegen den Strich«, so als würde man einen Hund oder eine Katze in die falsche Richtung streicheln. Wie der Name vermuten lässt, bewegt sich die Atemluft dabei entgegen ihrer natürlichen Richtung, weil der Luftstrom unterbrochen wird. Es gibt drei Varianten von *Viloma Pranayama*:

- *Viloma* 1: Unterbrechung der Inhalation
- *Viloma* 2: Unterbrechung der Exhalation
- *Viloma* 3: Unterbrechung von Inhalation und Exhalation

Im Großen und Ganzen bieten die *Viloma-Pranayama*-Übungen uns viele der Vorteile anderer Atemretentionstechniken. Jede Variante besitzt allerdings auch ihre ganz eigenen speziellen

Effekte, je nachdem, welcher Teil des Atemzyklus unterbrochen wird und welche Auswirkungen auf das autonome Nervensystem damit zusammenhängen.

Viloma 1

Viloma 1 pausiert die Inhalation, lässt die Exhalation aber ununterbrochen ablaufen. Von den drei genannten Varianten ist diese für die meisten Menschen die am einfachsten auszuführende. Die Retentionen folgen auf die drei Teile von *Dirgha Svasam* (Seiten 123–127) – die erste Retention nach dem Weiten des Bauchs, die zweite nach dem Weiten der mittleren Brust und die dritte nach dem Füllen des oberen Brustraums. Wir können eine Vielzahl von Techniken nutzen, um die Pausen zu setzen. Bei allen *Viloma*-Techniken beginnt und endet der Atemzyklus mit einer vollständigen Exhalation des endexspiratorischen Lungenvolumens und jeder Atemzug sollte die komplette Vitalkapazität ausfüllen. Mit anderen Worten: Wir sollten versuchen, die Lunge während der dreigeteilten vollen Yogaatmung vollständig zu füllen und während einer erzwungenen Exhalation so weit wie möglich zu leeren.

In *Viloma* 1 ist die Dauer jedes der drei Teile der Inhalation intuitiv, genauso wie die Dauer jeder Retention. Die Exhalation kann passiv oder verlangsamt erfolgen. Die andere Methode ist, ein Atemmuster mit Gewichtung der einzelnen Komponenten zu verwenden. Die gebräuchlichste Gewichtung, die bei *Viloma Pranayama* gelehrt wird, ist 1:2, wobei die erste Kennzahl für die Inhalation steht und die zweite für die Retention. Wenn du beispielsweise einen Grundwert von 3 verwendest, würdest du 3 Sekunden lang partiell einatmen, um deinen Bauch zu weiten, die Luft 6 Sekunden lang anhalten, wieder 3 Sekunden lang partiell einatmen, um die mittlere Brust mit Luft zu füllen, den Atem erneut für 6 Sekunden anhalten, 3 Sekunden lang vollständig einatmen, um die obere Brust zu füllen, noch einmal 6 Sekunden lang die Luft anhalten und anschließend komplett ausatmen. Ich finde es bei dieser Technik schwerer, nach der ersten Inhalation den Atem anzuhalten und die letzten 3 Sekunden in die obere Brust hineinzuatmen. Außerdem finde ich die letzte Retention verglichen mit meiner vollständigen Inhalation zu kurz.

Meine bevorzugte Methode, die ich auch meinen Schülern beibringe, basiert auf einer gleitenden Gewichtung. Sie ist ein wenig komplizierter, aber viel effektiver, sobald du dich an ihre Ausführung gewöhnt hast. Die erste Gewichtung, zum Weiten des Bauchs, beträgt 3:2. Die zweite, zum Weiten der mittleren Brust, beträgt 2:3 und die letzte, zum Weiten der oberen Brust, beträgt 1:4. Bei dieser gleitenden Gewichtung kommt als Erstes die längste Inhalation mit der kürzesten Retention (zum Weiten Bauchs) und als Letztes die kürzeste Inhalation mit der längsten Retention (zum Weiten der oberen Brust). Bei der längsten Retention hast du außerdem noch die meiste Luft in der Lunge. Die Exhalation dauert 5 Sekunden (beziehungsweise genauso lang wie die Kombination aus Inhalation und Retention). Die vollständige Gewichtung lautet wie folgt:

Viloma 1 – 3:2, 2:3, 1:4:5

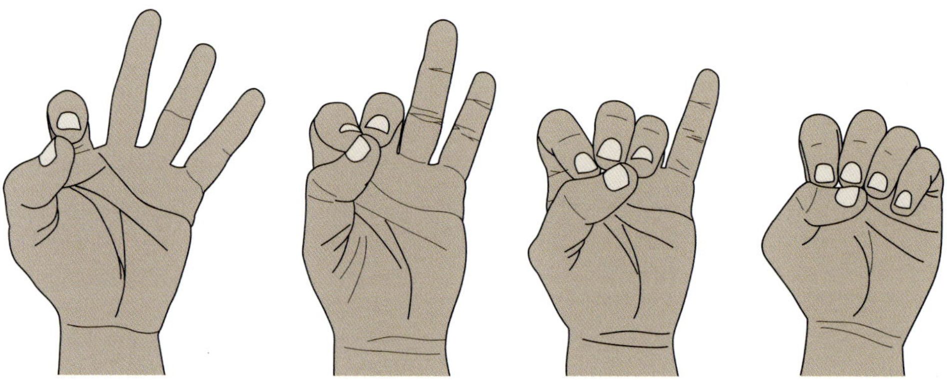

3:2 einatmen:halten | **2:3** einatmen:halten | **1:4** einatmen:halten | **5** ausatmen

Bei der gleitenden Gewichtung verändere ich die einzelnen Kennzahlen im Allgemeinen nicht, wie ich es bei anderen Übungen mit Atemgewichtung tun würde. Stattdessen zähle ich individuell langsamer. Bis 3 zu zählen könnte also 3 Sekunden dauern oder aber deutlich länger. Ich versuche, beim Zählen während der Übung das Tempo möglichst konstant zu halten. Indem ich es etwas verlangsame, halte ich die Übung leichter durch und kann sie ein wenig von meiner Intuition beeinflussen lassen. Es gibt auch die Möglichkeit, mit den Fingern zu zählen, wodurch es noch leichter wird, die korrekte Gewichtung einzuhalten. Wenn du mit einem OK-Zeichen beginnst – drei Finger nach oben gestreckt und die Spitzen von Daumen und Zeigefinger verbunden –, ist die erste Gewichtung 3:2. Die ausgestreckten Finger stehen für die Inhalation, Daumen und Zeigefinger für die Retention. Senke nach dem ersten Teil des Atemzyklus den Mittelfinger und gehe zur 2:3-Gewichtung über. Senke für den letzten Teil des Atemzyklus auch den Ringfinger, sodass nur noch der kleine Finger abgespreizt ist. Dieser Finger steht für die Inhalation, die anderen vier für das Atemanhalten. Schließe die Hand danach zur Faust und inhaliere, während du bis 5 zählst. Forme anschließend wieder das OK-Zeichen und beginne von vorn.

Wenn dir diese Methode nicht gefällt und du die Dauer der einzelnen Phasen lieber exakter messen möchtest, kannst du auch die Kennzahlen der gleitenden Gewichtung verändern. Verwendest du etwa einen Ausgangswert von 2 Sekunden, wären die Gewichtungen 6:4, 4:6, 2:8:10, bei einem Ausgangswert von 3 Sekunden 9:6, 6:9, 3:12:15.

Bei *Viloma* 1 liegt der Fokus auf der Inhalation, wodurch es etwas mehr Energie spendet als die anderen beiden Varianten. Das Einatmen zu betonen erzeugt nämlich mehr *Rajas*-Energie und stimuliert das sympathische Nervensystem stärker. Weil dies eine Retentionsübung ist, bleibt das parasympathische Nervensystem dominant, dennoch verleiht *Viloma* 1 im Vergleich der drei Übungen die meiste Energie. Wenn *Viloma* 1 mit anderen Atemtechniken kombiniert wird, die ebenfalls Energie spenden, wirken die vitalisierenden Effekte noch viel stärker. Bei *Viloma* 1 atmest du im Bereich deiner Vitalkapazität, jeder Atemzug trainiert also das untere Limit der Exhalation und das obere Limit der Inhalation. Der dritte Schritt der Inhalation weitet die obere Atemmuskulatur und steigert die Vitalkapazität.

Viloma 2

Viloma 2 ist eine gleichmäßige, durchgehende und vollständige Inhalation, gefolgt von einer Exhalation, die durch Retentionen unterbrochen wird. Wie bei *Viloma* 1 folgen die Pausen auf die drei Atembestandteile von *Dirgha Svasam*. *Viloma* 2 enthält vier Atemretentionen, inklusive *Bahya Kumbhaka* zum Vollenden der Exhalation. Die Techniken ähneln sich bei allen drei *Viloma Pranayamas*. Bei der Intuitionsmethode bestimmst du die Dauer von Inhalation, Exhalation und Retention intuitiv. Beginne mit einer vollständigen Exhalation, fülle dann langsam deine Lunge und halte *Antara Kumbhaka*. Atme aus, kontrahiere die obere Brust, halte den Atem an, atme weiter aus, kontrahiere die mittlere Brust, halte wieder den Atem an und atme danach vollständig aus, kontrahiere deinen Bauch und halte *Bahya Kumbhaka*. *Viloma* 2 verwendet ebenfalls eine 1:2-Gewichtung, hier steht die erste Kennzahl aber für die Exhalation, während die zweite wieder die Dauer der Retention angibt. Ich finde die letzte Retention viel länger und schwieriger als die übrigen Retentionen beim Ausatmen.

Bei der Methode der gleitenden Gewichtung beginnst du mit einer vollständigen Exhalation, atmest anschließend ein, während du in Gedanken bis 5 zählst, und hältst die Luft an, während du erneut bis 5 zählst. Die gleitende Gewichtung verläuft entgegengesetzt zu *Viloma* 1, wir beginnen mit 1:4 (einer Exhalation von 1 und einer Retention von 4 Sekunden). Am Anfang sind die Exhalationen also am kürzesten und die Retentionen am längsten. Während du dich durch den Atemzyklus arbeitest, werden die Exhalationen länger und die Retentionen kürzer. Die zweite Gewichtung beträgt 2:3 und die dritte Gewichtung 3:2. Folgendermaßen wird die Gewichtung formuliert:

***Viloma* 2 – Inhalation 5:5 – Exhalation 1:4, 2:3, 3:2**

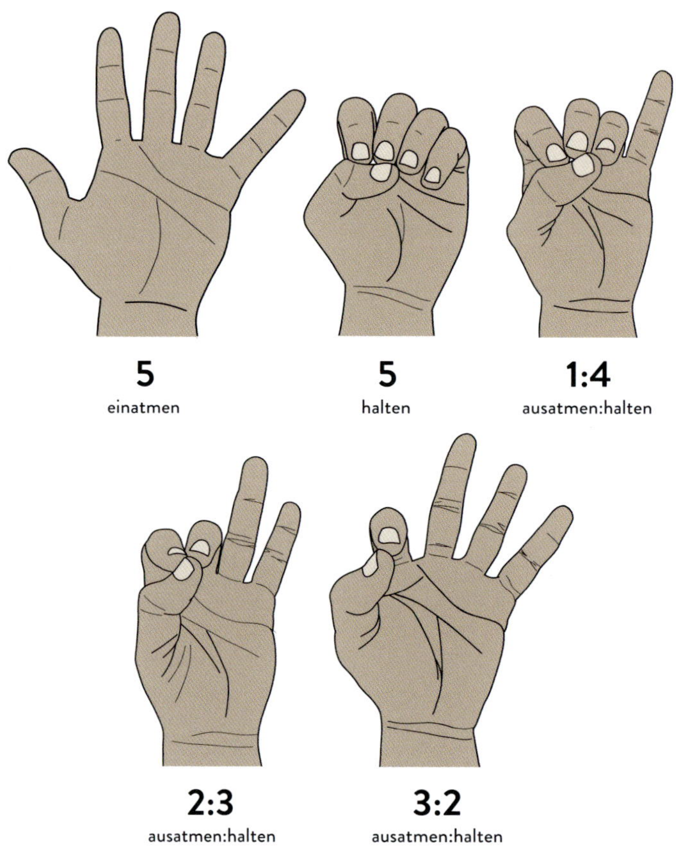

Um bei dieser Atemtechnik mit den Fingern mitzuzählen, beginne mit 5 gestreckten Fingern, die für die Inhalation stehen, und schließe die Hand anschließend zur Faust, während du bis 5 zählst. Hebe anschließend den kleinen Finger, atme aus, zähle bis 1 und halte anschließend den Atem an, während du bis 4 zählst (1 Finger gestreckt, 4 Finger angewinkelt). Strecke deinen Ringfinger, atme und zähle bis 2 und halte die Luft an, während du bis 3 zählst. Hebe deinen Mittelfinger an, forme das OK-Zeichen, atme vollständig aus, während du bis 3 zählst, und halte den Atem an, während du bis 2 zählst. Öffne die Hand wieder und wiederhole den Zyklus. Bei der Methode der gleitenden Gewichtung ist die kürzere Retention während *Bahya Kumbhaka* weniger intensiv und verursacht bei Anfängern mit geringerer Wahrscheinlichkeit Panikzustände. Fortgeschrittene können das finale Luftanhalten verlängern, um aus dieser vollständigen Retention mehr Nutzen zu ziehen.

Bei *Viloma* 2 liegt der Fokus komplett auf Retention und Exhalation, insbesondere auf *Bahya Kumbhaka*. Die Luft bei der Exhalation anzuhalten ist viel schwerer, und bei jeder Retention befindet sich noch weniger Luft in der Lunge, was den SpO_2-Wert senkt und den Kohlendioxidspiegel ansteigen lässt. Den Fokus auf die Exhalation zu legen erzeugt mehr *tamasische* Energie und stärkt den dorsalen Vagaltonus. Diese Übung eignet sich hervorragend, um den Geist zu beruhigen und Spannungen im Körper zu lösen.

Viloma 3

Bei *Viloma* 3 handelt es sich um eine Technik mit unterbrochener Inhalation und Exhalation, bei der die Länge der Pausen und Atemphasen identisch ist. Beide steigen und sinken im gleichen Rhythmus. Wie die anderen beiden *Viloma*-Übungen beginnt auch diese mit einer vollständigen Exhalation und ist wie die dreiteilige Yogaatmung aufgebaut. Bei der intuitiven Methode steigt die Dauer der Retention bei den Inhalationen (Luftanhalten am Ende des Einatmens) und sinkt bei der Exhalation (Luftanhalten nach dem Ausatmen). Nutzen wir nun eine Gewichtung, egal ob konstant oder gleitend, dann gibt es nur eine innere und eine äußere Retention.

Ein Beispiel: Die gleitende Retention beginnt mit 3:2, also einer Inhalation von 3 Sekunden Länge und einer Retention von 2. Darauf folgt eine Inhalation von 2 und eine Retention von 3 und schließlich eine Inhalation von 1 und eine Retention von 4. Danach folgt eine Exhalation von 1 und eine Retention von 4, eine Exhalation von 2 und eine Retention von 3 und schließlich eine Exhalation von 3 und eine Retention von 2. Die nächste Runde beginnt wieder mit einer Inhalation von 3 und einer Retention von 2. Die gleitende Gewichtung wird folgendermaßen formuliert:

Viloma 3 – Inhalation 3:2, 2:3, 1:4 – Exhalation 1:4, 2:3, 3:2

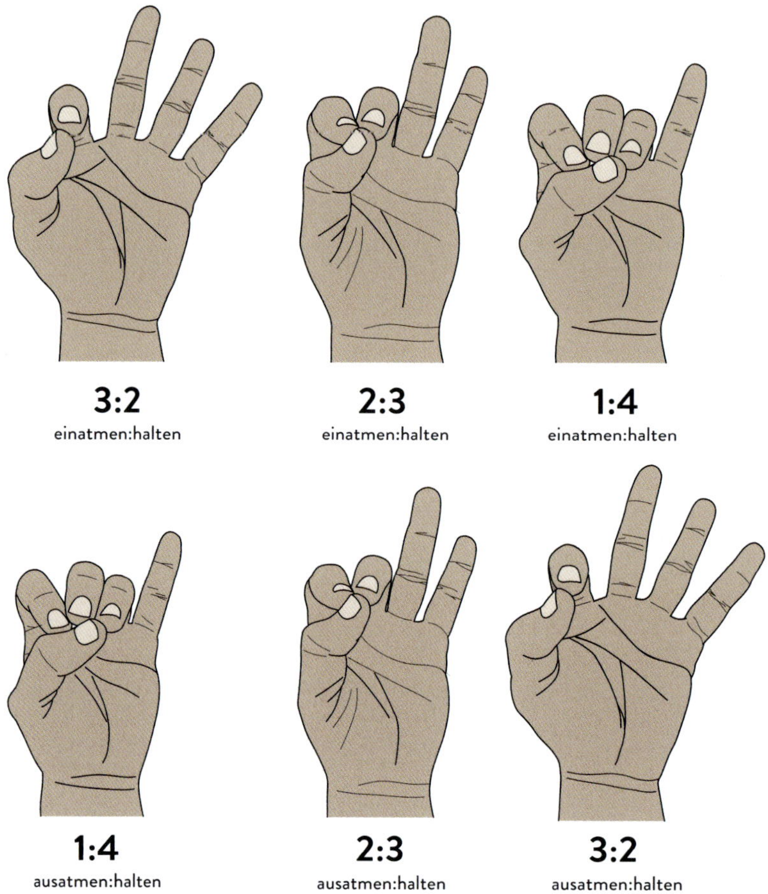

Viloma 3 lässt sich einfach an den Fingern abzählen. Du winkelst einfach je einen Finger für jeden Schritt der Inhalation an und streckst je einen Finger für jeden Schritt der Exhalation aus.

Bei *Viloma* 3 gleicht sich Dauer von Inhalation, Exhalation und Retention, was ein Gefühl der Gelassenheit erzeugt. Bei dieser *Viloma*-Variante entsteht die meiste *sattvische* Energie und der stärkste ventrale Vagaltonus. Ein gleichmäßiger Fokus auf Einatmung und Ausatmung hilft, ein Gleichgewicht unseres autonomen Nervensystems herzustellen, wie ein Anstieg der Herzfrequenzvariabilität zeigt. Wie gesagt, sorgen alle drei Varianten für ähnliche positive Effekte, *Viloma* 3 eignet sich allerdings am besten, um ein Gefühl von Harmonie und Wohlbefinden zu erzeugen und den Geist in einen Zustand der Bereitschaft zu versetzen.

Schritt für Schritt: Ausführung von *Viloma Pranayama*

	Viloma 1	*Viloma 2*	*Viloma 3*
1	Setze dich mit neutral aufgerichteter Wirbelsäule auf einen Stuhl, deine Knie, oder in den Schneidersitz, wobei die Hüfte höher gelagert ist als die Knie.		
2	Beginne die Übung mit einer vollständigen Exhalation.		
3	Atme in den Bauchraum hinein und weite den Bauch.	Atme vollständig ein und weite Bauch, mittlere und obere Brust.	Atme in den Bauchraum hinein, weite den Bauch und halte den Atem an.
4	Halte den Atem an.	Halte den Atem an.	Atme ein, weite die mittlere Brust und halte den Atem an.
5	Atme ein und weite die mittlere Brust.	Atme aus und kontrahiere die obere Brust.	Atme in die obere Brust und halte den Atem an.
6	Halte den Atem an.	Halte den Atem an.	Atme aus, kontrahiere die obere Brust und halte den Atem an.
7	Atme in die obere Brust hinein.	Atme aus und kontrahiere die mittlere Brust.	Atme aus, kontrahiere die mittlere Brust und halte den Atem an.
8	Halte den Atem an.	Halte den Atem an.	Atme komplett aus, kontrahiere den Bauch und halte den Atem an.
9	Atme komplett aus.	Atme komplett aus und kontrahiere den Bauch.	Wiederhole ab Schritt 3.
10	Wiederhole ab Schritt 3.	Halte den Atem an.	
11		Wiederhole ab Schritt 3.	
Wiederhole das Ganze so oft wie nötig. (Ich empfehle eine Dauer von 15 Minuten, falls du dies als eigenständige Übung ausführst.)			

Effekte von *Viloma Pranayama*		
Erhöht den Kohlendioxidspiegel (erhöht die Sauerstoffsättigung der Zellen, senkt den Blutdruck und die Herzfrequenz, öffnet die Atemwege, senkt den Blut-pH-Wert).		
Erhöht die VO_2 max, erhöht durch Kontraktion der Milz und bedarfsgesteuerte Produktion die Menge roter Blutkörperchen im Blutkreislauf.		
Erhöht die Kohlendioxidtoleranz (verbessert die Fähigkeit, den Atem länger anzuhalten).		
***Viloma* 1**	***Viloma* 2**	***Viloma* 3**
Mehr *Rajas-Guna*	Mehr *Tamas-Guna*	Mehr *Sattva-Guna*
Stärkt den sympathischen Tonus.	Stärkt den dorsalen Vagaltonus.	Stärkt den ventralen Vagaltonus.
Erhöht die Vitalkapazität.	Stärkeres Ansteigen des Kohlendioxidspiegels und Absinkens von SpO_2 im Vergleich zu *Viloma* 1 und *Viloma* 3.	Erhöht die Vitalkapazität.

Die Bienenatmung – *Bhramari Pranayama*

Bhramari Pranayama ist nach der hinduistischen Gottheit Bhramari, der Göttin der Bienen, benannt. Eine passende Bezeichnung, denn das summende Geräusch der *Bhramari*-Atmung erinnert an den summenden Klang eines Bienenschwarms.

Für diese simple Atemübung gibt es eine Vielzahl von Anwendungsmöglichkeiten, die alle tiefgreifende Auswirkungen auf Geist und Körper haben können. Das summende Geräusch, das dabei entsteht, steigert die Produktion von Stickoxid in den Nasennebenhöhlen im Vergleich zu einer normalen Atemweise um das 15-Fache.[17] Ursache für diesen massiven Anstieg der Stickoxidproduktion ist die Vibration der Luft, die den Luftaustausch in der Nasenhöhle und in den Nasennebenhöhlen anregt. Stickoxid ist ein wirkmächtiger Neurotransmitter, der für Gesundheit und Wohlbefinden unverzichtbar ist. Wie in Kapitel 1 erläutert, unterstützt und erleichtert er eine Vielzahl von Körperfunktionen, erhöht etwa die Sauerstoffaufnahme, verbessert die Funktion des kardiovaskulären Systems, führt zu Kraftzuwächsen und optimiert die Erholung nach dem Training. Stickoxid hilft, Entzündungen zu lindern, die Produktion von Antioxidantien anzuregen und das Immunsystem zu stärken. Es verbessert außerdem das Gedächtnis, hilft bei der Konzentration und beim Lernen und ist ein wichtiger Bestandteil von Sexualfunktion und Libido.

Nasennebenhöhlen

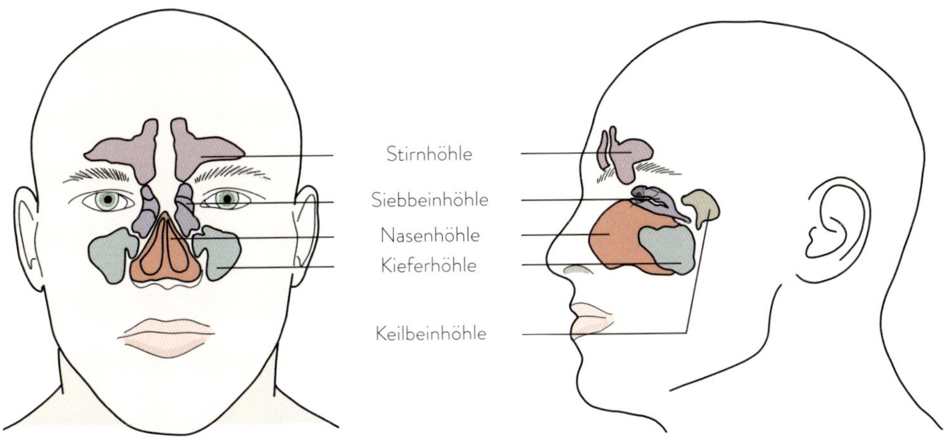

Die *Bhramari*-Atmung verlangsamt die Exhalation und erzeugt, ähnlich wie die *Ujjayi*-Atmung, ein Geräusch, auf das der Verstand sich konzentrieren kann (Seiten 127–134). Das summende Geräusch soll einen beruhigenden Effekt auf den Geist haben, indem es den kontinuierlichen turbulenten Gedankenstrom stilllegt. Diese Übung wird üblicherweise mit den Zeigefingern in den Ohren ausgeführt, um dadurch wie in einem Resonanzkörper den inneren Widerhall des Summens zu verstärken. Alternativ kannst du sie auch mit der *Shanmukhi Mudra* ausführen. *Shanmukhi Mudra* bedeutet »Siegel der sechs Öffnungen« und man sagt, sie schließe die sechs Öffnungen der Wahrnehmung (zwei Augen, zwei Ohren, Nase und Mund), sodass die volle Aufmerksamkeit auf das innere Selbst gelenkt werden kann. Bei dieser *Mudra* werden die Ohren mit den Daumen verschlossen, während die übrigen Finger flach auf Augen und Wangen aufliegen.

Shanmukhi Mudra

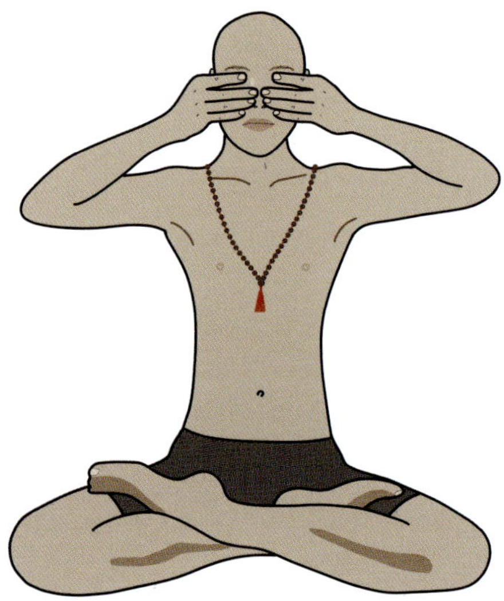

Ob Ohren oder Gesicht bedeckt sind oder nicht, ändert nichts an den physiologischen Effekten dieser Atemtechnik. Sie kann immer noch helfen, unsere Konzentration nach innen zu lenken, indem sie äußere Ablenkungen ausblendet und uns erlaubt, tiefer in die beruhigende meditative Wirkung dieser Übung abzutauchen. Das Verlangsamen der Exhalation stärkt das *Tamas-Guna* – die Energie der Ruhe und Regeneration – und stimuliert den dorsalen Vagalkomplex, der für ein Gefühl tiefer Entspannung und Ruhe sorgt.

Schließe deine Lippen und öffne leicht den Kiefer, sodass eine Lücke zwischen oberer und unterer Zahnreihe entsteht, um die *Bhramari*-Atmung auszuführen. Drücke deine Zunge direkt hinter der oberen Zahnreihe gegen das Dach deines Munds. Du kannst die Augen schließen und deine Gehörgänge mit den Zeigefingern bedecken oder *Shanmukhi Mudra* einnehmen.

Atme langsam durch die Nase ein, dadurch erhöht sich die Stickstoffmenge, die du mit der Luft aufnimmst. Versuche, bei dieser Übung so langsam wie möglich einzuatmen. Erzeuge mit geschlossenem Mund das Geräusch »Om«, während du langsam durch die Nase ausatmest. Dieses summende »Om« sollte in deinen Nasennebenhöhlen mitschwingen. Je höher der Klang des Geräuschs, umso mehr Vibration wird dabei erzeugt und umso mehr Stickoxid wird aufgenommen. Versuche, die Vibrationen hinauf in die Nasenhöhle und Nasennebenhöhlen zu lenken, statt hinunter in Richtung Mund und Rachen. Die Exhalation sollte langsam vonstattengehen, allerdings nicht so langsam, dass du den Drang verspürst, schnell wieder einzuatmen.

Einige Yogalehrer und verschiedene Texte raten dazu, auch beim Einatmen zu summen, sobald das Summen während des Ausatmens ohne Probleme gelingt. Allerdings ist es unmöglich, während des Einatmens zu summen, weil das Summgeräusch dadurch entsteht, dass unsere Stimmbänder beim Ausatmen vibrieren (weshalb wir auch Höhe und Tonlage des Summens verändern können). Das nach innen gerichtete Summen, das von einigen Yogalehrern vermittelt wird, ähnelt in Art und Klang dem Einatmen bei einer obstruktiven Schlafapnoe (also beim Schnarchen). Ich lehre diese Technik nicht und wenn du gelernt hast, *Bhramari* in Form einer schnarchenden Inhalation zu praktizieren, dann rate ich dir dringend dazu, dies nicht weiter zu tun. Schnarchendes Einatmen senkt nämlich den Stickoxidspiegel, weil es die Anzahl der Endothelzellen verringert, die Stickoxid produzieren,[18] und konterkariert somit das, was wir mit dieser Atemtechnik eigentlich erreichen wollen.

Bhramari Pranayama ist eine wirkungsvolle Technik zum Lindern von Angstzuständen, Aufregung und Stress. Sie beruhigt den Geist und schärft unsere Gedanken. Wenn wir das Summen aus dieser Übung mit anderen *Pranayama*-Übungen kombinieren, können wir ihre positive Wirkung durch die massive Erhöhung des Stickoxidspiegels vervielfachen.

Schritt für Schritt: Ausführung von *Bhramari Pranayama*	
1	Setze dich mit neutral aufgerichteter Wirbelsäule auf einen Stuhl, deine Knie, oder in den Schneidersitz, wobei die Hüfte höher gelagert ist als die Knie. Diese Übung kann auch im Liegen ausgeführt werden.
2	Schließe den Mund und öffne leicht den Kiefer. Drücke deine Zunge direkt hinter der oberen Zahnreihe gegen das Dach deines Munds.
3	Optionen: Bedecke deine Gehörgänge mit den Zeigefingern und schließe dabei die Augen oder nimm *Shanmukhi Mudra* ein, indem du deine Daumen auf die Ohren und die übrigen Finger flach auf Augen und Wangen legst.
4	Erzeuge das Geräusch »Om«, während du durch die Nase ausatmest.
5	Atme langsam durch die Nase ein.
6	Übe 5 bis 15 Minuten lang.

Effekte von *Bhramari Pranayama*
Erhöht die Stickoxidproduktion um das 15-Fache (verbessert die kardiovaskuläre Funktion; steigert die Sauerstoffaufnahme, auch in die Muskulatur; vermindert Muskelkater und verkürzt die Regenerationszeit; stärkt das Immunsystem; unterstützt das Gedächtnis und die Lernfähigkeit; fördert die Sexualfunktion und Libido).
Fördert den *tamasischen* Zustand (Erdung, Ruhe und Regeneration).
Unterdrückt überaktive Gedanken und beruhigt einen unruhigen Geist.

Die kühlende Atmung – *Sitali* und *Sitkari Pranayama*

Von der Atemtechnik *Sitali (Sheetali) Pranayama* sagt man, sie kühle den Körper ab. Wir ziehen dabei Luft durch den Mund ein, indem wir unsere Zunge wie einen Strohhalm zusammenrollen. So kühlen wir uns wie ein hechelnder Hund an einem heißen Tag selbst. *Sitali* bedeutet so viel wie »glätten« oder »abkühlen«. Idealerweise wird ausgedehnt, gleichmäßig und kontrolliert geatmet. Diese langsame Atemtechnik stärkt das *Tamas-Guna* und hat eine beruhigende Wirkung auf den Geist. Durch die Mundatmung gelangt kalte, ungefilterte Luft in die Lunge und sorgt für einen innerlichen Kühleffekt. *Sitali* kann an heißen Tagen oder nach anstrengenden Aktivitäten eine gute Übung sein. Weil die Übung mit offenem Mund ausgeführt wird, ist es wichtig, darauf zu achten, die Atmung zu verlangsamen, um eine Überatmung zu vermeiden. *Jalandhara Bandha* (Seiten 121/122) wird deshalb häufig eingesetzt, um die Inhalation mithilfe einer Kontraktion der Kehle zu regulieren.

Öffne den Mund und forme mit deinen Lippen ein O, um *Sitali* zu üben. Strecke die Zunge heraus und forme sie zu einer Art Röhre, indem du die äußeren Ränder nach oben rollst. Lege das Kinn auf die Brust und beginne mit *Jalandhara Bandha*. Atme langsam durch den Mund ein und halte am Ende der Inhalation kurz die Luft an. Löse *Jalandhara Bandha*, schließe den Mund und atme sanft durch die Nase aus. Die Exhalation sollte etwa doppelt so lang dauern wie die Inhalation.

Falls dir das Einrollen der Zunge nicht gelingen mag, gibt es eine alternative Übung namens *Sitkari Pranayama*, die zischende Atmung. Bei *Sitkari* presst du deine Zähne zusammen und drückst die Zunge von innen dagegen. Atme langsam ein, indem du Luft durch die Zähne und über die Zunge hinweg einziehst. Schließe den Mund und atme durch die Nase aus. Beide Atemtechniken bewirken im Grunde dasselbe und können gleichermaßen angewendet werden.

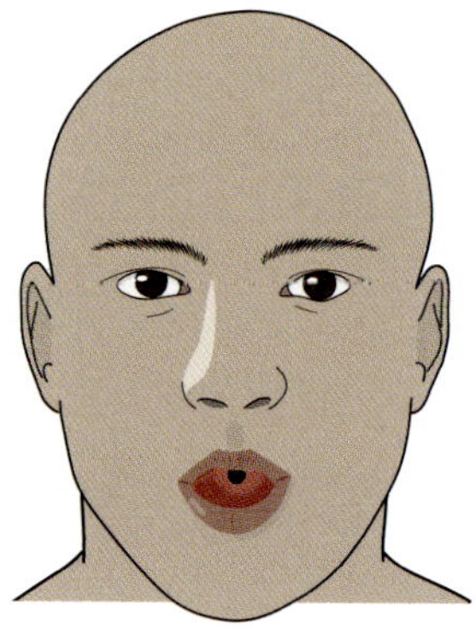

Sitali

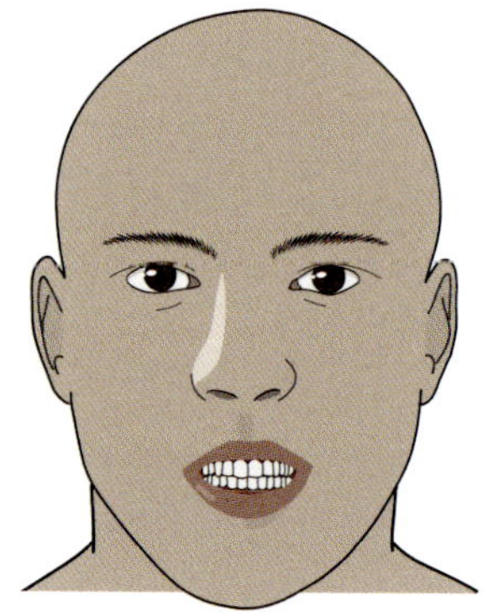

Sitkari

Bei der *Sitali*- und *Sitkari*-Atmung fallen alle Vorteile der Nasenatmung, wie das Aufwärmen, Befeuchten und Filtern der einströmenden Luft, weg. Es ist daher nicht ratsam, diese Übungen bei Krankheit oder in einer kalten Umgebung auszuführen. Da beide Techniken mit offenem Mund praktiziert werden, ist der Widerstand beim Einatmen geringer, weshalb wir sie anpassen können, wenn wir schneller einatmen wollen. Setzt du diese Techniken ein, um schneller zu atmen, verlieren sie die beruhigende Wirkung, die wir sonst von ihnen kennen. Dennoch sind sie wirksame Instrumente zum Abkühlen des Körpers, spenden Energie und stimulieren das sympathische Nervensystem.

Sitali lässt sich auch mit *Simhasana Pranayama*, der Löwenatmung, kombinieren, eine Exhalation mit weit offenem Mund, bei der wir die Zunge herausstrecken und ein »Ha«-Geräusch erzeugen. Die Kombination aus *Sitali*-Inhalation und *Simhasana*-Exhalation kann ein effektiver Energiespender sein.

Schritt für Schritt: Ausführung von *Sitali Pranayama*	
1	Nimm eine bequeme sitzende oder kniende Position ein.
2	Öffne den Mund und forme ein »O« mit den Lippen.
3	Strecke die Zunge heraus und rolle die Seiten nach oben.*
4	Führe *Jalandhara Bandha* aus (Seiten 121/122).
5	Atme langsam durch den Mund ein. Verwende eine Atemgewichtung von 1:2.
6	Löse *Jalandhara Bandha* und schließe den Mund.
7	Atme langsam durch die Nase aus.
8	Wiederhole das Ganze 5 bis 10 Minuten lang.
* Wenn du deine Zunge nicht einrollen kannst, presse die Zähne zusammen und ziehe Luft durch die geschlossenen Zähne ein (*Sitkari Pranayama*).	

Effekte von *Sitali Pranayama*
Kühlt den Körper.
Stärkt *Tamas-Guna* (beruhigt, entspannt).

Essenz des Feuers – *Agnisar Pranayama*

Agnisar Pranayama, auch als *Agnisar Kriya* bekannt, ist eine der alten yogischen Reinigungsübungen, die man als *Shat Kryas* oder »sechs Handlungen« bezeichnet. Im Ayurveda (einem alten holistischen System für natürliche Heilung, das ebenfalls aus Indien stammt) wird *Agnisar* eingesetzt, um die Viszeralorgane zu massieren, Giftstoffe auszuscheiden sowie Verdauung und Stoffwechsel anzuregen. *Agni* bedeutet »Feuer« und *Sar* »Essenz«. *Agnisar Pranayama* ähnelt in seiner Wirkung in vielerlei Hinsicht *Bahya Kumbhaka*, *Uddiyana Bandha* (Seiten 120/121) und *Kapalabhati Pranayama* (Seiten 145–149).

Du führst diese Atemübung aus, indem du während einer äußeren Retention den Bauch nach innen und oben einziehst, genau wie *Uddiyana Bandha*. Pumpe, während du *Bahya Kumbhaka* aufrechterhältst, immer wieder schnell den Bauch heraus und ziehe ihn ein, ähnlich wie bei *Kapalabhati*. Atme aber nicht ein, wenn du die Spannung im Bauch löst. Diese Pumpbewegung mit dem Bauch verstärkt die Durchblutung der Unterleibsorgane und stimuliert die Darmbewegung: wellenartige, gleichmäßige Kontraktionen der Eingeweide, die Darmmotilität, Verdauung und Ausscheidung fördern. Die Übung kräftigt die Bauchmuskulatur und erhöht ihre Ausdauer, vor allem die der tiefen Coremuskeln, der Atemhilfsmuskulatur und des Zwerchfells. Studien haben gezeigt, dass ein Stärken der Atemmuskeln und des Zwerchfells die Atemfunktion verbessert und die Stoffwechselrate im Ruhezustand deutlich erhöht.[19] Weil die Übung während einer äußeren Retention ausgeführt wird, steigt dabei der Kohlendioxidspiegel im Körper schnell an, wohingegen in der Lunge weniger Luft für den Gasaustausch zur Verfügung steht. Wie in Kapitel 1 erläutert, stimulieren weniger Sauerstoff und mehr Kohlendioxid den Körper, mehr rote Blutkörperchen zu produzieren. Dies erhöht die sportliche Leistungsfähigkeit und die VO_2 max deutlich.

Agnisar ist eine unverwechselbare Atemtechnik und wie *Bhastrika* und *Kapalabhati* auf das dritte Hauptchakra zentriert. Es ist außerdem eine wirkungsvolle Übung zum Steigern der Energie. Es stimuliert das *Rajas-Guna* und ist gleichzeitig eine *Kumbhaka*-Übung, die den Kohlendioxidspiegel ansteigen lässt und das parasympathische Nervensystem stimuliert. Ob du einen beruhigenden oder einen vitalisierenden Effekt erlebst, hängt von deiner Intention für diese und die anderen Atemübungen ab, mit denen du *Agnisar Pranayama* kombinierst.

Beim Erlernen von *Agnisar Kriya* kann es hilfreich sein, mit gebeugten Knien im hüftbreiten Stand und mit den Händen auf die Knie gestützt zu beginnen oder in einer sitzenden oder knienden Position, nach vorn gelehnt, mit auf den Knien abgestützten Händen. Optional finde ich es hilfreich, 10- bis 15-mal schnell und tief Luft zu holen, um ein leichtes Kohlendioxiddefizit zu erzeugen, bevor ich in die äußere Retention übergehe. Aufgrund der Hypokapnie ist es leichter, den Atem länger anzuhalten.

Atme nach dem schnellen Atmen so viel Luft wie möglich kraftvoll durch Mund oder Nase aus. Halte den Atem während der äußeren Retention an, lege das Kinn auf die Brust und führe *Jalandhara Bandha* aus (Seiten 121/122). Spanne den Bauch an und ziehe den Nabel in Richtung Wirbelsäule ein, so als würdest du versuchen, den Bauch komplett nach innen zu wölben, indem du ihn einziehst, ohne dabei Luft zu holen. Halte weiter den Atem an, während du deinen Bauch löst und weitest, indem du die Coremuskulatur komplett entspannst. Wiederhole die pumpende Bewegung des Bauchs, das schnelle Einziehen und Kontrahieren und anschließende Lösen. Versuche es für den Anfang mit 8 bis 10 Wiederholungen pro Exhalation und konzentriere dich darauf, das Anspannen und Lösen so gleichmäßig wie möglich auszuführen. Atme langsam und tief durch die Nase ein.

Beginne mit den 10 bis 15 schnellen, tiefen Atemzügen. Absolviere insgesamt 3 bis 5 Durchgänge. Beginne langsam. Sobald du ein wenig Kraft und Koordination entwickelt hast, kannst du den Bauch schneller pumpen. Mit etwas Übung wirst du in der Lage sein,

Aginisar

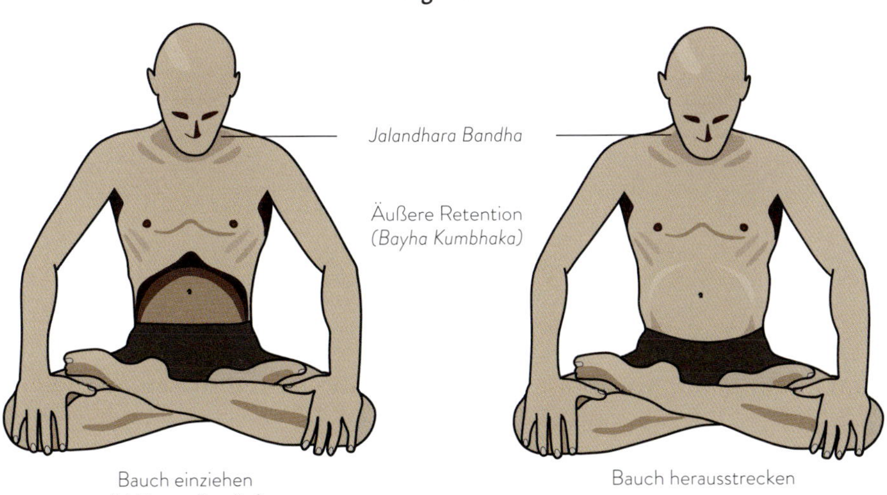

Bahya`Kumbhaka immer länger zu halten und irgendwann 30 und mehr Wiederholungen pro Atemzug schaffen.

Hinweis: *Aginisar Pranayama* solltest du nicht ausführen, wenn du schwanger bist oder unter Magen-Darm-Beschwerden leidest. Führe es auf leeren Magen aus, am besten morgens nach dem Stuhlgang.

	Schritt für Schritt: Ausführung von *Agnisar Pranayama*
1	Stütze die Hände auf die Knie und stelle dich entweder im hüftbreiten Stand mit gebeugten Knien auf oder nimm eine sitzende oder kniende Position ein.
2	Hole 10- bis 15-mal schnell und tief Luft.
3	Atme vollständig aus und halte den Atem an.
4	Führe *Jalandhara Bandha* aus (Seiten 121/122).
5	Ziehe schnell und so oft du kannst den Bauch ein und strecke ihn wieder heraus, während du die Luft anhältst.
6	Atme langsam durch die Nase ein.
7	Absolviere 3 bis 5 Durchgänge.

Effekte von *Agnisar Pranayama*
Unterstützt die Verdauung und Ausscheidung (stimuliert die Darmbewegung und fördert die Durchblutung der Viszeralorgane).
Stärkt und formt die Bauchmuskulatur, steigert die Ausdauer.
Kräftigt das Zwerchfell und andere Atemmuskeln.
Erhöht die sportliche Leistung und VO_2 max (regt die Produktion roter Blutkörperchen an).
Regt den Stoffwechsel im Ruhezustand an.
Verstärkt *Rajas-Guna* (mehr Energie, Fokus, Produktivität).
Stimuliert das parasympathische Nervensystem (Ruhe und Erholung, beruhigender Effekt).

Pranayama-Effekte

Atemübung	Energieniveau	Kohlendioxid	Stickoxid
Ungleichmäßige Atmung *Vishama Vritti*	stark beruhigend	deutlicher Anstieg	leichter Anstieg
Bienenatmung *Bhramari*	moderat beruhigend	leichter Anstieg	deutlicher Anstieg
Unterbrochene Atmung 2 *Viloma 2*	leicht beruhigend	moderater Anstieg	leichter Anstieg
Kühlende Atmung *Sitali/Sitkari*	leicht beruhigend	leichter Anstieg	moderater Abfall
Unterbrochene Atmung 3 *Viloma 3*	ausgleichend	leichter Anstieg	leichter Anstieg
Volle Yogaatmung *Dirgha Svasam*	ausgleichend	leichter Anstieg	leichter Anstieg
Wechselatmung *Nadi Shodhana*	ausgleichend	leichter Anstieg	leichter Anstieg
Gleichmäßige Atmung *Sama Vritti*	ausgleichend	moderater Anstieg	leichter Anstieg
Unterbrochene Atmung 1 *Viloma 1*	mild Energie spendend	leichter Anstieg	leichter Anstieg
Siegreiche Atmung *Ujjayi*	mild Energie spendend	leichter Abfall	leichter Anstieg
Feueratmung *Agni Pran*	moderat Energie spendend	moderater Abfall	leichter Abfall
Schädelleuchten *Kapalabhati*	stark Energie spendend	deutlicher Abfall	leichter Abfall
Blasebalgatmung *Bhastrika*	stark Energie spendend	deutlicher Abfall	leichter Abfall
Essenz des Feuers *Agnisar*	stark Energie spendend	deutlicher Anstieg	leichter Abfall

Physiologische Effekte

Dies sind die Standardeffekte der *Pranayama*-Übungen. Ein Modifizieren oder Kombinieren der Übungen und eine Veränderung der Atemgeschwindigkeit können ihre physiologischen und energetischen Effekte beeinflussen.

Nervensystem	*Guna*	*Nadi*	*Vayu*
parasympathisch/dorsaler Vagalkomplex	*Tamas*	*Ida*	*Samana*
parasympathisch/dorsaler Vagalkomplex	*Tamas*	*Ida*	*Udana*
parasympathisch/dorsaler Vagalkomplex	*Tamas*	*Ida*	*Apana*
parasympathisch/dorsaler Vagalkomplex	*Tamas*	*Ida*	*Vyana*
parasympathisch/ventraler Vagalkomplex	*Sattva*	*Sushumna*	*Prana*
parasympathisch/ventraler Vagalkomplex	*Sattva*	*Sushumna*	*Prana*
parasympathisch/ventraler Vagalkomplex	*Sattva*	*Sushumna*	*Prana*
parasympathisch/ventraler Vagalkomplex	*Sattva*	*Sushumna*	*Prana*
sympathisch	*Sattva/ Rajas*	*Pingala*	*Udana*
sympathisch	*Rajas*	*Pingala*	*Vyana*
sympathisch	*Rajas*	*Pingala*	*Udana*
sympathisch	*Rajas*	*Pingala*	*Udana*
sympathisch	*Rajas*	*Pingala*	*Vyana*
parasympathisch/dorsaler Vagalkomplex	*Rajas*	*Pingala*	*Samana*

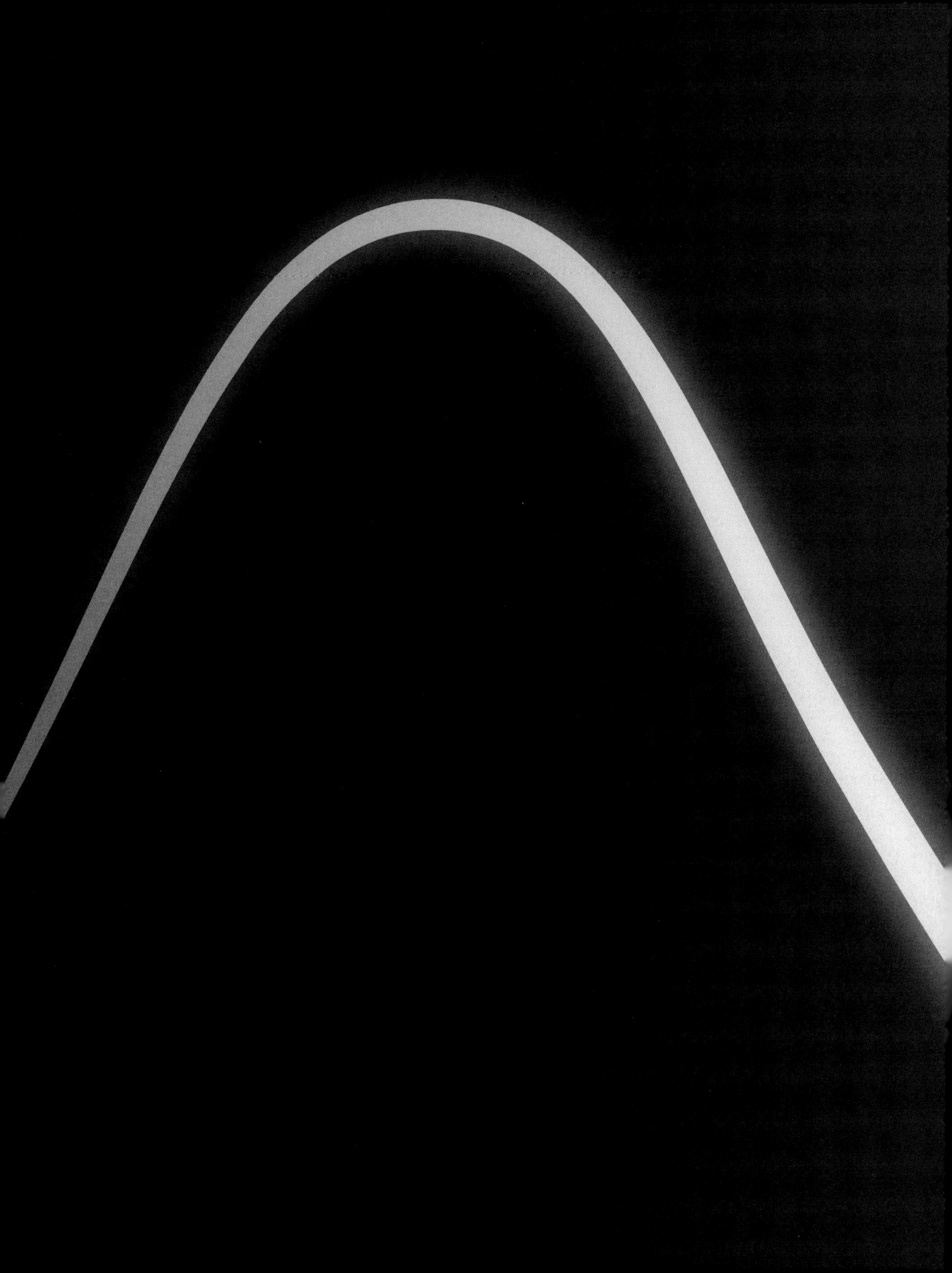

KAPITEL 4

Atemsequenzen erstellen

Atmung ist ein wirksames Instrument, mit dem wir eine ganze Reihe von Dingen beeinflussen können, von unserer Gesundheit bis hin zu unserem Glücksgefühl. Jede Atemtechnik, die wir lernen, ist ein weiteres Werkzeug, das uns zur Verfügung steht. Viele dieser Werkzeuge erfüllen gleich mehrere Funktionen. Wie die meisten Multifunktionsgeräte sind sie aber nie so gut wie jene Werkzeuge, die speziell für einen bestimmten Zweck gefertigt wurden. Ein Künstler besitzt beispielsweise mehrere verschiedene Pinsel, mit denen er unterschiedliche Effekte erzeugen kann. Oder ein Geschichtenerzähler fesselt seine Zuhörer mit der Struktur der Handlung und der Entwicklung der Charaktere, durch die er sie auf eine emotionale Reise gehen und tief in die Geschichte eintauchen lässt.

Eine Atemübung zu entwickeln, um damit positive Veränderungen auszulösen oder Gesundheit und Wohlbefinden zu verbessern, lässt sich ganz ähnlich einsetzen. Eine Atemtechnik, die eine Vielzahl von Funktionen besitzt, kann verändert und für eine bestimmte Anwendung optimiert werden. Die siegreiche Atmung (*Ujjayi Pranayama*) verleiht zum Beispiel Energie und stimuliert den sympathischen Tonus durch ein Verlängern der Atmung und tiefere Atemzüge. Die Technik, die eingesetzt wird, um das *Ujjayi*-Geräusch zu erzeugen, kann auch den parasympathischen Tonus stimulieren, indem sie den Druck auf den Vagusnerv erhöht. Durch Anpassen der *Ujjayi*-Technik bekommen wir mehr von dem, was wir wollen, und weniger von dem, was wir nicht wollen. Deshalb individualisieren wir jede Technik, indem wir die Dauer von Inhalation, Exhalation und Atemanhalten verändern. Wir können zwei oder drei *Pranayama*-Übungen kombinieren oder uns nur bestimmter Elemente einer Übung bedienen, um eine völlig neue Atemübung zu schaffen, die uns physisch und energetisch unserem Ziel oder unserer Intention näherbringt. Wir können außerdem mehrere Techniken aneinanderreihen, um der Atmung einen Kontext zu verpassen und die besonderen Effekte jeder Methode zu akzentuieren.

Pranayama und selbst westliche Atemübungen, wie die 4-7-8-Atmung (Seite 143) und die Erholungsatmung, werden üblicherweise nicht in Kombination mit anderen Atemübungen ausgeführt. Das Ausführen einer singulären Übung ist wie das Malen mit einem breiten Pinsel: Wir kolorieren damit viel Fläche, doch uns gelingen die feinen Details nicht, die für ein ansprechendes Kunstwerk nötig sind. Manchmal, wenn zwei oder drei *Pranayama*-Übungen zusammen trainiert werden, sehe ich, dass die Kombination zu keinem spezifischen Ziel führt. Häufig ist dann gar nicht klar, warum wir diese jeweiligen Techniken zusammen ausführen, weil es gar keine bestimmte Intention als Überbau für das Training gab.

Atemübungen ohne echten Zusammenhang sind wie ein Yogakurs, in dem der Lehrer eine willkürliche Abfolge von Posen ansagt, die keinerlei Flow ergeben oder Beziehung zueinander besitzen. Solche Querbeetübungen würden uns zwar an sich auch etwas bringen, allerdings immer weniger als ein Kurs, der mit Intention ausgeführt wird, um auf ein bestimmtes Ziel hinzuarbeiten. Jede Form von bewusster Atmung, egal, ob Einzelübung oder eine Kombination aus Techniken, wird eine positive Wirkung haben. Wenn wir aber eine Intention setzen und bestimmte Methoden wählen, um unser Ziel zu erreichen, dann werden die positiven Effekte viel deutlicher sein.

Was es bei Atemsequenzen zu beachten gilt

Es gibt eine Reihe von Dingen zu beachten, wenn man eine Atemübung praktiziert oder anderen eine Atemtechnik beibringt:

- Wie lautet unser Ziel, was ist unsere Intention?
- Mit welcher *Pranayama*- oder anderen Atemtechnik lässt sich auf dieses Ziel oder diese Intention hinarbeiten?
- Wie können wir diese Atemtechnik so verändern und anpassen, dass sie besser zu unserer Atemintention passt?

- Wie können wir eine Atemübung mit einer anderen Übung kombinieren, um den gewünschten Effekt jeder Technik zu betonen?
- Wie können wir die verschiedenen Techniken so sequenzieren, dass daraus eine zusammenhängende Übung entsteht, die energetisch auf unser Ziel oder unsere Intention hinarbeitet?
- Wie lang sollte die Atemübung andauern?

Betrachten wir jede dieser Fragen individuell.

Wie lautet unser Ziel, was ist unsere Intention?

Ziel und Intention mögen wie ein- und dieselbe Sache erscheinen. Tatsächlich fühlen sie sich oftmals ähnlich an oder überschneiden sich, dennoch sollten wir sie als zwei verschiedene Dinge betrachten. Unser Ziel ist das, was wir mit einer Übung erreichen wollen, worauf wir also mit ihr hinarbeiten. Die Intention ist dagegen der Grund, aus dem wir auf dieses Ziel hinarbeiten.

Wenn wir uns ein Ziel setzen, ist es wichtig, stets die Intention dahinter zu berücksichtigen. Sie kann uns helfen, die richtigen Atemübungen zum Erreichen unserer Ziele zu wählen. Wenn dein Ziel zum Beispiel lautet, deinen Atem länger anzuhalten, dann solltest du dich zunächst fragen: »Warum will ich meinen Atem länger anhalten?« Die Vorteile des Atemanhaltens sind vielfältig, vom Steigern der sportlichen Leistungsfähigkeit und der VO_2 max bis hin zum Senken von Blutdruck und Herzfrequenz oder einer Beruhigung des Geists für die Meditation. Der Ansatz bei Atemretentionen, um die sportliche Leistungsfähigkeit zu steigern, ist ein völlig anderer als beim Luftanhalten, um den Geist auf eine Meditation vorzubereiten. Was, wenn das eigentliche Ziel gar nicht längeres Luftanhalten ist, sondern Meditation? Dann kannst du deine Intention weiter präzisieren, indem du klarstellst, warum du meditieren möchtest. Etwa weil du dich in Vorbereitung auf den anstehenden Tag gelassener fühlen oder am Ende eines langen Tags einen Zustand von Tiefenentspannung herbeiführen möchtest.

Ein Ziel zu definieren und die Intention zu erkennen, die dahintersteht, führt uns an einen Punkt, an dem Ziel und Intention sich in perfektem Einklang befinden. Wenn wir an diesem Punkt angelangt sind, wird es einfach, die richtige Atemtechnik für die entsprechende Übung auszuwählen und anzupassen.

Mit welcher *Pranayama*- oder anderen Atemtechnik lässt sich auf unser Ziel oder unsere Intention hinarbeiten?

Zunächst einmal ist es wichtig, die verschiedenen *Pranayama*-Techniken aus Kapitel 3 zu kennen sowie zu verstehen, wie sie Körper und Geist beeinflussen – sie also nicht nur gedanklich zu erfassen, sondern in vielen Stunden Training selbst zu erleben. Beim Versuch, die beste Atemtechnik zum Erreichen eines bestimmen Ziels herauszupicken, suchen wir uns zuerst einen möglichst breiten Pinsel und arbeiten erst später die feineren Details heraus.

Bei der Auswahl der Techniken für jede Übung sollten folgende Dinge berücksichtigt werden:

- Die energetischen Effekte
- Die emotionalen und spirituellen Effekte
- Die physischen Effekte

Die energetischen Effekte erhöhen oder senken dein Energielevel oder erzeugen ein Gleichgewicht, das grundsätzlich davon abhängt, wie die jeweilige Technik dein autonomes Nervensystem und all die anderen Systeme der Balance beeinflusst. Wenn das Ziel deiner Atemsequenz lautet, dich morgens wacher zu fühlen, dann solltest du dafür Übungen auswählen, die vor allem Energie spenden. Wenn das Ziel andererseits lautet, besser schlafen zu können, dann solltest du eher auf beruhigende Übungen setzen. In den meisten Fällen besitzen Übungen mit schnellen Atemzügen, wie *Bhastrika* oder *Kapalabhati*, einen eher vitalisierenden Effekt und langsamere Atemtechniken und Retentionen, wie *Vishama Vritti* oder jegliche *Kumbhaka*-Variante, eine eher beruhigende Wirkung. Gleichmäßige Atemtechniken, wie *Sama Vritti* oder *Dirgha Svasam*, sorgen dagegen für ein energetisches Gleichgewicht.

Die richtige Übung für ein bestimmtes emotionales oder spirituelles Ziel zu finden ist mitunter gar nicht so einfach und erfordert ein etwas tieferes Verständnis der *Nadis* (Seite 76), *Gunas* (Seite 83) und *Prana Vayus* (Seite 91). Wenn das Ziel ein emotionales oder spirituelles

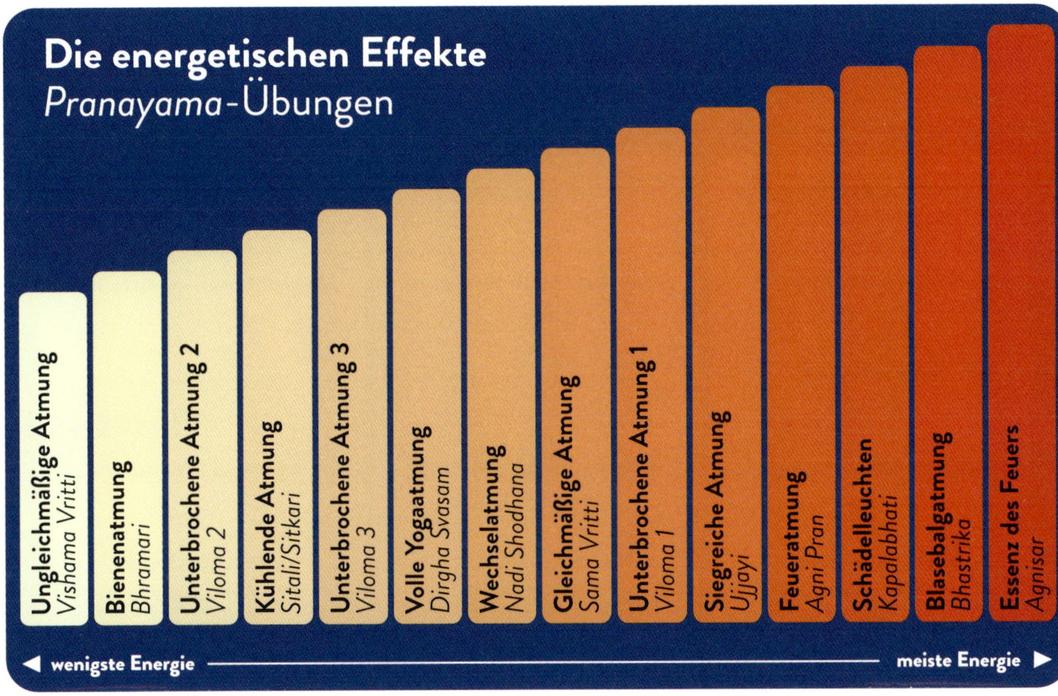

Das Anpassen von *Pranayama*-Techniken verändert auch ihre energetische Wirkung.

ist, kann es eine wichtigere Bedeutung haben, eine starke Intention zu setzen, als die richtige *Pranayama*-Übung auszuwählen. Die Übung selbst wird dann zweitrangig, wichtiger ist es, die Intention energetisch zu unterstützen. Jedes fernöstliche System der Balance können wir als Karte verwenden, die uns beim Umsetzen unserer Intention den rechten Weg weist. Finde mithilfe der Grafiken und Beschreibungen in diesem Buch das *Nadi*, *Guna* oder *Prana Vayu*, das am besten zu deinem emotionalen und spirituellen Ziel passt, und suche anschließend die dazugehörige Atemtechnik im Diagramm mit den *Pranayama*-Effekten heraus (Seiten 182/183).

Lautet unser Ziel beispielsweise mehr Gleichmut, dann können wir eine Übung verwenden, die das *Sushumna Nadi* stärkt, wie etwa *Nadi Shodhana*. Dreht sich unsere Intention um mehr Mitgefühl, so können wir auf *Sattva Guna* setzen und *Sama Vritti* als Atemübung nutzen. Wenn die Intention lautet, mehr Intimität mit dem Partner zu schaffen, dann sollten wir uns auf *Apana Vayu* fokussieren und *Viloma* 2 als Übung wählen, um diese Intention umzusetzen.

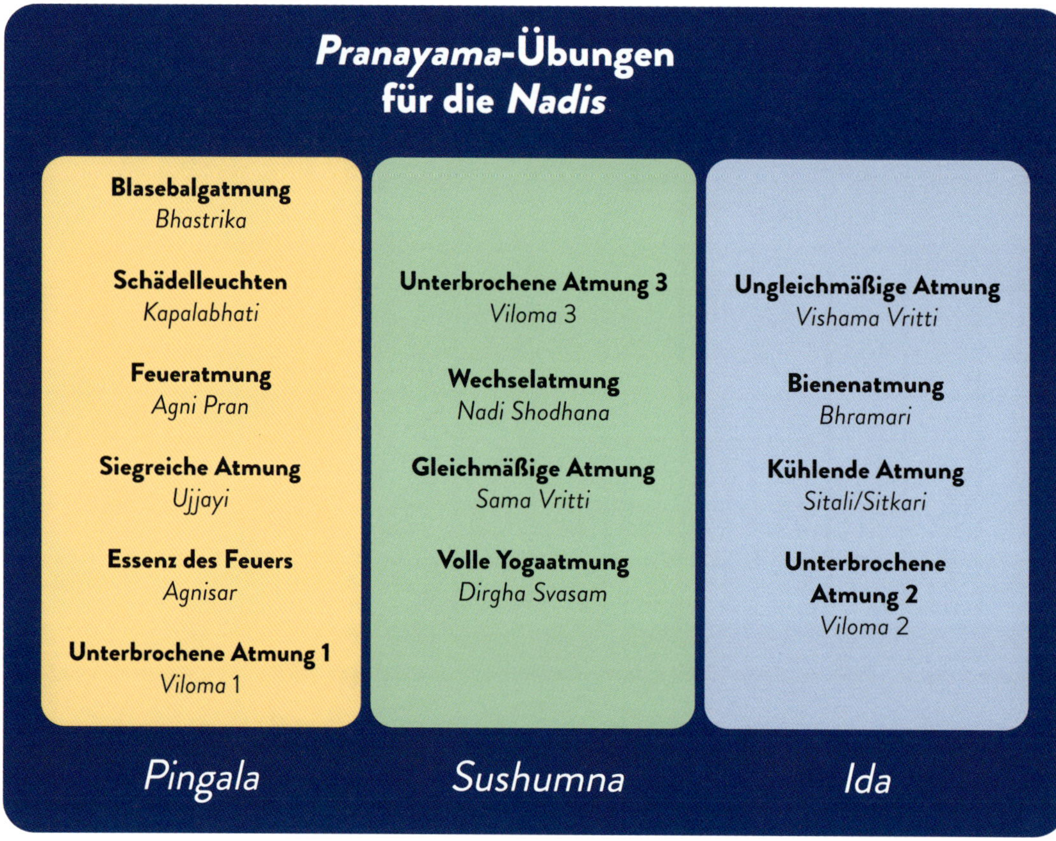

Um zu entscheiden, welche Atemübungen uns dabei helfen, auf ein bestimmtes physisches oder gesundheitsbezogenes Ziel hinzuarbeiten, beginnen wir grundsätzlich damit, zunächst einige Fragen zu unserem gewünschten physiologischen Ergebnis zu beantworten:

- Wird das gewünschte Merkmal von einem höheren oder niedrigeren Kohlendioxidspiegel und Blut-pH-Wert beeinflusst?
- Ist ein höherer Stickoxidspiegel für die gewünschte Eigenschaft von Vorteil?
- Wie beeinflusst der Zustand unseres autonomen Nervensystems das physische Ergebnis hinsichtlich unseres Ziels?

Pranayama-Übungen für die *Gunas*

Rajas

Blasebalgatmung
Bhastrika
Schädelleuchten
Kapalabhati
Feueratmung
Agni Pran
Siegreiche Atmung
Ujjayi
Essenz des Feuers
Agnisar

Sattva

Wechselatmung
Nadi Shodhana
Gleichmäßige Atmung
Sama Vritti
Volle Yogaatmung
Dirgha Svasam
Unterbrochene Atmung 3
Viloma 3
Unterbrochene Atmung 1
Viloma 1

Tamas

Ungleichmäßige Atmung
Vishama Vritti
Bienenatmung
Bhramari
Unterbrochene Atmung 2
Viloma 2
Kühlende Atmung
Sitali/Sitkari

Pranayama-Übungen für die *Vayus*

Udana

Bienenatmung
Bhramari
Schädelleuchten
Kapalabhati
Unterbrochene Atmung 1
Viloma 1
Feueratmung
Agni Pran

Vyana

Siegreiche Atmung
Ujjayi
Blasebalgatmung
Bhastrika
Kühlende Atmung
Sitali/Sitkari

Prana

Volle Yogaatmung
Dirgha Svasam
Gleichmäßige Atmung
Sama Vritti
Wechselatmung
Nadi Shodhana
Unterbrochene Atmung 3
Viloma 3

Samana

Essenz des Feuers
Agnisar
Ungleichmäßige Atmung
Vishama Vritti

Apana

Unterbrochene Atmung 2
Viloma 2

Du kannst die Tabellen »Die Folgen von Hyperventilation versus Hypoventilation« (Seite 42) und »Das autonome Nervensystem« (Seite 63) verwenden oder dir noch einmal die Wirkung von Stickoxid vergegenwärtigen (Seiten 30–32), um eine Übung zu bestimmen, die dir helfen wird, dein Ziel zu erreichen. Je besser du über die physiologischen Effekte der Atmung und des Nervensystems Bescheid weißt, umso leichter wird dir das fallen. Lautet dein Ziel beispielsweise, den Blutdruck zu senken, dann würdest du nach Übungen suchen, die den Kohlendioxidspiegel erhöhen, weil ein höherer Kohlendioxidspiegel, wie wir wissen, für einen niedrigeren Blutdruck sorgt. Jede Art von *Kumbhaka*-Übung wird dann wirksam sein. Bei bestimmten Intentionen kann es erforderlich sein, einige unserer Fragestellungen zu verfeinern oder ein wenig über den Tellerrand hinauszublicken. Wenn es etwa dein Ziel ist, schneller laufen zu können, dann musst du dir überlegen, welche Übungen die sportliche Leistungsfähigkeit steigern, indem sie beispielsweise die VO_2 max oder die Lungenkapazität erhöhen. Für die VO_2 max wären das Übungen, die den SpO_2-Wert senken, damit du mehr Sauerstoff transportierende rote Blutkörperchen produzierst, zum Beispiel *Bahya Kumbhaka* oder *Viloma* 2. Und für die Lungenkapazität wären *Viloma* 1 und *Dirgha Svasam* eine gute Wahl.

Wie können wir eine Atemtechnik so verändern und anpassen, dass sie besser zu unserer Atemintention passt?

Wir spüren bei jeder Atemtechnik mehrere Effekte. Eine Atemübung hat entweder eine emotionale Wirkung (einen Einfluss auf unseren energetischen Körper, wie die *Gunas*, *Vayus* und *Nadis*) oder einen physiologischen Effekt (wie die Atmung das autonome Nervensystem beeinflusst und entweder das sympathische Nervensystem, den dorsalen, oder den ventralen Vagalkomplex stimuliert). Beide wissenschaftsbasierten westlichen Ansätze zum autonomen Nervensystem und der Polyvagaltheorie und die fernöstliche philosophische yogische Sichtweise eines feinsinnigen, energetischen Körpers sind im Grunde Karten unserer Emotionen, unserer Seele und Lebenskraft. Die beiden Systeme arbeiten Hand in Hand, wie verschiedene Sprachen, die ein und dieselbe Sache erklären. Zum Beispiel:

Die physischen Effekte *Pranayama*-Übungen

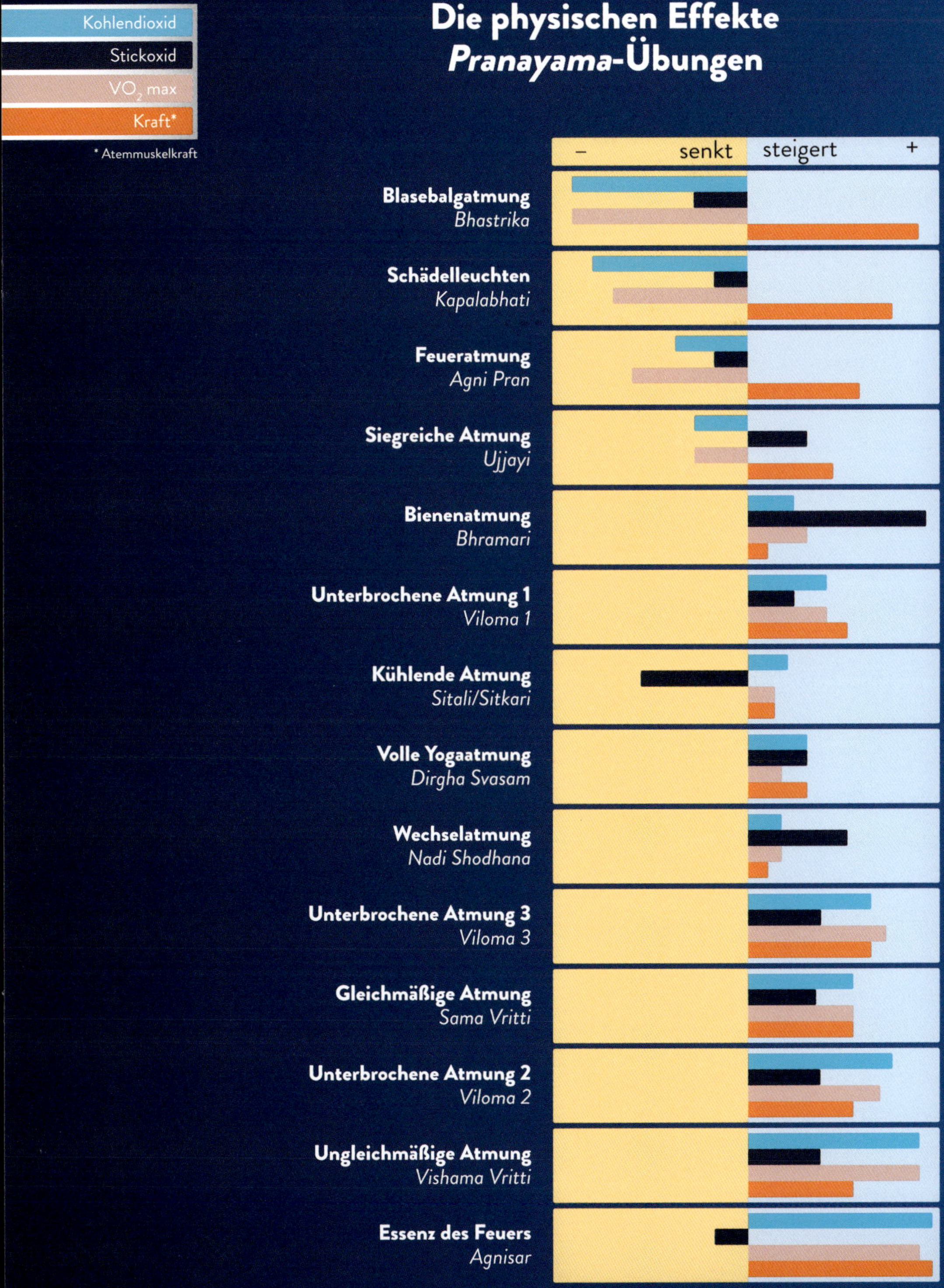

Das Anpassen von *Pranayama*-Techniken verändert auch ihre physische Wirkung.

- **Das sympathische Nervensystem:** *Rajas Guna, Pingala Nadi, Udana Vayu* und *Vyana Vayu* stehen alle für das Ansteigen und Expandieren von Energie.
- **Der dorsale Vagalkomplex:** *Tamas Guna, Ida Nadi, Apana Vayu* und *Samana Vayu* drücken alle das Absinken und Kontrahieren von Energie aus.
- **Der ventrale Vagalkomplex:** *Sattva Guna, Sushumna Nadi* und *Prana Vayu* beschreiben alle Balance und Harmonie.

Jede Karte zeigt bestimmte Nuancen auf. Wenn wir Ziel und Intention kennen, können wir entscheiden, ob es sinnvoll ist, uns auf Techniken zu konzentrieren, die gezielt eines dieser Energiesysteme betonen, oder ob es besser ist, alle drei in Anspruch zu nehmen. Dieser starke Fokus auf Details bedeutet nicht, dass wir pingelig sind, sondern hilft uns, die richtige Übung für unsere sorgsam erdachte Intention zu finden. Falls du dir nicht sicher bist, wähle Übungen, die auf das übergeordnete energetische Ziel hinarbeiten, also etwa Steigern oder Expandieren, Senken oder Kontrahieren oder Ausbalancieren der Energie.

Die Atemübungen haben auch einen Einfluss auf unsere Physiologie, indem sie die chemische Zusammensetzung unseres Bluts verändern und auf unser autonomes Nervensystem wirken. Wir können unser Wissen darüber nutzen, wie das Be- und Entschleunigen der Atmung oder das Ergänzen einer Retention den Blut-pH-Wert und Kohlendioxidspiegel verändern, um damit jede Atemübung so anzupassen, dass sie unserer Intention besser dient. Wir können auch Atemübungen miteinander kombinieren, die andere physiologische Effekte besitzen, zum Beispiel den Stickoxidspiegel erhöhen, um die Effekte anderer Atemübungen zu verstärken oder zu unterdrücken und so unsere gewünschten Ergebnisse weiter zu verbessern. Das autonome Nervensystem besitzt nicht nur einen großen Einfluss auf unseren emotionalen und energetischen Körper, sondern einen ebenso großen auf Herz-, Atem-, Stoffwechsel-, Verdauungssystem sowie andere biologische Systeme. Wenn wir versuchen, Emotionen und Gefühle zu verstehen, dann hilft uns die Polyvagaltheorie weiter. Wenn wir uns jedoch anschauen wollen, wie das autonome Nervensystem unsere Physiologie beeinflusst, dann ist die klassische zweigliedrige Theorie mit sympathischem und parasympathischem Nervensystem viel nützlicher und leichter anzuwenden:

- Ein Beschleunigen der Atmung oder Verlängern der Inhalation beeinflusst das sympathische Nervensystem.

- Ein Verlangsamen der Atmung oder Verlängern der Exhalation beeinflusst das parasympathische Nervensystem.

Mithilfe dieser simplen Methoden können wir eine Atemübung so anpassen, dass wir damit unseren Blutdruck, unsere Herzfrequenz, unsere Verdauung und andere Körperfunktionen verändern können. Manchmal wird es unsere Intention erfordern, dass wir beide Theorien des autonomen Nervensystems nutzen, um die richtigen Atemübungen zu finden und so anzupassen, dass sie uns beim Erreichen unserer Ziele helfen.

Nachdem wir eine Atemübung ausgewählt haben, beurteilen wir all ihre Effekte, die uns näher an unser Ziel oder unsere Intention bringen. So können wir feststellen, ob wir Dinge wie die Atemfrequenz oder Atemgewichtung verändern müssen, um diesem Ziel noch schneller näher zu kommen. Suchen wir etwa eine Übung, die für emotionale Balance sorgt, physisch aber vitalisiert und Energie spendet, dann können wir *Nadi Shodhana* wählen und einfach das Tempo der Atemzüge erhöhen. Oder wir nehmen zwei synergistische Techniken, wie *Nadi Shodhana* und die Box-Atmung, die beide ausgleichende Übungen sind, und kombinieren sie zu einer vollkommen neuen Übung.

Neben den gewünschten Ergebnissen hat eine Atemübung häufig noch eine Reihe weiterer Folgen, die für unser Ziel und unsere Intention kontraproduktiv sein können. Indem wir eine Übung anpassen, verschwinden die ungewünschten Nebeneffekte manchmal und gelegentlich müssen wir eine Übung verändern, um überhaupt die Effekte zu erzielen, die wir uns wünschen. Wenn wir beispielsweise versuchen wollen, unsere Energie mit *Bhastrika Pranayama* zu steigern, aber keine Lust auf die unangenehmen Nebeneffekte der Hyperventilation haben, dann können wir mithilfe einer Atemretentionsübung unseren Kohlendioxidspiegel erhöhen. Spüren wir dennoch unerwünschte Nebenwirkungen, dann sollten wir alternativ eine andere Übung wählen oder die Übung mit anderen Atemtechniken kombinieren, die unserer zugrunde liegenden Intention entsprechen. Mit anderen Worten: Es gibt unzählige Modifikationen und jede Übung kann so angepasst werden, dass sie deinen Bedürfnissen entspricht. Zu guter Letzt können wir entscheiden, ob wir irgendeine andere Atemtechnik oder Bestandteile einer Technik in unsere Sequenz integrieren wollen, um ihre energetischen oder physiologischen Effekte zu verbessern.

Wie können wir Atemübungen kombinieren, um die gewünschten Effekte der einzelnen Techniken zu betonen?

Einen großen Teil unseres Wissens über das Leben und die Welt beziehen wir aus dem Kontext. Egal, ob es sich um eine Situation, ein Wort oder, wie im vorliegenden Fall, um eine Atemübung handelt – der Rahmen, in dem wir eine Sache erleben, verleiht ihr genauso viel, wenn nicht mehr Bedeutung als die Sache selbst. Wir erleben das jeden Tag, wenn wir kommunizieren. Ein und dasselbe Wort kann in einem Satz eine völlig andere Bedeutung besitzen als in einem anderen. Wir sind uns beispielsweise alle einig, dass der Begriff Liebe in »Ich liebe meine Mutter« eine vollkommen andere Bedeutung hat als in den Sätzen »Ich liebe meinen Partner« oder »Ich liebe Pizza«. Diese drei Sätze sagen alle aus, dass ich eine Affinität für etwas besitze. Allerdings dürfte die Liebe zu einem Partner doch eine gänzlich andere sein als die Liebe zu einer Pizza (hoffe ich zumindest)!

Der Kontext kann manchmal die Bedeutung und sogar die Aussprache eines Worts verändern. Nehmen wir das Wort »umfahren«. Je nachdem, in welchem Kontext ich es verwende und welche Silbe davon ich betone, kann es gleichermaßen bedeuten, einem Hindernis auszuweichen oder das Hindernis schlicht zu überrollen. Aufgrund des Kontexts können wir eine Atemtechnik wie *Kumbhaka* nehmen und sie, ohne sie anzupassen, mit anderen Übungen kombinieren, die meine sportliche Leistungsfähigkeit steigern oder mir in einen Zustand tiefer Entspannung verhelfen.

Im Yoga wird der Lehrer zum Beispiel eine Abfolge von Posen zusammenstellen, mit denen der Kurs auf ein bestimmtes Ziel oder eine Intention hinarbeiten kann, wie Hüftöffner, Rückbeugen oder Vorbeugen. Oder der Lehrer hat eine energetische Intention und wählt Posen aus, die den Eigenschaften dieser Energie entsprechen. Viele Haltungen haben mehrere Funktionen. *Camatkarasana* etwa, auch »Wild Thing« genannt, hat eine Reihe physischer Effekte, sie öffnet Hüfte und Lenden, ermöglicht tiefere Rückbeugen, dehnt die Seiten des Körpers und kräftigt Arme und Beine. Sie vermag all diese Dinge und mehr zu leisten, aber keines davon wirklich gut. Für alle positiven Effekte von Wild Thing gibt es andere Übungen, die das besser können. Wenn *Camatkarasana* allerdings im Kontext eines Kurses zu Rückbeugen oder Hüftöffnern eingesetzt wird, dann bietet sie Abwechslung von den anderen Bewegungen und macht diese interessanter, sodass der Zweck der Übung offensichtlicher wird. Ein Schüler spürt die Intention des ganzen Kurses durch diese Haltung. Ein geübter Yogalehrer kann eine Standardhaltung wie Wild Thing heranziehen und leicht abändern, damit sie für die gemeinschaftliche Intention des Kurses noch besser funktioniert.

Bhramari Pranayama ist eine tolle Übung zum Steigern des Stickoxidspiegels. Aufgrund des breiten Spektrums an Effekten, die Stickoxid auslöst, müssen wir aber auch andere Atemübungen wählen, um damit jene Effekte zu betonen, die wir beabsichtigen. Wenn wir *Bhramari* beispielsweise mit *Nadi Shodhana* kombinieren, dann werden die beruhigenden, ausgleichenden Effekte von *Nadi Shodhana* die entspannende Wirkung verstärken, die der erhöhte Stickoxidspiegel auslöst. Kombinieren wir *Bhramari* dagegen mit *Agnisar*, das Energie spendet und die unteren Chakren stimuliert, dann können wir mithilfe des Stickoxids unsere Libido steigern. Einer Atemübung einen Kontext zu geben, indem wir sie gemeinsam mit einer ähnlichen oder synergistischen Übung ausführen, verleiht ihr eine Bedeutung, die wiederum ihre Intention definiert. Die Übungen einer Sequenz sollten abwechslungsreich sein und verschiedene Aspekte abbilden, die am Ende alle zum selben Ergebnis führen.

Wie können wir verschiedene Techniken so verknüpfen, dass eine zusammenhängende Übung entsteht, die energetisch auf unser Ziel oder unsere Intention hinarbeitet?

Wenn du schon einmal trainiert hast, joggen warst oder einen Yogakurs besucht hast, dann hast du dich vorher vermutlich irgendwie aufgewärmt, bist dann zum eigentlichen Trainingsteil übergegangen und hast das Training mit einem Cool-down und ein paar Dehnübungen beendet. Die meisten Sportler beginnen nicht direkt mit Sprints oder versuchen, ihre persönliche Bestleistung zu überbieten, ohne sich vorher adäquat vorzubereiten, sondern folgen einer Art energetischem Spannungsbogen.

Wenn ich einen Yogakurs leite, dann strukturiere ich die Übungssequenzen mithilfe eines solchen energetischen Spannungsbogens, der sogenannten Sequenzwelle, zu der eine Eröffnung, ein leichtes Warm-up, eine wärmebildende Komponente, eine dynamische oder vitalisierende Komponente, ein Cool-down, *Savasana* und ein Abschluss gehören. Ich baue die Energie im Kurs langsam auf, erreiche während der Sequenz das Crescendo und lasse sie anschließend wieder abflachen. Eine gute Sequenz erzeugt ein Narrativ, das während jedes Aspekts des Kurses wie eine spannende Geschichte erzählt wird. Das Warm-up und der wärmebildende Abschnitt lassen bereits die schwierigeren Posen erahnen, die im dynamischen Abschnitt folgen und dann im Cool-down wieder aufgelöst werden. Ich erzeuge meine Atemsequenzen, indem ich viele derselben Prinzipien befolge.

Wenn du eine Atemsequenz kreieren willst, stelle sie dir wie eine Geschichte vor, deren wesentliches Narrativ aus allen enthaltenen Atemübungen und *Pranayama*-Techniken eine zusammenhängende Intention strickt. Diese Intention der Sequenz sollte in jeder einzelnen Übung spürbar sein und uns auf geradem Weg in Richtung Erfüllung unseres Ziels führen. Die Gesamtheit der Sequenz sollte sich wie das Ein- und Ausatmen eines einzigen tiefen Atemzugs anfühlen, der locker beginnt und dann mit großer Intensität immer weiter wird. Je tiefer die Inhalation erfolgt, umso schwieriger ist es, bis zum Höhepunkt der Inhalation durchzuhalten, bevor wir uns lösen und wieder in die Exhalation absinken und den Atemzug in der Folge mit einem harmonischen Ende abschließen.

Wie lang sollte die Atemübung andauern?

In dieser Hinsicht sind sich Atemübungen, Meditationsübungen, Yogakurse oder Fitnesseinheiten nicht unähnlich: Es gibt keine bestimmte Idealzeit, die vorgibt, wie lange ein Training dauern sollte. Am besten beginnst du mit einer Dauer, die dir angenehm ist, und steigerst dich langsam. Wenn ich meinen Schülern beibringe, wie sie selbstständig üben können zu meditieren, dann rate ich ihnen, zunächst mit 5 Minuten am Tag zu beginnen, um eine Gewohnheit daraus zu machen. Viele Menschen, die etwas Neues ausprobieren, machen den Fehler, sich zu Beginn zu viel zuzumuten, und geben deshalb schnell wieder auf, bevor sie sich eine Routine erarbeitet oder den positiven Effekt der Übung gespürt und so ihren Wert erkannt haben. Auch wenn 5 Minuten am Tag verglichen mit 30 Minuten oder 1 Stunde keine großen Auswirkungen haben werden, ist es wichtig, eine tägliche Routine zu etablieren. Dasselbe gilt für Fitness: Jeden Tag 5 Minuten zu trainieren ist besser, als 1-mal im Monat 2,5 Stunden lang zu trainieren. Wenn wir erst einmal eine solche Gewohnheit etabliert haben, können wir die Zeit, die wir mit ihr verbringen, leicht in kleinen Schritten erhöhen, ohne unsere tägliche Routine dafür radikal über den Haufen werfen zu müssen. Je mehr Zeit wir ihr widmen, umso größer werden die positiven Effekte sein, die wir daraus ziehen können. Der Schlüssel lautet aber stets Beständigkeit.

Eine kurze Atemsequenz zu erstellen ist häufig schwierig, weil jede Komponente der Sequenz mehrere Atemübungen mit fixer Dauer enthalten kann, die nicht so einfach entfallen können. Eine 10-minütige Sequenz kann für bestimmte Intentionen dennoch machbar und ausreichend sein. Emotionale und energetische Veränderungen sind relativ schnell spürbar, schon nach wenigen Atemzügen können wir einen Unterschied bemerken. Trotz dieser schnell erfolgenden energetischen Veränderungen sind die meisten physischen Ziele mit kurzen Atemübungen nur schwer zu erreichen. Spürbare physiologische Veränderungen manifestieren sich typischerweise erst nach längerer Anwendung. Sofort kurzfristig können wir beispielsweise unseren Blut-pH-Wert verändern oder unser autonomes Nervensystem beeinflussen. Für anhaltende Ergebnisse müssen wir aber mehr Zeit für das Training aufwenden, vor allem wenn der Fokus des Trainings auf Atemretentionen liegt.

Wenn du nur 5 Minuten übrighast, dann ist ein 5-minütiges Training natürlich besser als gar keins. Dennoch solltest du versuchen, schnellstmöglich 10- bis 15-minütige tägliche Einheiten zu etablieren und dich stufenweise auf 30 Minuten und mehr pro Tag zu steigern. Wenn du einige Monate lang 30 Minuten am Tag trainiert hast, wirst du selbst am besten wissen, wie lang oder kurz dein Training sein muss, um effektiv zu sein.

Die Dauer einer Atemsequenz zu verändern ist einfach. Wie ich im folgenden Abschnitt erklären werde, besteht jede Atemsequenz aus vier Bestandteilen. Jeder dieser Teile besteht wiederum aus einer oder mehreren Atemübungen. Um eine Sequenz zu verlängern oder zu verkürzen, verändern wir einfach die Anzahl der Wiederholungen pro Übung. Wenn der erste Teil beispielsweise eine Übung enthält, die 5 Wiederholungen umfasst und insgesamt 2,5 Minuten dauert, wir die Dauer aber auf 5 Minuten erhöhen wollen, dann verdoppeln wir einfach die Anzahl der Wiederholungen. Kurzum: Wir können von jeder Übung mehr oder weniger Wiederholungen absolvieren, bis wir auf die Gesamtdauer kommen, die wir uns vorgestellt haben.

Um beurteilen zu können, wie lange und mit wie vielen Wiederholungen du jede Atemübung ausführen musst, solltest du deshalb zunächst die Gesamtzeit bestimmen, die du trainieren solltest, um Resultate zu spüren. Am besten feststellen kannst du das, indem du die einzelnen Techniken ausführst und dir notierst, ab wann du physiologische oder energetische Veränderungen bemerkst, du etwa ruhiger wirst oder mehr Energie hast. Bei der Atemsequenzierung arbeiten wir also mit zwei Faktoren – der Dauer der einzelnen Bestandteile und der Gesamtdauer der Sequenz – und beide müssen berücksichtigt werden. Lass dich von deiner Intention leiten. Meine führt mich normalerweise in die richtige Richtung, wenn ich mir die Zeit nehme, auf sie zu hören.

Die Atemsequenzwelle

Der energetische Spannungsbogen, den ich zum Sequenzieren von Atemübungen verwende, unterscheidet sich ein wenig von der Sequenzwelle, die ich in meinen Yogakursen einsetze, besitzt aber dieselbe Grundstruktur.

Wenn wir anderen Menschen eine Atemsequenz beibringen wollen, beginnen wir mit einer Einführung oder Eröffnung. Wenn ich einen *Pranayama*-Kurs gebe, der auf den Prinzipien der Atemsequenzierung aus diesem Buch aufbaut, dann beginne ich damit, Ziel und Intention der Atemsequenz zu erklären. Danach zähle ich alle Atemübungen auf, die wir in dem Kurs durchnehmen werden. Ich erkläre kurz, warum ich speziell diese Techniken ausgesucht habe, und demonstriere dann bei jeder einzelnen, wie man sie ausführt. Um die energetische Welle aufrechtzuerhalten und sicherzustellen, dass meine Schüler sowohl physisch als auch emotional den größtmöglichen Nutzen aus dem Kurs ziehen, vermeide ich Unterbrechungen in der flüssigen Abfolge der Übungen. Indem ich vor dem Beginn einer Sequenz jede Technik erkläre, kann ich später zwischendrin Hinweise geben und die Dauer der einzelnen Atemtechniken abzählen, ohne immer wieder innehalten zu müssen, um die nächste Übung zu erklären.

Wenn du deine Atemsequenz nicht gemeinsam mit anderen ausführst, kann es genauso hilfreich sein, dir vorher einen Moment Zeit zu nehmen, um dir deine neue Intention und die Abfolge der einzelnen Übungen noch einmal zu vergegenwärtigen.

Die Atemsequenzwelle besteht aus vier Bestandteilen, die als Anleitung und Werkzeug dienen, um eine zusammenhängende Struktur zu bilden:

- Warm-up
- Wärmebildung
- Vitalisierende Übungen
- Cool-down

Wenn ich eine neue Sequenz aufbaue, dann beginne ich normalerweise mit dem vitalisierenden Teil, gefolgt vom wärmebildenden Teil und erst dann bestimme ich Warm-up und Cool-down, passend zum Hauptteil des Kurses, der mich an mein Ziel führt. Vielleicht möchtest du lieber mit einer anderen Komponente beginnen, dem Warm-up vielleicht, und die Sequenz ganz chronologisch aufbauen. Die Sequenzwelle ist das Instrument, mit dem du den energetischen Spannungsbogen organisieren kannst. In welcher Reihenfolge du die Sequenz aufbaust, spielt keine Rolle, solange sie am Ende in der aufgezählten Reihenfolge praktiziert wird.

Je nachdem, wie dein Ziel lautet, können sich die vier Bestandteile in unterschiedlicher Weise ausdrücken. Eine wärmebildende Atemübung mit der Intention eines Energieschubs wird sich stark von einer wärmebildenden Atemübung mit der Intention Entspannung unterscheiden.

Jede Komponente der Atemsequenz kann aus einer oder mehreren Atemübungen bestehen. Du kannst eine Komponente auch ganz weglassen, wenn ihre Energetik nicht zur übergeordneten Intention der Sequenz passt. In eine Atemsequenz zur Tiefenentspannung solltest du beispielsweise keine wärmebildende Übung einbauen. Die Dauer jeder Komponente hängt davon ab, wie lang und anspruchsvoll die gesamte Sequenz ist. Anspruchsvollere und intensivere Sequenzen enthalten normalerweise auch längere wärmebildende und vitalisierende Bestandteile, während eine passivere oder sanftere Sequenz den Fokus eher auf Warm-up und Cool-down setzt. Ist die Dauer jedes Bestandteils ähnlich, dann fühlt sich die Sequenz ausgeglichener an. Selbst in der Struktur der Atemsequenz spüren wir, dass die Energie der *Gunas* präsent ist. Die Atemsequenzwelle ist ein weiteres Instrument, das wir einsetzen können, um die Intention unseres Trainings voranzubringen und die energetische Fülle auszudrücken, die wir vermitteln wollen.

Bevor du mit der ersten Atemübung einer Sequenz startest, solltest du zunächst in dich hineinhören – ohne zu urteilen und ohne zu versuchen, deinen jetzigen Zustand sofort verändern zu wollen. Mit anderen Worten: Beginne stets an deiner persönlichen Grundlinie, an deinem Ausgangspunkt. Wenn du ein Ziel hast, wird die Atemarbeit dich dorthin führen. Beginne damit, die Qualität deiner Atmung zu beobachten, Frequenz, Rhythmus und Tiefe. Prüfe, wie du dich energetisch so fühlst. Bist du eher schlapp, stehst du voll unter Strom oder befindest du dich im Gleichgewicht? Überprüfe auch deinen emotionalen Zustand. Bist du ruhig und entspannt oder spürst du beim Atmen Aufregung, Angst oder andere Emotionen in dir aufsteigen? Du solltest vor Beginn jeder Praxis deinen physischen und mentalen Ausgangszustand beurteilen, damit du dein Gefühl am Ende der Übung damit vergleichen kannst.

Nachdem du so deine individuelle Grundlinie abgesteckt hast, nimm dir einen Augenblick, um dich zu zentrieren und eine Geist-Körper-Verbindung zu deinem Atem aufzubauen. Eine solche Verbindung kannst du einfach herstellen, indem du einige Male langsam und bewusst durch die Nase ein- und ausatmest. Auch ein paar kurze Atemretentionen können helfen, vor allem wenn wir ein wenig ängstlich oder aufgeregt sind.

Atemsequenzwelle

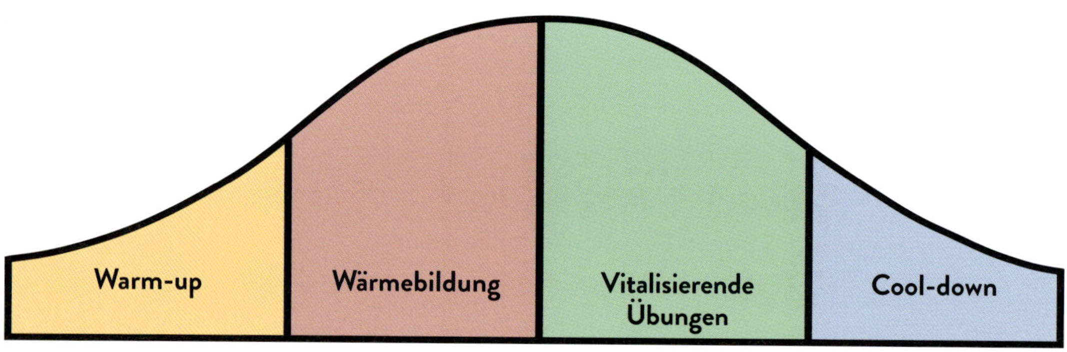

Das Warm-up

Bevor du joggen gehst, solltest du dir die Zeit nehmen, deine Muskulatur aufzuwärmen. Für Atemübungen gilt dasselbe: Es braucht Zeit, das Zwerchfell und die Atemmuskulatur ausreichend aufzuwärmen.

Überlege dir, welche energetischen Eigenschaften oder *Gunas* du ausdrücken möchtest. Wenn du beispielsweise mit *Rajas Guna* (ansteigende Energie) arbeitest, wird das Warm-up ein wenig intensiver ausfallen als bei einer Sequenz, bei der *Tamas Guna* (absinkende Energie) im Mittelpunkt steht. Ist die Intention *sattvisch* (ausgeglichene Energie), dann könnte das Warm-up entweder aus einer ausgeglichenen, *sattvischen* Atemübung bestehen oder eher *rajasisch* ausfallen und später im Cool-down mit einer *tamasischen* Atemübung aufgelöst werden.

Ich möchte an dieser Stelle noch einmal ausdrücklich darauf hinweisen, dass »Warm-up« nicht »leicht« bedeutet. Warm-up ist ein relativer Begriff, ähnlich wie warm oder kalt. Wasser mit einer Temperatur von 38 Grad Celsius ist im Vergleich zu kochendem Wasser kalt, verglichen mit Eiswasser aber heiß. Die Intensität eines Warm-ups sollte stets zur Energie der Atemsequenz passen. Ist die Sequenz sehr anspruchsvoll, sollte das Warm-up genauso anspruchsvoll sein. Hauptzweck eines Warm-ups ist es, Geist und Körper auf die schwierigeren Übungen vorzubereiten, die noch folgen werden, und dabei gleichzeitig eine Intention für die Sequenz zu setzen.

Ein Warm-up zusammenzustellen kann mitunter schwierig sein, wenn du nicht genau weißt, für was du dich überhaupt aufwärmst. Wie bereits erklärt, erstelle ich deshalb oft zuerst die vitalisierende Komponente. Wenn wir schon wissen, was als Nächstes kommt, können wir das Warm-up so gestalten, dass es auf den Rest der Sequenz vorausdeutet. Ein solches Vorausdeuten findet statt, wenn eine Übung die nachfolgende(n) Übung(en) andeutet, entweder weil sie eine abgeänderte Variante dieser Übung(en) ist oder auf eine ähnliche Art und Weise ausgeführt wird. Ein Beispiel: Wenn der vitalisierende Teil eine lange Atemretention umfasst, dann sollte das Warm-up eine kurze Retention enthalten. Dieses Vorausdeuten ist nicht zwingend notwendig, es ist aber eine gute Gelegenheit, um eine einfachere Variante einer komplexeren Übung einzuführen, die später in der Sequenz noch vorkommen wird und auf die wir uns so optimal vorbereiten können. Ein solches Vorausdeuten gibt der Übung außerdem insgesamt einen inhaltlichen Rahmen und betont die Intention. Wenn wir uns gegen ein Vorausdeuten im Warm-up entscheiden, sollten wir dennoch berücksichtigen, welche Art(en) von Atemübung(en) im vitalisierenden und wärmebildenden Abschnitt ausgeführt werden, und Aufwärmübungen wählen, mit denen wir uns langsam an diese anspruchsvolleren Techniken herantasten können. Ein Warm-up kann folgendermaßen aussehen:

- Eine einzige Übung, die den ganzen Abschnitt über mehrmals wiederholt wird.
- Eine langsame Steigerung einer Übung, die einfach beginnt und schrittweise immer anspruchsvoller wird.
- Eine Reihe verschiedener Atemübungen, deren Intensität schrittweise erhöht wird.

Der wärmebildende Teil

Der Hauptzweck des wärmebildenden Abschnitts ist es, die Intensität der Sequenz zu verstärken. Wie das Warm-up muss auch diese Komponente zum energetischen Charakter der Sequenz passen und den vitalisierenden Abschnitt und das übergeordnete Ziel der Übungen berücksichtigen. In einer Atemsequenz mit beruhigender, entspannender Energie wird der wärmebildende Teil sehr sanft ausfallen und eher wie eine Erweiterung des Warm-ups oder eine leichte Vorstufe des vitalisierenden Abschnitts wirken.

Es gibt verschiedene Möglichkeiten, die Intensität der Übungen zu erhöhen. Liegt der Fokus der Sequenz auf *Rajas Guna*, dann ist eine Schnellatemübung wie *Kapalabhati* oder *Bhastrika* eine sinnvolle Option. Jede Form von Schnellatmung stimuliert das sympathische Nervensystem, erhöht Herzfrequenz, Blutdruck und kardiorespiratorischen Bedarf und regt den Stoffwechsel an. Diese physiologischen Veränderungen sorgen für eine Wärmeentwicklung im Körper, verstärken die mentale Energie und verbessern die Konzentration. Wir können Schnellatemtechniken auch verwenden, wenn der Fokus der Sequenz *Sattva Guna* ist, müssen dann aber die schnelle Atmung mit einer Atemretentionsübung ausgleichen. Auf eine Übung, bei der die Atemfrequenz erhöht wird, folgt meist irgendeine Form von Atemretention. Schnellatmung und Atemretention können Bestandteil des wärmebildenden Abschnitts sein oder sogar Teil derselben Atemübung. Wir können Schnellatemübungen im wärmebildenden

Teil auch einsetzen, um uns auf eine intensive *Kumbhaka*-Übung im vitalisierenden Abschnitt vorzubereiten.

Die meisten *Pranayama*-Übungen stimulieren das kardiorespiratorische System und sorgen deshalb ohnehin bereits für Wärmebildung und höhere Intensität. Wie oder mit welchem Ansatz wir eine Atemübung in einer Sequenz verwenden, gibt ihr einen entsprechenden Kontext, der entscheidend dafür ist, ob sie in diesen Abschnitt der Sequenz gehört. Denn basierend auf dem Kontext der Sequenz versuchen wir, die passenden Atemübungen für deren wärmebildenden Abschnitt zu finden. Neben dem Erzeugen von Wärme im Körper stellt dieser Abschnitt auch einen Übergang vom Warm-up hin zum vitalisierenden Teil dar.

Der vitalisierende Teil

Der vitalisierende oder dynamische Teil ist das Crescendo der Sequenz. In diesem Abschnitt werden die Intention und das Ziel vollständig ausgedrückt und umgesetzt. Es ist im Grunde der wichtigste Bestandteil der Sequenz, weil er dem Rest einen Kontext verleiht.

Bei der Auswahl der Übung(en) für den vitalisierenden Teil müssen wir uns zunächst das Ziel der Sequenz klarmachen. Besitzt dieses Ziel einen emotionalen Aspekt? Wenn wir den Ausdruck einer Emotion spüren wollen, dann sollten wir mit unseren Übungen vor allem versuchen, diesen emotionalen Aspekt anzugehen. Emotionen zu steuern ist extrem schwierig. Im Gegensatz dazu kann es sehr einfach sein, einer Atemtechnik zu folgen. Wir benötigen deshalb eine präzise Intention, damit unsere Atmung uns zu der emotionalen Transformation führen kann, die wir uns wünschen.

Die *Vayus* stellen eine ganz fantastische Karte für uns dar, mit deren Hilfe wir verstehen können, wie unsere Emotionen sich bewegen und wie wir sie wieder ins Gleichgewicht bringen. Die *Vayus* beschäftigen sich mit Ungleichgewichten in der Bewegung emotionaler Energien und ihrer Stagnation, die Dysfunktionen und Leid verursacht. Wenn unser Ziel eine emotionale Veränderung ist, dann sollten wir die Übung so gestalten, dass wir mit der Antithese zu diesem emotionalen Ziel beginnen. Wenn wir mit der Atemübung also glücklicher werden wollen, dann sollten wir eine Sequenz erstellen, die davon ausgeht, dass wir aktuell unglücklich sind. Wenn das Ziel aber lautet, glücklich zu sein, dann sollten wir zunächst versuchen, besser zu verstehen, warum wir unglücklich sind oder woher unser energetisches Ungleichgewicht rührt – denn Emotionen wie Unglücklichsein können viele Ursachen haben. Sobald wir den Grund für das Ungleichgewicht oder die gegensätzliche Emotion zu unserer Zielemotion definiert haben, können wir herausfinden, wo in den *Vayus* sich das Ungleichgewicht befindet, und unserer Atmung folgen, um dieses Ungleichgewicht aufzulösen. Emotionale Übungen sind sehr subtil und erfordern eine Menge Intention, damit sie effektiv wirken. *Mudras* und Visualisierung können dabei helfen, den Zweck des Atemtrainings zu erfüllen.

Welches physische Ergebnis verbinden wir mit unserem Ziel? Wollen wir eine physiologische Veränderung herbeiführen? Der physische Aspekt – etwa die sportliche Leistungsfähigkeit zu steigern oder das Gedächtnis zu verbessern – kann die wichtigste Komponente des Ziels sein. Oder es ist eine synergistische Eigenschaft, die unsere Intention unterstützt. Lautet unser Ziel etwa, Stress oder Angstgefühle zu reduzieren, dann benötigen wir Übungen, die uns helfen, Blutdruck und Puls zu senken. Bei der Auswahl von *Pranayama*-Übungen oder anderer Atemtechniken, müssen wir deren Effekte auf das autonome Nervensystem und andere physiologische Veränderungen berücksichtigen, die vom Atem herrühren, etwa was Kohlendioxid- oder Stickoxidspiegel angeht. Es ist viel einfacher und unkomplizierter, Atemübungen zu finden, die unsere Physis beeinflussen, als Übungen für emotionale Ziele.

Welche energetische Klasse besitzt unser Ziel: *Rajas*, *Tamas* oder *Sattva*? Der energetische Aspekt verrät uns, wie wir atmen sollten. Wir wissen, dass wir für mehr Energie schneller atmen müssen und für weniger Energie langsamer. Wir dürfen aber nicht vergessen, dass einige Atemübungen paradoxerweise gleichzeitig die *rajasische* Energie und den parasympathischen Tonus verstärken. Generell folgt *Rajas Guna* aber dem sympathischen Nervensystem und *Tamas Guna* begleitet das parasympathische Nervensystem.

Das Cool-down

Im Cool-down wird die Intention aufgelöst. Manchmal ist das Cool-down eine sanftere Wiederholung des vitalisierenden Teils oder eine Spiegelung des Warm-ups und leitet das Trainingsende ein. Auch hierbei müssen wir das Ziel und die energetischen Eigenschaften des Trainings in Bezug auf unser Ziel im Blick behalten. In der Regel ist das Cool-down energetisch etwas weniger intensiv als der Rest der Sequenz. Zum Beispiel:

- Wenn die Energie der Sequenz *Rajas* ist, wird sich das Cool-down *sattvisch* anfühlen.
- Ist die Energie *sattvisch*, wird sich das Cool-down *tamasisch* anfühlen.
- Und ist die Energie *Tamas*, dann bleibt die Intensität im Cool-down unverändert.

Dieses Herunterfahren der Intensität (oder Beibehalten von *Tamas*) gibt dem Training einen passenden Ausklang und verleiht der Sequenz ein Gefühl von Balance und Harmonie.

Wenn die Intention der Sequenz eine emotionale ist, dann sollte das Cool-down diese Intention widerspiegeln, sodass wir anschließend die gewünschte Empfindung spüren. Den Atem um *Mudras* und Visualisierungen zu ergänzen ist außerdem eine tolle Möglichkeit, um mehr Bewusstsein auf die emotionalen Eigenschaften zu lenken, die durch die Intention manifestiert werden.

Ist das Ziel des Trainings ein physiologisches, dann kann das Cool-down dazu dienen, dieses Ziel zu unterstützen oder aufzulösen. Wenn sich die ganze Sequenz ausgeglichen anfühlen soll, wählen wir sanftere Übungen für das Cool-down, um weiter auf das physische Ergebnis, das bereits im Rest der Sequenz repräsentiert wurde, hinzuarbeiten. Zieht uns die Sequenz, die uns zum Cool-down hinführt, zu sehr in eine Richtung oder hinterlässt das Gefühl eines Ungleichgewichts, dann lösen wir das Ziel mit Übungen auf, die den Folgen des vitalisierenden Teils entgegenwirken und wieder ein Gleichgewicht herstellen. Ein solches Entgegenwirken ist normalerweise nur nötig, wenn der vitalisierende Teil aus Atemübungen besteht, deren sympathischer Tonus zu stark ist. Selbst wenn das Ziel der Atemsequenz lautet, den sympathischen Tonus zu stärken, wollen wir die Einheit doch mit einem ausgeglichenen autonomen Nervensystem abschließen, damit wir wieder zu einer gesunden Atmung im Ruhezustand zurückkehren können. Auf keinen Fall wollen wir, dass unsere Atemsequenzen zu Überatmung oder anderen auf Dauer ungesunden Atemgewohnheiten führen.

Abschluss und Selbstbetrachtung

Nach Abschluss der Atemsequenz sollten wir mindestens 5- bis 10-mal ganz bewusst Luft holen, um zu einem normalen Atemrhythmus im Ruhezustand zurückzukehren und ein gesundes Atemmuster wiederherzustellen. Wir sollten uns außerdem die Zeit nehmen zu überprüfen, wie wir uns nach dem Training fühlen. So wie wir uns die Zeit genommen haben, uns vor dem Training zu zentrieren, sollten wir anschließend einen Augenblick nutzen, um eventuelle physische oder emotionale Veränderungen zu erkennen. Falls wir eine neue Atemsequenz zusammengestellt haben, gibt uns diese Selbstbetrachtung die Möglichkeit herauszufinden, ob die Übungen uns an unser geplantes Ziel geführt haben oder ob wir noch Anpassungen an der Sequenz vornehmen müssen. Ich übe eine Sequenz normalerweise 4- oder 5-mal und passe sie dabei immer wieder an, bis ich das Gefühl habe, damit mein gewünschtes Ziel zu erreichen.

Sobald du eine Atemsequenz zusammengestellt hast, kannst du sie so oft üben wie nötig, um deine Intention zu erfüllen oder dich näher an dein Ziel heranzubringen. Manche Sequenzen praktiziere ich fast täglich, wie etwa die Atemsequenz für sportliche Leistungsfähigkeit (Seiten 250–258), andere nur, wenn ich das Gefühl habe, dass ich sie benötige. Wenn ich beispielsweise Einschlafprobleme habe, nutze ich die Schlafsequenz (Seiten 235–243).

Ein altes Sprichwort lautet: »Wenn du nichts tust, wird auch nichts passieren.« Leider stimmt das aber nicht. Wenn du nichts tust, wird etwas passieren, allerdings mit ziemlicher Sicherheit nicht das, was du dir erhoffst. Veränderung ist eine universelle Wahrheit. Alles gedeiht oder vergeht. Wachstum ist das Ergebnis von Aktivität und Verfall das Ergebnis von Stagnation. Der Pfad zu positiver Veränderung und Wachstum ist nicht immer klar erkennbar und wir müssen manchmal ein wenig umherirren, bis wir erkennen, wo genau wir hinmüssen. Wenn dir nicht ganz klar ist, wo du dich befindest, woher du kommst oder wie du hierhergekommen bist, wie willst du dann jemals erkennen können, was du tun musst, um deine gewünschten Veränderungen zu manifestieren?

Glücklicherweise kannst du mit nur wenigen Atemzügen bewusster Achtsamkeit den Fluss deiner Wirklichkeit beobachten und erkennen, ob du dich in die richtige Richtung bewegst, gegen einen unbesiegbaren Strom ankämpfst oder aufgrund von Stagnation nicht vorwärtskommst. Wissenschaft und Philosophie können uns nur verraten, wie wir uns fühlen sollten oder was passieren müsste. Ob unsere Intention am Ende aufgeht, müssen wir durch

Beobachten selbst herausfinden. Wenn wir mit unserer Sequenz nicht die Ergebnisse erzielen, die wir geplant haben, dann wissen wir, dass wir Korrekturen an unserem Kurs vornehmen müssen.

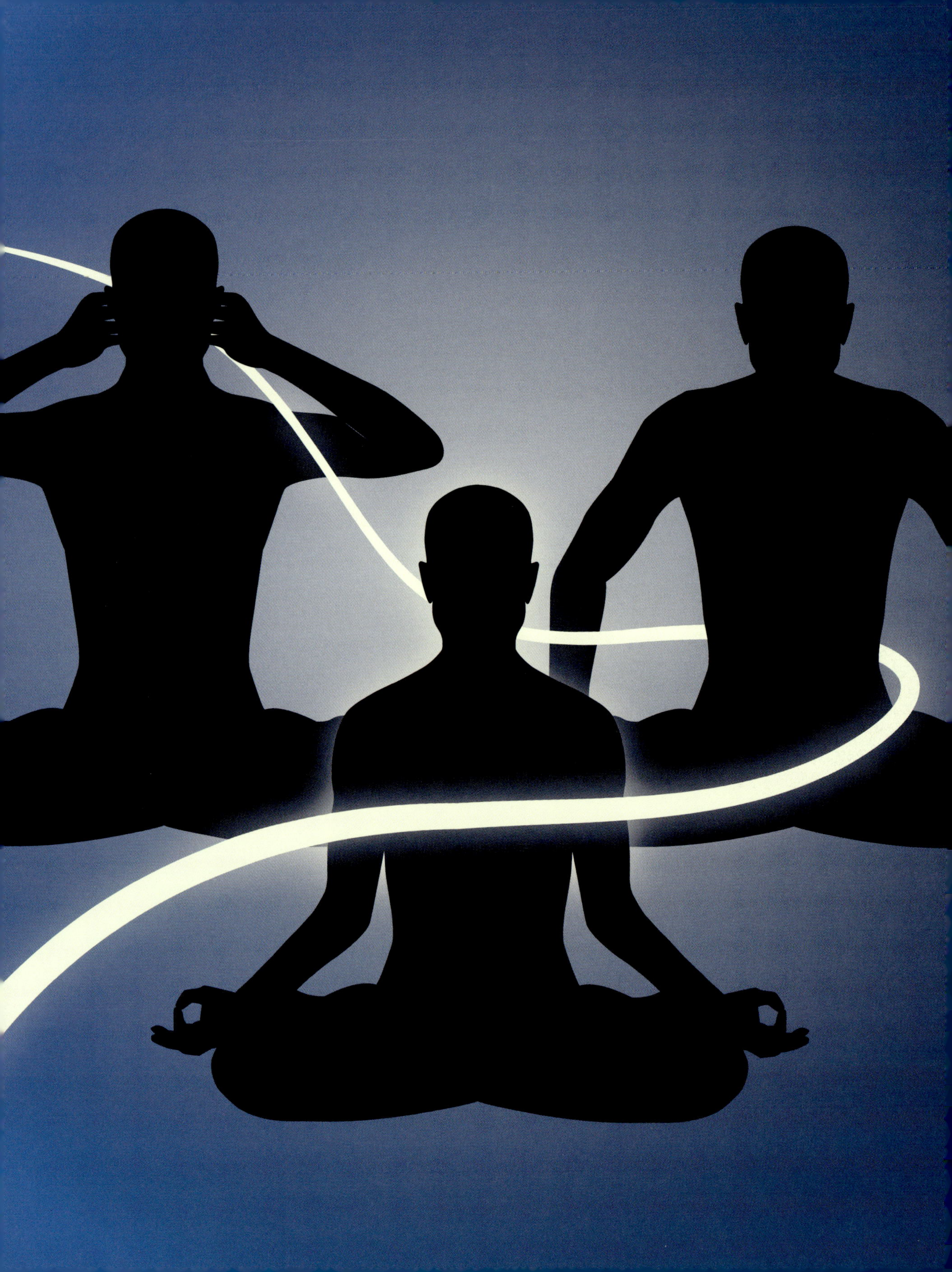

KAPITEL 5

Atemsequenzen mit verschiedenen Funktionen

In diesem Abschnitt stelle ich dir zehn Atemsequenzen für dein eigenes Training vor und erkläre dir, wie sie aufgebaut sind und warum ich sie so strukturiert habe. Ich hoffe, dir wird anhand dieser Sequenzen noch klarer, wie du deine Atmung als wirksames Instrument zur physischen, emotionalen und spirituellen Veränderung einsetzen kannst. Nutze die folgenden Sequenzen, um diese Ziele zu erreichen, oder verwende sie als Vorlage zum Planen deiner ganz eigenen Atemsequenzen, die zu deinen individuellen Bedürfnissen passen und deine persönlichen Ziele widerspiegeln.

Der Schwierigkeitsgrad aller folgenden Sequenzen ist moderat. Abhängig von deinen persönlichen Zielen wirst du die eine oder andere Atemretention oder Wiederholung vielleicht etwas verlängern oder verkürzen müssen, um die Übungen einfacher oder anspruchsvoller zu gestalten.

Denke daran: Der Atem ist heilsame Medizin. Wie ein Medikament, das du einnehmen kannst, wann immer und so oft es nötig ist, wirkt jede dieser Sequenzen gegen eine bestimmte Beschwerde. Genau wie bei echten Medikamenten wird eine einmalige Einnahme nicht genügen, vielmehr musst du so lange damit weitermachen, bis deine Beschwerden vollständig geheilt sind oder der gewünschte Effekt eingetreten ist.

Gleichmut

Diese Atemsequenz erzeugt ein Gefühl von Balance und Harmonie zwischen Geist und Körper, zwischen innerer und äußerer Natur. Sie besteht aus energieausgleichenden Atemübungen, deren Intensität schrittweise gesteigert wird, während die Ausgewogenheit des autonomen Nervensystems aufrechterhalten wird. Sie stellt eine Balance zwischen Emotionen und physischem Körper her, sorgt mithilfe von sanften Atemretentionen für gleichbleibende Harmonie und klingt aus mit einem langsamen energetischen Anstieg, der Geist und Körper in einen Zustand vollkommener Gelassenheit versetzt.

Gleichmut ist ein Zustand emotionaler und mentaler Stabilität. Diese Ruhe beizubehalten, selbst unter Anspannung und Stress, macht diesen emotionalen und energetischen Zustand so unverzichtbar. Gleichmut ist wie der starre Kiel am Rumpf eines Segelboots, der das Schiff selbst bei stürmischen Winden und hohem Wellengang verlässlich auf Kurs hält. Es geht also darum, auch im Angesicht des Sturms gelassen zu bleiben – selbst wenn die Welt um uns herum zusammenfällt, bleiben wir ruhig und davon unberührt. Unsere Fähigkeit, selbst im größten Chaos und trotz unvorhergesehener Herausforderungen Balance und Harmonie zu bewahren, ist der Schlüssel zu Erfolg und einem gesunden Geist. Diese Atemsequenz soll uns zu unserer inneren Mitte zurückführen, wenn wir uns entweder niedergeschlagen und lethargisch oder gestresst und aufgewühlt fühlen.

Um ein Gleichgewicht des autonomen Nervensystems herzustellen, müssen wir mithilfe unserer Atmung den ventralen Vagalkomplex stimulieren. Der ventrale Vagalkomplex ermöglicht uns, auf gesunde Weise mit anderen interagieren zu können und schwierige Situationen zu meistern, ohne dabei überfordert oder gestresst zu sein.

Das *Sattva Guna* steht für einen gleichmütigen Zustand voller Balance und Harmonie und ist energetisch neutral. *Sattva* bedeutet, einfach zu sein, also völlig präsent und ins Hier und Jetzt vertieft. Um emotionalen und energetischen Gleichmut zu finden, müssen wir im Jetzt präsent sein.

Wir erleben außerdem eine energetische Balance zwischen dem *Sushumna Nadi* und dem *Prana Vayu*. Das *Sushumna Nadi* erwächst energetisch durch eine Balance zwischen unserer passiven, rezeptiven und unserer aktiven, extrovertierten Seite. *Prana Vayu* sorgt für das Geben und Nehmen von Energie und repräsentiert unsere angeborene Verbundenheit.

Der Gleichmut von Geist und Seele rührt her vom Verständnis, dass wir alle ein Teil von etwas Größerem sind. Wir können kein inneres Gleichgewicht spüren, solange wir uns von diesem Ganzen getrennt fühlen. Denn jede Form von Trennung fühlt sich an, als fehle uns etwas. Nur indem wir uns wieder als Ganzes fühlen, können wir echte Harmonie spüren.

Während wir diese Sequenz ausführen, lassen wir uns von unserem Atem zentrieren und fokussieren und bleiben vollkommen präsent. Weil der Atem in unserem energetischen Körper für Balance sorgt, wird die Intention, im Hier und Jetzt präsent zu sein, unser Ziel des Gleichmuts manifestieren.

Atemsequenz für Gleichmut 25 Minuten			
1:1 | Inhalation:Exhalation **1:1:1:1 | Inhalation:innere Retention:Exhalation:äußere Retention**			
Warm-up	***Sama Vritti*** 5:5 → 15:15 Verlängere Inhalation und Exhalation pro Runde um 1 Sekunde bis auf 15:15 (5:5, 6:6, 7:7 … 15:15)	1 Runde	4 Minuten (circa)
Wärmebildung	***Nadi Shodhana* mit Box-Atmung** 5:5:5:5	20 Runden	7 Minuten (circa)
Vitalisierung	***Viloma* 3** Inhalation:Retention 3:2, 2:3, 1:4 Exhalation:Retention 1:4, 2:3, 3:2	20 Runden	10 Minuten (circa)
Cool-down	***Sama Vritti*** 15:15 → 5:5 Verkürze Inhalation und Exhalation pro Runde um 1 Sekunde bis auf 5:5 (15:15, 14:14, 13:13 … 5:5)	1 Runde	4 Minuten (circa)

Warm-up

Das Warm-up beginnt mit *Sama Vritti Pranayama* (Seiten 135–139), das durch gleichlange Inhalationen und Exhalationen ein Gefühl der Ausgeglichenheit erzeugt. Du behältst die gleiche Gewichtung der Atembestandteile bei, steigerst aber schrittweise deren Dauer, wodurch die Übung immer intensiver wird. Die Gleichheit des Atems stärkt *Sattva Guna* und reguliert das autonome Nervensystem. Das Verlängern der Atemzüge ermöglicht es dir, deine Atmung zu verlangsamen und den Kohlendioxidspiegel zu erhöhen, wodurch das parasympathische Nervensystem stimuliert und ein Gefühl von Ruhe und Entspannung ausgelöst wird. Indem du die Dauer jedes Atemzugs langsam erhöhst, bis zu einem Punkt, an dem die Übung zur echten Herausforderung wird, verstärkst du ihre Intensität und erzeugst ein Gefühl gesteigerter Energie und Bereitschaft.

Beginne mit einer 5-sekündigen Inhalation, gefolgt von einer 5-sekündigen Exhalation. Verlängere beide Atembestandteile mit jedem Atemzug um 1 weitere Sekunde. Beim zweiten Atemzug atmest du also 6 Sekunden ein und 6 Sekunden aus. Steigere dich weiter, bis du 15 Sekunden ein- und 15 Sekunden ausatmest, atme insgesamt somit 7-mal ein und aus (5:5, 6:6, 7:7 ... 15:15). Atme zu Beginn dieses Warm-ups nur so tief ein, wie du für die Dauer dieses Atemzugs musst. Eine 5-sekündige Inhalation sollte nämlich nur geringfügig tiefer als eine normale Inhalation sein und etwa ein Drittel deiner Vitalkapazität (vollständige Atmung) umfassen. Während du dich durch das Warm-up arbeitest, wirst du mit jedem Atemzug deine Lunge ein wenig mehr füllen und Brust und Bauch etwas stärker weiten und so langsam das Zwerchfell aufwärmen und die Zwischenrippenmuskeln dehnen.

Wärmebildung

Im wärmebildenden Teil werden zwei Atemtechniken miteinander kombiniert: *Nadi Shodhana* (Seiten 156–162) und die Box-Atmung (Seiten 135–139). Diese Techniken fördern Balance und Harmonie auf leicht unterschiedliche Art und Weise. *Nadi Shodhana* ist eine Übung zur energetischen Harmonisierung, die eine innere Balance herstellt, indem sie Einheit zwischen unseren gegensätzlichen Eigenschaften erzeugt. Sie schafft außerdem ein Gleichgewicht zwischen beiden Hirnhälften. Die Box-Atmung erhöht dagegen die Herzfrequenzvariabilität und reguliert das autonome Nervensystem, wodurch sie den ventralen Vagalkomplex stimuliert. Indem wir beide Techniken miteinander verbinden, betonen wir ihre Intention stärker: das Herstellen von Balance. Und weil *Nadi Shodhana* eher den energetischen Körper betrifft und die Box-Atmung einen erheblichen Einfluss auf den physischen Körper hat, unterstützt ihre Kombination die Intention einer Geist-Körper-Verbindung.

Beginne, indem du deine linke Hand in *Jnana Mudra* auf deinem linken Knie ablegst (*Mudra* der Weisheit) und mit deiner rechten Hand *Vishnu Mudra* (die *Mudra* der Balance) formst (Seite 159). Verschließe das rechte Nasenloch mit deinem rechten Daumen, atme 5 Sekunden lang durch das linke Nasenloch ein und halte weitere 5 Sekunden die innere Retention. Verschließe anschließend das linke Nasenloch mit deinem Ringfinger, atme durch das rechte Nasenloch aus und halte auch die äußere Retention für 5 Sekunden. Wiederhole diesen Zyklus und beginne die zweite Runde, indem du durch das rechte Nasenloch einatmest. Fahre so 20 Runden oder etwa 7 Minuten lang fort.

Bei dieser Technik sollte deine Energie relativ konstant bleiben. Während des Warm-ups steigt die Intensität leicht, der längste Atemzug dauert etwa 30 Sekunden. Nur die letzten 5 Atemzüge des Warm-ups dauern länger als 20 Sekunden. Die wärmebildende Übung ist ein etwa 20-sekündiger Atemzyklus, das heißt, du nimmst etwa 7 Minuten lang nur 3 Atemzüge pro Minute. Wie zu Beginn des Warm-ups dauert die Inhalation 5 Sekunden, du atmest also ein wenig tiefer ein als bei einer regulären Inhalation und nutzt etwa ein Drittel deiner Vitalkapazität.

Bei der Box-Atmung-Komponente verwenden wir innere und äußere Retentionen. Die Retentionen sind jeweils nur kurz, dürften dir also nicht allzu schwerfallen. Die Technik bereitet uns dennoch auf die etwas anspruchsvolleren Retentionen im anstehenden vitalisierenden Teil vor.

Vitalisierung

Im vitalisierenden Teil verwenden wir die unveränderte *Pranayama*-Technik *Viloma* 3 (Seiten 167/168). Bei *Viloma* 3 ist die Dauer von Inhalation, Exhalation und Retentionen gleich, wodurch ein Gefühl von Balance und Gleichmut entsteht. Diese Übung passt daher perfekt zu unserer Intention. Sie stimuliert außerdem den ventralen Vagalkomplex, erhöht die Herzfrequenzvariabilität und fördert einen *sattvischen* Zustand. Wenn du die *Viloma*-3-Gewichtung von Inhalation zu Retention 3:2, 2:3, 1:4 und von Exhalation zu Retention 1:4, 2:3, 3:2 befolgst, dann dauert jeder Atemzyklus etwa 30 Sekunden oder 2 Atemzüge pro Minute.

Vielen Menschen fällt es deshalb schwer, diese Technik 10 Minuten lang durchzuhalten. Die Atemsequenz darf aber nicht zu schwierig für dich sein, weil sie sonst die *Rajas*-Energie mehrt und dich dadurch von deiner Intention abbringt. Du solltest in der Lage sein, die Übung über ihre gesamte Dauer hinweg zu absolvieren, ohne dabei den Drang zu spüren, nach Luft schnappen zu müssen (das Lufthunger-Gefühl). Zähle unbedingt etwas schneller, damit die Übung sich stimulierend, aber nicht schwierig anfühlt und du deine *sattvische* Energie beibehalten kannst.

Cool-down

Das Cool-down ist eine exakte Spiegelung des Warm-ups. Auch hier wird *Sama Vritti* eingesetzt, um eine Balance des autonomen Nervensystems und das Gefühl des Gleichmuts aufrechtzuerhalten, das im übrigen Teil der Atemsequenz kultiviert wurde. Das Cool-down beginnt mit einer Gewichtung von Inhalation zu Exhalation von 15:15, ein vollständiger Atemzug dauert also 30 Sekunden. Weil du gerade *Viloma* 3 ebenfalls mit 30 Sekunden Länge absolviert hast, sollte sich das Cool-down nicht noch intensiver anfühlen. Verkürze die Dauer der Atemzüge bei jedem neuen Atemzyklus und fahre so Dauer und Tiefe der Atemzüge bis auf eine Gewichtung von 5:5 herunter. Weil jeder neue Zyklus ein wenig einfacher wird als der vorherige, sinkt die Intensität schrittweise, bis du wieder zu einer vollkommen entspannten Atmung zurückgekehrt bist.

Bleibe nach dem letzten Atemzug der Sequenz einen Augenblick bei deiner Intention und atme einige Male ganz normal und entspannt ein und aus. Nimm das Ergebnis der Übung zur Kenntnis und prüfe, ob du Veränderungen hinsichtlich Energie, Stimmung oder Gefühlslage feststellen kannst.

Tiefenentspannung

Ziel dieser Sequenz ist es, mithilfe von langsamer Atmung, sanften Atemretentionen und Übungen, die ein Gefühl der Erholung und Regeneration auslösen, den Geist zu beruhigen, das Nervensystem zu entspannen und vollständig loszulassen, um den Moment zu genießen.

Um ein Gefühl der Tiefenentspannung zu erfahren, müssen wir uns sicher fühlen, und zwar physisch in unserer Umgebung wie auch hinsichtlich unseres emotionalen Wohlbefindens. Jedes Gefühl von Furcht blockiert unsere Fähigkeit, uns zu entspannen. Um Furcht zu spüren, müssen wir uns nicht in Gefahr befinden. Selbstverständlich würden wir angesichts einer unmittelbaren Bedrohung auch keine Atemsequenz zur Tiefenentspannung ausführen. Furcht erwächst aus dem Unbekannten, aus wahrgenommener Gefahr, die echt sein kann, aber nicht sein muss – unsere Reaktion darauf ist jedoch in jedem Fall dieselbe. Unsere Furcht äußert sich nicht unbedingt immer als Angst vor etwas Bestimmtem, sondern oftmals als diffuses Gefühl von Sorge oder Stress – etwa als die Sorge, nicht genügend Geld zu haben, nicht alle Rechnungen bezahlen zu können, als gesundheitliche Bedenken, als Angst vor Jobverlust, als Sorgen in Partnerschaft oder familiären Beziehungen, als Bedenken vor anstehenden Unternehmungen oder gleich als mehrere dieser Dinge. Oftmals laufen solche Gedanken immer wieder in unserem Hinterkopf ab und befeuern das Empfinden von Stress und Sorge noch, dennoch ignorieren wir sie einfach, so als seien sie etwas Normales. Das sind sie aber nicht. Obwohl Stress inzwischen weitverbreitet ist, sind wir nicht dazu geschaffen, unter andauerndem Stress zu leben.

Wenn unser Verstand mit anstehenden Ereignissen, künftigen Bedürfnissen und unserem zukünftigen Selbst beschäftigt ist, dann hindert uns das daran, Freude zu empfinden, im Hier und Jetzt präsent zu sein. Der moderne Alltag fördert Stress und Hetzerei, für die meisten von uns sind sie Teil des täglichen Lebens. Selbst wenn eine Überlastung im Alltag uns nicht stresst und wir aufblühen, wenn wir ständig in Bewegung sind, immer etwas zu tun haben oder Teil von etwas sind, werden wir ohne ausreichende Ruhephasen irgendwann in einen Burn-out schlittern. Manchmal versuchen wir, uns ständig beschäftigt zu halten, um das Gefühl zu erzeugen, dass wir die Kontrolle über etwas besäßen, obwohl wir uns in Wirklichkeit so fühlen, als hätten wir die Kontrolle über gar nichts. Ein wenig Kontrolle abzugeben kann dann schnell den Eindruck des Kontrollverlusts verstärken. Entspannung ist wichtig, damit Geist und Körper sich selbst reparieren können. Die meisten von uns entspannen zwar ihren Körper, nicht aber ihren Geist. Das geht so weit, dass anstehende Projekte uns sogar in unseren Träumen heimsuchen. Furcht, Stress, Sorge und der immerwährende Strom der Gedanken darüber, was wir noch erledigen, erreichen, haben oder werden müssen, erwachsen alle aus der Wahrnehmung einer Zukunft, die vielleicht eintrifft, vielleicht aber auch nicht. Und obwohl es notwendig ist, sich auf Zukünftiges vorzubereiten, können wir uns nur dann entspannen, wenn wir auch im Jetzt präsent sind.

Atemsequenz für Tiefenentspannung 25–30 Minuten			
1:1 | Inhalation:Exhalation **1:1:1 | Inhalation:innere Retention:Exhalation**			
Warm-up	***Dirgha Svasam 5:5*** Inhalation: Bauch 2 Sekunden mittlere Brust 2 Sekunden obere Brust 1 Sekunde Exhalation: 5 Sekunden	30 Runden	5 Minuten (circa)
Wärmebildung	***Hochfahren der Exhalation*** **5:5 → 5:15** Verlängere die Exhalation um 1 Sekunde pro Runde bis zu einer 15-sekündigen Exhalation. (5:5, 5:6, 5:7 ... 5:15)	1 Runde	3 Minuten (circa)
Vitalisierung	***Verlängerte Atemretention*** 5 langsame Atemzüge 30-sekündige innere Retention 5 langsame Atemzüge 5-sekündige äußere Retention	8–10 Runden	15–20 Minuten (circa)
Cool-down	***Befreiende Atmung*** 10:10:Seufzen 10:20:Seufzen 10:30:Seufzen Atme zum Abschluss normal und entspannt.	1 Runde	2 Minuten (circa)

Es ist ein weitverbreitetes Missverständnis, dass wir jene Dinge, die unseren Verstand beschäftigen oder unsere Gedanken besetzen, ignorieren müssen. Je mehr wir versuchen, diese Dinge von uns wegzuschieben, umso hartnäckiger werden sie uns verfolgen. Nimm dir stattdessen vor dieser Atemübung einen Moment, um deinen Strom an Gedanken, Sorgen und Bedürfnissen wahrzunehmen und zu verstehen. Nur indem du Licht ins Dunkel einer Situation bringst, kannst du erkennen, wo genau das Problem liegt. Wenn Gedanken in deinen Verstand hineinströmen wollen, dann lasse sie ohne Widerstand gewähren, ohne sie verändern oder mit ihnen interagieren zu wollen, und lasse sie auch wieder gehen, sobald sie dich nicht länger beschäftigen möchten. Lasse deinen Atem während dieser Sequenz dein *Mantra* sein. Lasse ihn kommen, lasse ihn sein und lasse ihn wieder gehen. Mit deinem Atemzug werden auch deine Gedanken kommen und gehen und du wirst ein Gefühl völliger Präsenz spüren.

Warm-up

Das Warm-up beginnt mit *Dirgha Svasam Pranayama* (Seiten 123–127). Hauptzweck dieser dreiteiligen Atemübung ist es, eine bewusste Verbindung zwischen Geist, Körper und Atmung herzustellen und mithilfe deines Atems präsent zu bleiben. In dieser Sequenz nehmen wir leichte Veränderungen an *Dirgha Svasam* vor und passen Tiefe und Intensität der Atmung so an, dass die Inhalation sanfter ausfällt und nur 60 bis 70 Prozent deiner Vitalkapazität nutzt. Die Inhalation dauert 5 Sekunden, mit einer Gewichtung von 2:2:1. Atme 2 Sekunden lang ein, um den Bauch zu weiten, atme 2 weitere Sekunden ein, um die mittlere Brust zu weiten, und atme schließlich für 1 Sekunde in die obere Brust, um anschließend genauso lange – also 5 Sekunden lang – auszuatmen. Gleichlange Atemphasen stellen ein Gleichgewicht des autonomen Nervensystems wieder her und fördern die *sattvische* Eigenschaft des »Seins«. Du musst dich präsent fühlen, um dich sicher zu fühlen und Gedanken und Vorhersagen zur Zukunft loszulassen. Die langsamere Atemfrequenz von 6 Atemzügen pro Minute beruhigt auf ganz natürliche Weise den Geist.

Diese Atemtechnik kann im Sitzen oder im Liegen praktiziert werden. Manchmal ist es hilfreich, dabei zu liegen, weil der Körper so leichter die Kontrolle vollständig abgeben und sich entspannen kann, vor allem wenn es dir ansonsten schwerfällt, dich einer Situation zu ergeben. Indem du eine Hand auf dem Bauch und eine auf der Brust ablegst, erzeugst du eine Berührung, die ein Gefühl von Verbundenheit und Sicherheit vermittelt. Die Hände mit deinem Körper zu verbinden stimuliert auch das periphere Nervensystem, Spannung in der Muskulatur zu lösen, ganz ähnlich der Reaktion des Nervensystems, wenn du deinen Körper dehnst.

Fahre etwa 5 Minuten lang mit *Dirgha Svasam* fort. Wenn du dich dann immer noch ängstlich fühlst oder dein Verstand übermäßig aktiv ist, kannst du mit dieser Atemtechnik so lange weitermachen, bis du bereit bist, zum nächsten Teil der Sequenz überzugehen. Manchmal eignet sich langsame, entspannte und konzentrierte Atmung am besten, um den Verstand von all den geschäftigen Gedanken zu befreien.

Wärmebildung

Im wärmebildenden Teil wird *tamasische* Energie genutzt, um ein Gefühl von Erdung und Stabilität zu erzeugen. Die Intensität der Atmung wird mit jedem Atemzyklus ein wenig gesteigert. Mit zunehmender Intensität wird auch das parasympathische Nervensystem stimuliert, sodass du dich entspannter fühlst, obwohl das Atmen anstrengender wird. Der Übergang vom Warm-up zum wärmebildenden Teil ist fließend, du bleibst bei einer Gewichtung von 5:5, wechselst aber von der dreigeteilten Yogaatmung zu einer natürlichen Inhalation, bei der Brust und Bauch sich im Einklang bewegen. Verlängere die Exhalation mit jedem Atemzug um 1 Sekunde, bis du bei 15 Sekunden angelangt bist (5:5, 5:6, 5:7 … 5:15). Der Fokus bei dieser Atemtechnik liegt auf der Exhalation. Eine stärkere Gewichtung der Exhalation gegenüber der Inhalation trägt zu einem entspannteren, friedlichen Gefühl bei. Den Fokus auf die Exhalation zu legen hilft loszulassen und passt zur erdenden Energie von *Apana Vayu*.

Der wärmebildende Teil ist relativ kurz und dient als Übergang zur anspruchsvolleren Retentionsübung im vitalisierenden Teil, in dem die Exhalation verlängert und dadurch langsam Kohlendioxid aufgebaut wird.

Vitalisierung

Ziel des vitalisierenden Teils ist, eine lange Atemretentionsübung mit relativ geringem Schwierigkeitsgrad zu erstellen. Die Intention lautet, eine Retentionsübung bestehend aus *Antara Kumbhaka* und *Bahya Kumbhaka* aufrechtzuerhalten. Wir wollen damit den dorsalen Vagalkomplex des autonomen Nervensystems stimulieren, der ein Gefühl tiefer Entspannung nährt, ohne den sympathischen Kampf-oder-Flucht-Reflex auszulösen, der auftreten kann, wenn es dir schwerfällt, den Atem anzuhalten.

Nach dem letzten Atemzug des wärmebildenden Teils gehst du mit 5 langsamen Atemzügen zum vitalisierenden Teil über. Atme nach dem fünften Atemzug tief ein und halte die innere Retention 30 Sekunden lang. Atme natürlich aus, sobald die 30 Sekunden vorüber sind, und mache mit 5 weiteren langsamen Atemzügen weiter. Atme nach dem fünften Atemzug komplett aus und halte den Atem in einer 15-sekündigen äußeren Retention an. Weiter geht der vitalisierende Teil mit einem Wechsel zwischen 30 Sekunden innerer Retention und 15 Sekunden äußerer Retention, wobei die Retentionen durch 5 langsame Atemzüge voneinander getrennt sind, während derer du dich von den Retentionen erholen kannst. Versuche, nur so tief zu atmen wie nötig. Wenn du die Retentionen aber zu schwierig findest, atme tiefer ein, um deinen Kohlendioxidspiegel zu regulieren, oder hole öfter Luft, um dich ausreichend zu erholen, bevor du mit der nächsten Retention weitermachst.

Mit dieser Übung können wir unsere Kohlendioxidtoleranz schrittweise erhöhen und durch Intervallatmung gleichzeitig unseren Blut-pH-Wert langsam senken. Im Verlauf des vitalisierenden Teils werden die 5 langsamen Intervallatemzüge immer flacher und einfacher. Der Anstieg des Kohlendioxidspiegels verlangsamt den Herzschlag, senkt den Blutdruck, öffnet die Atemwege, vereinfacht so das Atmen und erzeugt einen Zustand tiefer Entspannung.

Fahre mit diesem Atemzyklus 15 bis 20 Minuten lang fort – oder länger, wenn du die Technik noch weiter ausführen willst oder musst. Wenn die innere oder äußere Retention dir zu schwerfallen, kannst du die Anzahl der Atemzüge zwischen den Retentionen erhöhen. Ist die Übung dir trotzdem noch zu schwer, dann verkürze einfach die Dauer der Retentionen, bis sie für dich machbar sind.

Cool-down

Im Cool-down geht es darum, dich vollständig fallen zu lassen. Das gesamte Cool-down besteht nur aus 3 Atemzügen, gefolgt von einer kurzen Phase entspannten, natürlichen Atmens. Jeder der 3 Atemzüge besteht aus einer 10-sekündigen Inhalation, gefolgt von einer inneren Retention, die du progressiv verlängerst. Die erste Retention dauert 10 Sekunden, die zweite

20 Sekunden und die letzte Retention dauert 30 Sekunden. Öffne nach dem Luftanhalten deinen Mund und seufze tief mit einem hörbaren »Ha«. Seufzen löst eine neurologische Reaktion aus, die Stress und Angst löst. Bei dieser Atemübung geht es darum, loszulassen und die Kontrolle abzugeben, um Ängste, Stress, Aufregung und alles andere loszuwerden, an dem du vielleicht festhältst, obwohl es dir keinerlei Nutzen bringt. Lasse mit 3 tiefen Atemzügen einfach alles davonziehen.

Gib nach dem dritten Atemzug jegliche Kontrolle auf und kehre zu einer normalen, entspannten Atmung zurück. Löse dich von allen Gedanken, versuche jedoch nicht, sie aktiv von dir wegzuschieben. Was immer in deinem Verstand aufsteigt, lasse es kommen, lasse es sein und lasse es wieder gehen. Prüfe, ob nach einigen Minuten Ausruhen bei natürlicher Atmung als Folge der Übung irgendetwas aufkommt und ob du Verschiebungen oder Veränderungen deiner Energie, Stimmung oder Gefühle registrierst.

Energieschub

Diese Atemsequenz besteht aus Übungen, die deine Energie steigern, indem sie das sympathische Nervensystem stimulieren und das *Rajas Guna* beeinflussen, sowie aus Methoden zum Anregen der Zellatmung und Produktion von ATP (Energie). Die Sequenz nutzt eine Kombination aus Schnellatemübungen und moderatem Luftanhalten sowie Übungen, die Energie ausgleichen und unseren Wunsch verstärken, sozial zu interagieren.

Es gibt viele Gründe, eine Übung auszuführen, die das Energielevel erhöht. Der Hauptgrund ist aber vermutlich ein Gefühl von Energie- oder Motivationslosigkeit, sodass wir nach etwas suchen, das uns in Schwung bringt. Wir tendieren ganz natürlich zu Müßiggang und Lethargie, obwohl wir wissen, dass chronische Inaktivität uns absolut nicht guttut. Warum sind wir also naturgemäß faul, obwohl uns das derart schadet? In unserem modernen Alltag spielt Komfort eine wichtige Rolle. Wir leben in einer Welt, in der wir arbeiten, schlafen, essen, shoppen und unzählige Stunden Unterhaltung genießen können, ohne dafür überhaupt die Couch verlassen zu müssen. Dinge wie Essen, Wasser, Wärme, Sicherheit und Obdach sind für einen Großteil der Menschen ganz alltägliche Dinge. Das war allerdings nicht immer so. Früher mussten wir Menschen für solche Dinge arbeiten. Wasser zu besorgen oder Feuer zu machen kostete Energie, genauso wie das Jagen und Sammeln von Nahrung. Für jeden Aspekt des Lebens mussten die Menschen Energie aufwenden. Wenn sie dies für etwas nicht Lebensnotwendiges taten, dann hatten sie später vielleicht nicht mehr genug Energie übrig, um ihre nächste Mahlzeit zu fangen. Zu ruhen und inaktiv zu sein, nachdem man sich den ganzen Tag bewegt hat, war nicht nur wichtig, sondern essenziell. Heute ist ein so hoher Grad an Aktivität kaum mehr nötig und Inaktivität für uns zum Dauerzustand geworden.

Um den Körper zu bewegen, müssen wir häufig zuerst dem Geist einen Energieschub verpassen, um unsere Tatkraft zu erwecken. Als ich beim Militär war, fiel häufig das Wort Motivation. Wir absolvierten Motivationsläufe, brüllten dabei Motivationssprüche und sangen motivierende Lieder, um uns selbst anzufeuern und eifrig durch die schwierigsten, lebensbedrohlichsten Situationen zu stürmen oder stundenlang langweilige, niedere Tätigkeiten auszuführen, ohne zu murren. In diesem Zusammenhang bedeutete Motivation Gehirnwäsche, um Menschen dazu zu bringen, Dinge zu tun, die sie sonst vermutlich niemals tun würden, wie etwa ihr Leben für ihr Vaterland zu geben aus Gründen, mit denen sie nicht immer einverstanden sind. Ich habe inzwischen ein anderes Verhältnis zu diesem Wort. Heute betrachte ich Motivation als den Antrieb, den Funken der Begeisterung, die Inspiration, meinen Lebenszweck zu erfüllen und all meine Ziele zu erreichen. Manchmal spüre ich aber auch die Notwendigkeit, Dinge tun zu müssen, die ich eigentlich nicht tun möchte. Wenn meine Einstellung nicht stimmt, dann kann ich mich mithilfe meines Atems motivieren, mir einen Energieschub verleihen und mich aus jeder Situation, in der ich feststecke, selbst herausziehen.

Diese Atemsequenz entfacht unsere innere Flamme, die wie ein Katalysator unsere Motivation befeuert, indem sie die Mobilisierungsmechanismen des autonomen Nervensystems stimuliert. Dadurch haben wir das Gefühl, wir besäßen die physische Energie, um einfach aufzustehen und loszulegen. Dies gelingt, indem wir durch eine schnelle Intervallatemübung in Kombination mit Atemretentionen den zu niedrigen Kohlendioxidspiegel erhöhen und die Zellatmung steigern. Dies führt zur Produktion von mehr ATP (Zellenergie) und erzeugt einen sympathischeren Tonus. Während dieser Sequenz stärken wir außerdem unsere *Rajas*-Energie, indem wir Übungen nutzen, bei denen der Fokus auf der Inhalation liegt.

Immer wenn die Intention lautet, das Energielevel zu erhöhen, müssen wir aufpassen, dass wir unsere innere Balance nicht verlieren und Übungen parat haben, die als Anker oder Energiedämpfer dienen. Wir wollen Geist und Körper so stimulieren, dass wir genügend Energie haben, um zu arbeiten, zu spielen oder mit anderen zu interagieren, ohne das Gefühl von Aufregung oder Unruhe zu erzeugen. Während wir das sympathische Nervensystem pushen, müssen wir auch unseren ventralen Vagaltonus beibehalten, den Teil des sympathischen Nervensystems, der es uns ermöglicht, sozial zu interagieren. Wie gesagt: Wir versuchen dies mit einer Atemsequenz zu erreichen, die aus gleichmäßigen langsamen Atemzügen, Schnellatemübungen und moderaten Atemretentionen besteht.

Atemsequenz für einen Energieschub 20 Minuten			
1:1 | Inhalation:innere Retention **1:1:1 | Inhalation:innere Retention:Exhalation**			
Warm-up	***Ujjayi Pranayama*** 10:5:5	10 Runden	3,5 Minuten (circa)
Wärmebildung 1	***Bhastrika* langsam 30 Sekunden** innere Retention 30 Sekunden ***Bhastrika* langsam 30 Sekunden** innere Retention 60 Sekunden	2 Runden 1 Runde	3,5 Minuten (circa)
Wärmebildung 2	***Bhastrika* schnell 15 Sekunden** äußere Retention 15 Sekunden ***Bhastrika* schnell 15 Sekunden** äußere Retention 30 Sekunden	5 Runden 3 Runden	5 Minuten (circa)
Vitalisierung	***Viloma* 1** Inhalation:Retention 3:2, 2:3, 1:4 Exhalation: 5 Sekunden	15 Runden	5 Minuten (circa)
Cool-down	***Sitali Pranayama*** Inhalation: 10 Sekunden innere Retention: 15 Sekunden Exhalation: Löwenatmung	5 Runden	2,5 Minuten (circa)

Warm-up

Das Warm-up besteht aus einer kräftigen *Ujjayi*-Atmung (Seiten 127–134), um innere Wärme zu erzeugen und deine *Agni*-(Feuer-)Energie zu entfachen. Wir stimulieren *Rajas*-Energie, das *Guna* für Leidenschaft, Antriebskraft und das Erreichen von Zielen, indem wir die Dauer der Inhalation auf das Doppelte der Exhalationsdauer verlängern. Um zu verhindern, dass wir unser sympathisches Nervensystem überstimulieren, während wir uns noch im Warm-up befinden, bauen wir außerdem eine innere Retention ein, die genauso lang ist wie die Exhalation. Die innere Retention verlangsamt die Atmung und betont die Länge der Inhalation, wodurch das energetische Gefühl, das du bei Atemtechniken mit Fokus auf der Einatmung spürst, verstärkt und der Kohlendioxidspiegel konstant gehalten werden.

Die Atemzyklen dieser Übung bestehen aus einer 10-sekündigen Inhalation, einer 5-sekündigen inneren Retention und einer 5-sekündigen Exhalation. Du kannst die Intensität des Warm-ups erhöhen, indem du jeden dieser Bestandteile verlängerst, und trotzdem den gewünschten Effekt damit erzielen, wenn du die Gewichtung 2:1:1 beibehältst. Achte bei der 10-sekündigen (oder, wenn du willst, längeren) Inhalation darauf, die Lunge vollständig zu weiten, um das Zwerchfell zu stärken und die Zwischenrippenmuskeln zu dehnen. Die Exhalationen erfolgen kraftvoll und mit einer starken Kontraktion des Cores. Behalte ein langsames Exhalationstempo bei, indem du die Kehle stärker verengst. Dadurch bekommt der Atem auch einen ausgeprägteren Klang. Führe 10 Durchgänge von diesem Atemzyklus aus.

Wärmebildung

Der wärmebildende Teil besteht aus zwei ähnlichen Übungen, deren Intensität immer weiter erhöht wird. Die erste Übung beginnt mit einer langsamen, insgesamt 30-sekündigen *Bhastrika*-Atmung, bei einem Tempo von einem vollständigen Atemzug pro Sekunde. *Bhastrika* (Seiten 149–152) nutzt die Kraft des Cores, um den Atem in den Körper hinein- und hinauszupumpen, das innere Feuer weiter zu stimulieren und den Bauch zu stärken. Während der 30-sekündigen *Bhastrika*-Atmung stößt du Kohlendioxid aus und erhöhst deinen Blut-pH-Wert, um das sympathische Nervensystem zu stimulieren. Auf die Schnellatmung folgt sofort eine 30-sekündige innere Retention. Während der Retention fühlst du vielleicht einige belebende Effekte des Hyperventilierens wie Benommenheit oder Kribbeln in Fingern, Gesicht und Bauch. Dies ist ein häufiger Nebeneffekt von Hyperventilation und ein gutes Anzeichen dafür, dass du jede Menge Kohlendioxid ausstößt. Die 30-sekündige Retention reicht nicht aus, um wieder zu deinen Ausgangswerten zurückzukehren. Du beginnst den zweiten Durchgang also leicht hypokapnisch. Wiederhole die Kombination aus *Bhastrika* und Retention. Im dritten Durchgang ist deine Kohlendioxidschuld dann noch größer, weshalb dir die finale, 1-minütige Retention relativ leichtfallen sollte.

Nach der dritten Runde des ersten wärmebildenden Teils verdoppelst du das Tempo der *Bhastrika*-Atmung auf circa 2 Atemzüge pro Sekunde. Behalte Tiefe und Schwung der Atmung bei und nutze die Kraft von Core und Zwerchfell, um bei jedem Atemzug so viel Luft wie möglich zu bewegen. Halte nach 15 Sekunden oder etwa 30 *Bhastrika*-Atemzügen eine äußere Retention für weitere 15 Sekunden. Absolviere 5 Runden von diesem Zyklus aus 15-sekündiger schneller Bauchatmung und 15-sekündiger Retention. Wie bei der ersten *Bhastrika*-Variante wirst du mit jedem Atemzyklus noch hypokapnischer. Wenn du die 5 Runden geschafft hast, führe 3 weitere Runden mit einer 30-sekündigen äußeren Retention aus. An diesem Punkt hast du hoffentlich bereits genug Kohlendioxid ausgestoßen, dass dir die erste 30-sekündige Retention relativ leichtfallen wird. Die zweite und dritte könnten allerdings ziemlich schwer werden. Bei deiner letzten Retention solltest du einen leichten Lufthunger verspüren. Tritt dieser nicht ein, kannst du die finale Retention bis zu 1 Minute lang halten, um deinen Kohlendioxidspiegel wieder aufzubauen. Für die meisten Menschen sollten 30 Sekunden aber ausreichen, um sich auf den vitalisierenden Teil vorzubereiten.

Die Atemretention hilft, eine übermäßige Stimulation des sympathischen Nervensystems auszugleichen, und minimiert die unangenehmen physiologischen Nebeneffekte der Schnellatmung. Durch die äußere Retention wird die Sauerstoffsättigung im Blut gesenkt und die Produktion roter Blutkörperchen angeregt. Mit einer äußeren Retention gelingt das schneller als mit einer inneren Retention, weil sich dabei weniger Sauerstoff in der Lunge befindet und sich deshalb der Sauerstoffspiegel leichter senken lässt. Die Anzahl der roten Blutkörperchen zu steigern erhöht die VO_2 max und dein Energieniveau insgesamt, selbst nachdem der sympathische Tonus wieder abklingt.

Vitalisierung

Der Hauptzweck des vitalisierenden Teils ist es, die in den vorigen Übungen kultivierte *Rajas*-Energie aufrechtzuerhalten und zu unterstützen. Gleichzeitig werden das autonome Nervensystem stabilisiert und die Zellatmung gesteigert, um mehr ATP (Zellenergie) herzustellen, die der Körper nutzen kann. Die *Pranayama*-Übung *Viloma* 1 (Seiten 162–165) löst viele Effekte aus, die nötig sind, um das Ziel dieses Sequenzabschnitts zu erreichen. Inhalation und Retention von *Viloma* 1 sind zusammen dreimal so lang wie die Exhalation, was die *Rajas*-Energie stärkt. Die unterbrochene Inhalation stimuliert den Verstand und durchbricht bekannte Atemmuster, was das kognitive Bewusstsein stärkt. Diese Technik folgt der Atemgewichtung 3:2, 2:3, 1:4:5 – 3 Sekunden Inhalation in den Bauch, 2 Sekunden innere Retention, 2 Sekunden Inhalation in die mittlere Brust, 3 Sekunden innere Retention, 1 Sekunde Inhalation in die obere Brust, 4 Sekunden innere Retention und 5 Sekunden Exhalation.

Die unterbrochene Inhalation und Exhalation werden um eine kraftvolle *Ujjayi*-Technik ergänzt. Wie schon im Warm-up entfacht diese kräftige Atmung auch hier dein inneres Feuer, erzeugt noch mehr innere Wärme und Energie und stärkt dein *Rajas Guna*. Die *Ujjayi*-Atmung hilft außerdem, die Dauer jedes Teils der Inhalation zu regulieren, und erhöht damit den Grad der Kontrolle und Achtsamkeit. Die Retentionsübung *Viloma* 1 kann zudem eine Kontraktion der Milz auslösen und dadurch die Anzahl der roten Blutkörperchen in deinem Blutkreislauf erhöhen, die dann mehr Sauerstoff für Zellatmung und Energieproduktion transportieren können.

Cool-down

Im Cool-down nutzen wir die kühlende *Sitali*-Atmung, um mögliche überschüssige Wärme auszugleichen, die während der anderen Übungen in dieser Sequenz erzeugt wurde. *Sitali* ist eine Technik, bei der du die Zunge wie eine Röhre oder einen Strohhalm einrollst und durch den Mund einatmest (Seiten 175/176). Die Luft wandert durch die Zunge und erreicht noch kühl die Lunge. Diese Atemtechnik wird verwendet, um den Körper abzukühlen, ist in dieser Übung aber leicht modifiziert, indem die Inhalation auf 10 Sekunden verlängert wird, um die *Rajas*-Energie beizubehalten. Auf die Inhalation folgt eine 15-sekündige Atemretention, damit du die Atemfrequenz verlangsamst und weiterhin von den Vorteilen der Retentionen profitierst, während du die Sequenz langsam zu Ende bringst. Bei der Exhalation kommt eine Technik namens *Simhasana* zum Einsatz, die sogenannte Löwenatmung, die ich auf Seite 176 kurz vorgestellt habe. Bei der Löwenatmung handelt es sich um eine Exhalation mit offenem Mund, bei der du die Zunge in Richtung Kinn hinausstreckst und nach oben in Richtung des dritten Auges blickst, während du einen aspirierten »Ha«-Laut von dir gibst. Dies ist eine fantastische Übung zum Kräftigen der Muskulatur in Gesicht und Zunge.

Es mag sich albern anfühlen, deine Zunge erst wie einen Strohhalm zu benutzen, um Luft hindurchzusaugen, und sie anschließend herauszustrecken und »Ha« zu brüllen, während du die Augen nach hinten rollst, aber diese Übung löst tatsächlich eine Reihe positiver physiologischer Effekte aus. Ihre Intention ist das Verstärken von Energie, allerdings soll das auf eine Art und Weise geschehen, die nicht den Kampf-oder-Flucht-Reflex auslöst. Du brauchst Energie, um dich zu bewegen, zu arbeiten, zu interagieren und zu spielen. Die richtige energetische Balance zu finden erfordert eine gesunde Aktivierung des dorsalen Vagalkomplexes.

Eine Sache, die ich zur Polyvagaltheorie noch nicht erklärt habe, ist, wie die Kranialnerven die ventralen und dorsalen Vagalkomplexe und unsere Fähigkeit, sozial zu interagieren und uns sicher zu fühlen, beeinflussen. Ein Großteil der zwölf Kranialnervenpaare ist mitverantwortlich für die Bewegung unserer Gesichtsmuskeln, Zunge und Augen. Die Bewegungen von *Sitali Pranayama* und der Löwenatmung stimulieren viele der Kranialnerven, die die ventralen und dorsalen Vagalkomplexe beeinflussen, und steigern die Energie bei gleichzeitiger Regulierung des sympathischen Nervensystems.

Hinweis: Die Polyvagaltheorie ist ein hochkomplexes Thema, das ich dir in diesem Buch leicht verständlich und mit anwendbaren Hinweisen im thematischen Zusammenhang mit der Atmung erklären möchte. Wenn du gern mehr über diese revolutionäre Theorie erfahren möchtest, lege ich dir die Arbeiten von Dr. Stephen Porges und Stanley Rosenberg ans Herz.

Stress- und Angstlinderung

In dieser Atemsequenz wird ein Gefühl von Balance und Harmonie erzeugt und Angst und Stress werden mithilfe von Techniken abgebaut, die durch milde Atemmethoden und sanfte Retentionen die *Sattva* und *Tamas Gunas* stärken. Es kommen außerdem Techniken zum Einsatz, die das autonome Nervensystem besser gegen stressinduzierte Reaktionen wappnen, sodass wir in Situationen, die normalerweise Stress in uns auslösen würden, ruhig und zentriert bleiben können.

Das Leben kann beschwerlich sein. Ständig werden wir herausgefordert, auf die Probe gestellt und bis an unsere Grenzen gebracht. Arbeit, finanzielle Schwierigkeiten oder Streit mit Freunden, Familienmitgliedern oder unseren Liebsten können Stress verursachen. Manchmal ist das Gefühl, das dabei entsteht, sogar schlimmer als Stress. Es ist etwas, das tief aus unserem Inneren erwächst und Kummer und Leid verursacht, die wir einfach nicht abschütteln können. Wenn wir uns in stressigen Situationen befinden, dann geschieht es oft, dass wir diesen Stress übernehmen. Sobald die Situation sich verändert oder auflöst, verschwinden üblicherweise auch die Gefühle, die sie begleitet haben. Kommt das Gefühl aber von innen, wird eine Veränderung der äußeren Umstände uns nicht von der Dunkelheit in uns befreien können.

Stress wird durch äußere Faktoren ausgelöst und kann, wenn nichts dagegen unternommen wird, ernste gesundheitliche Probleme wie eine Schwächung des Immunsystems, Über- und Unterernährung, Muskelschmerzen, Schlaflosigkeit, Depressionen und Angststörungen verursachen. Stress hat auch einen Einfluss darauf, wie wir uns verhalten, auf Dinge reagieren und andere Menschen behandeln. Wenn wir unter starkem Stress stehen, können wir äußerst emotional, reizbar, wütend, ängstlich und unsicher sein und auf eine Art und Weise reagieren, die für uns sonst völlig untypisch ist. Wird bei chronischem Stress nicht adäquat gegengesteuert, bleibt das innere Leid unter Umständen selbst dann, wenn der stressauslösende externe Faktor längst beseitigt ist.

Mit Angst ist das ein wenig anders. Obwohl auch Angst häufig eine Folge von Stress ist, kommt sie von innen, ausgelöst druch Veranlagung, eine veränderte Hirnchemie oder einschneidende Erlebnisse. Angststörungen können dieselben physischen und mentalen Beschwerden verursachen wie Stress und zu ernsthaften Problemen führen wie Panikattacken, posttraumatischen Belastungsstörungen (PTBS) und Phobien, etwa einer Sozialphobie. Leidest du bereits an einer Angststörung, kennst du die unheilverkündenden Gefühle, die damit einhergehen.

Atemübungen können unmittelbar verbessern, wie du dich fühlst, und Stress und Angst verringern. Chronische Angststörungen lassen sich durch Atemübungen zwar nicht sofort heilen, aber definitiv lindern, insbesondere in Kombination mit Meditation und einer Therapie.

Stress sollte wieder verschwinden, sobald du die Situation verlässt, die ihn auslöst. Allerdings tragen wir Stress häufig auch dann noch emotional und mental mit uns herum, wenn wir eine Situation physisch bereits verlassen haben. Wir erleben das, wenn wir Probleme von der Arbeit mit nach Hause bringen und zulassen, dass Arbeitsstress unser Privatleben beeinträchtigt. Wird der Stress durch finanzielle Sorgen, Beziehungsprobleme oder ein Ereignis aus der Vergangenheit ausgelöst, dann sind wir möglicherweise nicht in der Lage, die Situation zu verlassen oder sie zu verändern. Wir können aber dennoch entscheiden, wie wir die Situation wahrnehmen, inwiefern wir uns von ihr beeinflussen lassen und wie wir uns selbst als Teil dieser Situation betrachten.

Nachdem ich Ende 2003 aus dem Irakkrieg zurückgekehrt war, hatte ich eine PTBS entwickelt. Ich litt an Albträumen und Schlafstörungen, fühlte mich verängstigt und war ständig in einer Art Habachtstellung. Mich plagten gelegentlich Panikattacken, die ich seit meiner Kindheit nicht mehr erlebt hatte. Am schlimmsten aber war, dass ich kaum noch Emotionen spürte und mich von Freunden und Familie abkapselte. Die schwerwiegenderen Symptome ließen mit der Zeit nach und alles, was übrig blieb, versuchte ich herunterzuschlucken und tief in mir zu vergraben. Losgeworden bin ich die Probleme damit allerdings nicht, ich habe sie lediglich versteckt. Ich trug dieses alte Trauma viel länger mit mir herum, als mir bewusst war. Obwohl ich dachte, es sei längst verschwunden, beeinflusste es mich noch immer.

Erst als ich begann, Meditations- und Yogatechniken zu entwickeln, war ich in der Lage, den tiefen Schmerz zu erkennen, den ich in mir trug und der nicht nur aus meiner Zeit im Krieg stammte, sondern auch aus meiner Kindheit und vielem anderen mehr. Meine Technik half mir, die Wahrheit zu erkennen: Dass meine Vergangenheit mich nicht definierte und mein jetziges Leben wunderschön war. Ich war in der Lage, Dankbarkeit für meine Vergangenheit zu empfinden, weil sie mich hierhergeführt hatte und weil all diese Situationen aus mir den Menschen gemacht haben, der ich heute bin. In meinem Leben hatte ein neues Kapitel begonnen und in dem war ich ein anderer Mensch. Mein altes Leben hatte keinen Einfluss darauf, wer mein künftiges Ich sein würde.

Wenn wir einen Teig zubereiten und daraus ein Brot backen, wird dieses Brot nie wieder zu Teig werden. Es ist dann etwas vollkommen anderes geworden. Ein Brot hält sich nicht für Teig, nur weil es tatsächlich einmal Teig war, und genauso sollten auch wir nicht in der Vergangenheit leben, nur weil wir aus dieser Vergangenheit hierhergelangt sind. Unsere Atmung erinnert uns konstant daran, präsent zu sein, und ist ein wirksames Hilfsmittel, um alles loszulassen, das in uns Stress oder Angst verursacht.

Hinweis: Atmung eignet sich fantastisch, um Gefühle wie Stress oder Angst loszuwerden. Sind deine Symptome aber chronisch und schwerwiegend, solltest du unbedingt professionelle Hilfe in Anspruch nehmen. Angststörungen sind sehr gut behandelbar, leider suchen trotzdem nur wenige Menschen, die darunter leiden, die Unterstützung einer Fachperson.

Atemsequenz zur Stress- und Angstlinderung 10–12 Minuten			
1:1 | Inhalation:Exhalation **1:1:1 | Inhalation:innere Retention:Exhalation**			
Warm-up	***Sama Vritti* (Pyramidengewichtung)** **1:1 → 10:10 → 1:1** Verlängere jeden Atemzug um 1 bis 10:10. Verkürze jeden Atemzug um 1 bis 1:1. (1:1, 2:2 … 10:10, 9:9, 8:8 … 1:1)	1 Runde	4 Minuten (circa)
Wärmebildung	**Feueratmung** (15 Atemzüge) innere Retention: 5 Sekunden Exhalation: Seufzen mit offenem Mund	5 Runden	2 Minuten (circa)
Vitalisierung	**4:7:8-Atmung** Inhalation: 4 Sekunden Innere Retention: 7 Sekunden Exhalation mit Lippenbremse: 8 Sekunden	5 Runden	2 Minuten (circa)
Cool-down	**Atmung mit zweigeteilter Gewichtung** **10:10:2 | 2:10:10** 10 Sekunden Inhalation, 10 Sekunden innere Retention, 2 Sekunden Exhalation, 2 Sekunden Inhalation, 10 Sekunden innere Retention und 10 Sekunden Exhalation	5 Runden	4 Minuten (circa)

Warm-up

Das Warm-up beginnt damit, dass wir zu einer natürlichen Atmung übergehen. Denke an etwas, für das du Dankbarkeit empfindest, und behalte diese Dankbarkeit im Herzen, während du atmest. Dankbarkeit ist eines der wirksamsten Mittel zur Bewältigung von Stress und Angst. Unsere Intention für dieses Warm-up ist es, die Atmung bewusster zu gestalten, mithilfe einer Übung, die nicht schwierig ist, aber ein wenig Konzentration und Aufmerksamkeit erfordert, damit wir präsent bleiben. Die Atmung soll beruhigen, eine ausgeglichene *Sattva*-Energie fördern und uns ein Gefühl von Kontrolle und Stabilität vermitteln. Wir werden die Intensität langsam hochfahren und Lunge und Atemmuskulatur mit schrittweise tiefer werdenden Atemzügen aufwärmen.

Dazu verwenden wir in diesem Sequenzabschnitt *Sama Vritti* (Seiten 135–139), das wir durch eine pyramidenartige Atemgewichtung ergänzen, um die Atemübung stufenweise zu intensivieren. Beginne mit einer sehr lockeren, sanften 1:1-Atmung, die praktisch keine Anstrengung erfordert und kaum die Lunge füllt. Hänge nach jedem vollendeten Atemzyklus eine weitere Sekunde an, bis du bei einer Gewichtung von 10:10 angekommen bist. Atme mit jedem Atemzug auch ein wenig tiefer. Sobald du bei 10 Sekunden Inhalation und 10 Sekunden Exhalation angekommen bist, ziehst du bei jedem weiteren Atemzug je eine Sekunde ab, bis du wieder bei einer Gewichtung von 1:1 angekommen bist, und verringerst gleichzeitig Tiefe und Intensität der Atmung. Du beginnst also mit einer simplen, mühelosen Atmung, arbeitest dich zu einer anstrengenderen, aber immer noch machbaren Gewichtung hinauf und anschließend wieder zu einer ruhigen, mühelosen Atmung hinab und bringst deinem Verstand dadurch bei, gefordert zu werden, ohne gestresst zu sein. Wenn du ängstlich mit dieser Übung begonnen hast, dann fühlst du diese Angst vielleicht auch während des Warm-ups, aber das ist völlig in Ordnung. Du kannst das Warm-up auch wiederholen, wenn du das Gefühl hast, dass es dir hilft, oder du gehst direkt zum wärmebildenden Teil der Sequenz über.

Wärmebildung

Im wärmebildenden Teil verwenden wir die Feueratmung (Seiten 153–156), um das sympathische Nervensystem zu stimulieren, ohne den Kampf-oder-Flucht-Reflex auszulösen, den wir häufig spüren, wenn wir gestresst sind. Die Feueratmung ist eine schnelle, flüssige, flache und fast mühelose Technik, die sich deutlich vom extremen Hyperventilieren unterscheidet, das Angstattacken häufig begleitet und bei dem die Atmung schnell, tief, anstrengend und unkontrollierbar erfolgt. In dieser Übung besteht die Feueratmung aus 15 schnellen Atemzügen, die 7 bis 10 Sekunden lang dauern, gefolgt von einer tiefen Inhalation mit einer 5-sekündigen Retention und einer Exhalation mit offenem Mund. Wiederhole diesen Zyklus 5-mal. Die Kürze der Feueratmung und die anschließende Retention limitiert die Effekte der Hypokapnie, die bei einer längeren Feueratmung oder *Pranayama*-Techniken wie *Kapalabhati* oder *Bhastrika* hervorgerufen werden können, die anstrengender sind und bei denen mehr Kohlendioxid ausgestoßen wird.

Die schnelle Atmung stimuliert unser *Rajas Guna*, verleiht uns einen energetischen Schub und lockert Bereiche, die unter Spannung stehen. Da alle Schnellatemtechniken sich so ähnlich wie Panik anfühlen, unterbrechen wir die schnelle Atmung in dieser Übung rasch mit einer tiefen Inhalation und einer kurzen Retention, um ein Gefühl von Kontrolle und Erleichterung zu erzeugen. Auf die Retention folgt eine Exhalation mit offenem Mund, bei der wir Stress und Angst, die sich vielleicht in uns aufgestaut haben, komplett loswerden können. Diese Technik stärkt das autonome Nervensystem und macht es weniger anfällig für stressinduzierte Reaktionen. Indem wir Kontrolle aufbauen und aufgestaute Spannung lösen, können wir von einer unsicheren Reaktion des sympathischen Nervensystems, die den Kampf-oder-Flucht-Reflex auslöst, zu einer sicheren Reaktion wechseln, die soziale Interaktion und Beziehungen fördert.

Vitalisierung

Im vitalisierenden Teil verwenden wir die 4-7-8-Atmung (Seite 143), die viele Therapeuten einsetzen, um ihren Patienten beim Entspannen zu helfen. Die Übung basiert auf *Vishama Vritti*, einer Atemtechnik mit ungleichmäßiger Gewichtung (Seiten 140–144), bei der die Exhalation verändert wurde. Das Verhältnis von Inhalation zu Exhalation beträgt 1:2, was *tamasische* Energie fördert und das parasympathische Nervensystem stimuliert. Die Atemretention und langsame Atemfrequenz von nur 3 Atemzügen pro Minute erhöht langsam den Kohlendioxidspiegel, wodurch die Herzfrequenz verlangsamt und der Blutdruck gesenkt werden und Geist und Körper entspannen. Was diese Technik so besonders macht, ist die Exhalation mit Lippenbremse. Patienten mit Lungenemphysemen nutzen die Lippenbremse oft instinktiv, um den Druck in ihrer Lunge zu erhöhen und zu verhindern, dass ihre Lungenbläschen aufgrund des Mangels an Surfaktant (Substanz zur Verringerung der Oberflächenspannung von Lungenbläschen) kollabieren, den die Krankheit verursacht. Mit derselben Technik können wir in tiefere Bereiche der Lunge vordringen und mehr Sauerstoff in die Zellen befördern. Die Lippenbremse stimuliert auch den Vagusnerv. Studien haben gezeigt, dass sie Entspannung fördert und durch eine Stimulierung des autonomen Nervensystems kardiorespiratorische Körperfunktionen verbessert.[20]

Die 4-7-8-Atmung ist simpel und kann als eigenständige Übung ausgeführt werden, wann immer du dich gestresst fühlst oder entspannen willst. Beginne mit einer 4-sekündigen Inhalation durch die Nase und halte anschließend 7 Sekunden lang die Luft an, bevor du 8 Sekunden lang mithilfe der Lippenbremse ausatmest, also die Lippen dabei schürzt, so als würdest du pfeifen oder durch einen Strohhalm trinken wollen. Die Exhalation sollte so kraftvoll erfolgen, dass du den erhöhten Luftdruck in deiner Brust spürst, aber wiederum nicht so kraftvoll, dass sie sich erzwungen anfühlt – also wie pusten, um eine heiße Suppe zu kühlen, und nicht wie das Auspusten der Kerzen auf einer Geburtstagstorte. Absolviere 5 Durchgänge dieser Übung.

Cool-down

Das Cool-down ist eine Atemtechnik mit zweigeteilter Gewichtung, bei der im Wechsel einmal die Inhalation und einmal die Exhalation betont wird. Diese Übung soll durch abwechselnde Stimulation des sympathischen und parasympathischen Nervensystems einen ausgeglichenen und harmonischen *sattvischen* Zustand herstellen. Durch Stress und Angst können wir uns aufgeregt und unruhig oder depressiv und schwach fühlen. Es ist egal, ob wir das sympathische oder parasympathische Nervensystem aktivieren, wenn wir dies mit einem Gefühl des Unbehagens tun. Beide Seiten erzeugen eine negative Stressreaktion, entweder Kampf-oder-Flucht-Reflex oder Schockstarre. In diesem Sequenzabschnitt nutzen wir die Atmung, um ein

Gefühl von Sicherheit und Fürsorge zu erzeugen. Indem wir dann beide Seiten des autonomen Nervensystems getrennt voneinander kräftigen und eine Balance zwischen beiden herstellen, können wir beide negativen Zustände loswerden und ruhig werden.

Bei dieser Atemtechnik wechselst du zwischen Atemgewichtungen von 10:10:2 und 2:10:10. Im ersten Teil dieses Sequenzabschnitts liegt der Fokus auf der Inhalation und ist sympathischer. Im zweiten Teil verlagert sich der Fokus auf die Exhalation, wodurch er parasympathischer wird. Wir beginnen mit einer 10-sekündigen Inhalation, einer 10-sekündigen inneren Retention und einer 2-sekündigen vollständigen Exhalation, gefolgt von einer 2-sekündigen vollständigen Inhalation, einer 10-sekündigen inneren Retention und einer 10-sekündigen Exhalation. Nach dem ersten Atemzug fühlt sich der Übergang zwischen der ersten Exhalation und der zweiten Inhalation ziemlich schnell an. Nach dem zweiten Atemzug folgt dann aber auf eine lange Exhalation eine lange Inhalation. Diese langen Atemzüge geben uns ein entspanntes Gefühl, während die kurzen Atemzüge uns ein Gefühl von Erleichterung und Behaglichkeit vermitteln und jeglichen Druck oder Sorgen auflösen.

Schlaf

Diese Atemsequenz sorgt für einen klaren Geist, beruhigt das Nervensystem und fördert einen Zustand tiefer Entspannung für erholsamen, gesunden Schlaf. Wir verwenden dabei Atemtechniken, die ein Meditationsobjekt erzeugen, um unseren Geist von hektischen oder sorgenvollen Gedanken zu befreien, die uns am Einschlafen hindern. Zudem kommen Techniken zum Einsatz, die ein Gleichgewicht zwischen beiden Hirnhälften herstellen und so den Verstand energetisch neutralisieren, während sie gleichzeitig Neurotransmitter stimulieren, die tiefen Qualitätsschlaf fördern. Diese kurze, mühelose Sequenz hilft uns, herunterzufahren, loszulassen und uns auf eine geruh- und erholsame Nacht vorzubereiten.

Dies sind die fünf Faktoren mit dem größten Einfluss auf unsere Gesundheit, die wir kontrollieren können:

- Wie viel wir schlafen.
- Wie wir atmen.
- Was wir essen und trinken.
- Wie viel Sport wir treiben.
- Wie wir mit Stress umgehen.

Die meisten Menschen legen nur auf zwei dieser Faktoren Wert – Ernährung und Sport. Ich war früher definitiv genauso.

Mit 18 Jahren habe ich erste Erfahrungen mit Schlafentzug gemacht. Als ich Teil des Marine Corps war (eine Abteilung des US-Militärs), wurden wir darauf trainiert, mit Schlafentzug fertigzuwerden. Während meiner 6 Monate im Irak habe ich kaum mehr als 4 Stunden pro Nacht geschlafen. Nachdem ich die Marines verlassen hatte, arbeitete ich einige Jahre lang als Rettungssanitäter und in der Notfallambulanz. Ich übernahm meist die Nachtschichten, weil man dabei mehr verdiente und mir Geld zu dieser Zeit wichtiger war als Schlaf. In den Nächten, in denen ich arbeitete, machte ich entweder vor der Schicht ein kurzes Nickerchen oder ich blieb einfach den Tag und die Nacht über komplett wach, weil ich auch auf Treffen mit meinen Freunden nicht verzichten wollte. Eine Nachtschicht dauerte von 19 Uhr abends bis 7 Uhr morgens und manchmal hing ich anschließend noch eine weitere 12-stündige Tagschicht dran, um so viel Geld wie möglich für die Überstunden zu kassieren. Der Krankenhausleitung war offenbar egal, dass ihr Pflegepersonal 24-Stunden-Schichten ohne Schlaf und ohne Pause schob. Im Gegenteil: Sie unterstützen das wegen des ständigen Personalmangels sogar. Viele Nachschichtarbeiter sind Zombies auf Schlafentzug, die sich mit Koffein aufputschen. Ich lebte damals förmlich von Energydrinks.

Als ich später zur Feuerwehr wechselte, sah eine normale Schicht folgendermaßen aus: 2 Tage Dienst, 4 Tage frei. Während der beiden Arbeitstage konnten wir nachts schlafen, es sei denn, es gab einen Notfall, zu dem wir ausrücken mussten. Oftmals zog ich 48- oder 72-Stunden-Schichten durch (wenn ich noch eine Überstundenschicht mitnahm), mit wenig bis gar keinem Schlaf, weil wir die ganze Nacht einem Notruf nach dem anderen nachgingen. Nicht ohne Grund sterben viele Feuerwehrleute schon in ihren 50er- und 60er-Jahren. Weniger als 6 Stunden Schlaf pro Nacht schaden der Gesundheit ganz massiv und vervierfachen das Risiko, an einem Herzinfarkt oder Schlaganfall zu sterben.[21]

Obwohl ich körperlich fit war und mich gesund ernährte (von den Unmengen Koffein einmal abgesehen), wurde ich ständig krank und bekam immer wieder Lippenherpes – ein Anzeichen für ein geschwächtes Immunsystem. Ich war jung und glaubte deshalb, dass mir der ständige Schlafmangel nichts anhaben konnte. »Ich kann schlafen, wenn ich tot bin«, war damals mein Motto. Leider ist Schlaf aber weder fakultativ noch abdingbar. Er ist notwendig und eine ganz wesentliche Körperfunktion, die unser Immunsystem stärkt, den Insulinspiegel stabilisiert und die Hirnfunktion, emotionale Stabilität und den Stoffwechsel unterstützt. Ohne ausreichend Schlaf werden wir mit höherer Wahrscheinlichkeit krank, entwickeln etwa eine Herzerkrankung oder Diabetes, und unser Krebsrisiko steigt dramatisch. Fehlender Schlaf vermindert auch unsere Denk- und Lernfähigkeit, wir neigen eher zu verunfallen und unsere Libido leidet. Ich könnte diese Liste der negativen Folgen von Schlafmangel beliebig lang fortführen. Die meisten Schlafexperten sind sich darüber einig, dass Erwachsene 7 bis 9 Stunden Schlaf pro Nacht benötigen und Kinder sogar noch mehr. Doch nicht nur die Schlafdauer ist von Bedeutung, sondern auch die Schlafqualität.

Ich habe Schlaf mittlerweile zur Priorität gemacht und versuche, jede Nacht mindestens 8 Stunden zu schlafen. Ich verwende ein Gerät, das misst, wie schnell ich einschlafe, wie lange ich mich in der REM- und wie lange in der Tiefschlafphase befinde, wie hoch meine Körpertemperatur und meine Herzfrequenzvariabilität sind. Indem ich mein Schlafverhalten aufzeichne, kann ich ermitteln, wie Ernährung, Training und Stress meine Schlafqualität und somit letztlich meine Gesundheit beeinflussen, denn Schlaf und Gesundheit sind eng miteinander verknüpft.

Folgende Dinge kannst du tun, um die Qualität und Dauer deines Schlafs zu verbessern:

- **Trinke nach 11 Uhr keinen Kaffee mehr und schränke deinen täglichen Koffeinkonsum insgesamt ein.** Koffein hält uns wach, weil es den Wirkstoff Adenosin blockiert, der uns schläfrig werden lässt. Je mehr Koffein wir zu uns nehmen, umso länger braucht der Körper, um es zu verstoffwechseln. Koffein besitzt eine Halbwertszeit von 5 bis 6 Stunden.[22] Eine einzige Tasse Kaffee enthält etwa 100 Milligramm Koffein. Du wirst zur Mittagszeit also immer noch 50 Milligramm Koffein von deinem 7-Uhr-Käffchen im Körper haben. Trinkst du morgens allerdings drei Tassen (300 Milligramm), dann befinden sich abends um 20 Uhr immer noch 50 Milligramm Koffein in deinem Blut!

- **Iss mindestens 4 Stunden vor dem Zubettgehen nichts mehr.** Wenn ich spät noch etwas esse, dann wache ich nachts häufig auf. Verdauung ist ein extrem energieintensiver Prozess, bei dem viel zusätzliches Blut in die Verdauungsorgane gepumpt wird. Dadurch steigt die Herzfrequenz und wir sind die gesamte Nacht über unruhig.
- **Gehe immer zur gleichen Zeit ins Bett.** Seit ich ständig um die Welt reise, habe ich viel mit Jetlag, unterschiedlichen Zeitzonen und einem sich immer wieder verändernden Stoffwechsel zu tun. Mit Jetlag fertigzuwerden ist schwer, ich habe aber ein paar gesunde Methoden dafür entwickelt. So gebe ich mir selbst ein paar Tage, um mich auf ganz natürliche Art an die neue Zeitzone zu gewöhnen, bevor ich etwas tue, das meinen Schlaf unterbricht oder wofür ich früh aufstehen muss. Ich nehme niemals Schlaftabletten, um die Anpassungsphase irgendwie zu verkürzen! Derartige Medikamente sind nicht so hilfreich, wie viele vielleicht glauben mögen. Schlafmittel sind vor allem unglaublich ungesund, machen stark abhängig und sorgen für eine schlechte Schlafqualität!
- **Setze dich nach Sonnenuntergang so wenig blauem Licht wie möglich aus und dimme das Licht einige Stunden vor dem Zubettgehen.** Blaues Licht, wie es von Bildschirmen und bestimmten Lichtern ausgestrahlt wird, kann den Körper glauben machen, es sei noch Tag, woraufhin er sich schwertut, einzuschlafen. Inzwischen gibt es Apps für Computer und Smartphone und Einstellungsmöglichkeiten am Fernseher, die den Bildschirm in rötliches, bernsteinfarbenes Licht tauchen. Oder du trägst nach Sonnenuntergang eine spezielle Brille, die blaues Licht filtert. Auch Deckenlampen lassen den Körper glauben, es sei doch Tag. Schalte das Deckenlicht deshalb besser ab und verwende stattdessen gedimmte Tischlampen oder Kerzen.
- **Trainiere morgens oder nachmittags.** Wenn ich spätabends noch Sport treibe, fällt es mir anschließend deutlich schwerer, einzuschlafen. Sport stärkt den sympathischen Tonus und erhöht Herzfrequenz und Körpertemperatur – die wir eigentlich herunterfahren sollten, bevor wir zu Bett gehen. Deshalb rate ich, mindestens 2 Stunden vor dem Zubettgehen größere körperliche Anstrengungen zu meiden.
- **Trinke weniger Alkohol.** Ich stelle eine massive Beeinträchtigung meines Schlafs fest, wenn ich Alkohol getrunken habe. Die Leber benötigt Zeit, um den Alkohol im Körper zu verstoffwechseln, wodurch Schlafstörungen auftreten können und die Schlafqualität merklich sinkt. Wir mögen zwar das Gefühl haben, mit Alkohol leichter einzuschlafen, weil er sedie-

rend wirkt, doch es ist jene sedierende Wirkung, die auch REM- und Tiefschlaf beeinträchtigt und für eine lange Nacht voller leichtem Schlaf ohne Qualität sorgt. Wenn du dennoch abends etwas trinken willst, dann schränke die Menge der Drinks ein wenig ein und genieße sie mindestens 4 Stunden vor dem Zubettgehen, damit dein Körper noch genügend Zeit hat, um den Alkohol zu verarbeiten.

- **Verwende zum Aufstehen keinen Wecker.** Wenn du einen Wecker brauchst, um morgens aufzuwachen, dann schläfst du nicht genug. Gehe in diesem Fall einfach zeitiger ins Bett, damit du morgens ganz natürlich, nach einer kompletten Nacht voller Schlaf aufwachst, selbst wenn es die Situation einmal verlangen sollte, dass du abnormal früh aufstehen musst. Menschen mit guten Schlafgewohnheiten verschlafen auch ohne Wecker nicht.
- **Praktiziere vor dem Einschlafen im Bett noch ein wenig *Pranayama*.** Für manche Menschen mag abendliche Meditation hilfreich sein, ich halte *Pranayama* aber für viel effektiver. Ich meditiere nicht vor dem Zubettgehen, sondern tue das lieber morgens, wenn ich mich am wachsten fühle. Ich möchte meinem Körper nicht beibringen, sich bei einer Meditationsübung schläfrig zu fühlen, aber das ist nur meine persönliche Meinung. *Pranayama* ist jedenfalls ein großartiges Instrument, um Geist und Körper auf eine gute Mütze Schlaf vorzubereiten.

Viele von uns haben Probleme mit dem Ein- oder Durchschlafen, weil wir den hinter uns liegenden Tag noch nicht losgelassen haben. Stattdessen denken wir im Bett immer noch über Dinge nach, die uns stressen und Sorgen bereiten oder die wir am kommenden Tag erledigen müssen. Selbst wenn wir den Alkohol- und Koffeinkonsum einschränken und all die anderen Dinge tun, die ich hier aufgezählt habe, um die Schlafqualität zu verbessern, müssen wir es dennoch schaffen, unseren Geist und unsere Emotionen zu beruhigen, damit wir eine geruhsame Nacht genießen können. Der Atem kann den Geist reinigen, uns zurück in den Moment führen und Stress lösen. Die Übungen in dieser Atemsequenz helfen, das sympathische Nervensystem zu unterdrücken und den Ausstoß von Stresshormonen zu minimieren, während gleichzeitig der parasympathische Tonus gestärkt wird und wir uns besser erholen und tiefer schlafen können. Wenn du während dieser Sequenz irgendwann einmal das Gefühl hast, dich hinlegen und schlafen zu müssen, dann beende sie ruhig vorzeitig, das ist in Ordnung.

Wenn du mit der Sequenz fertig bist, kannst du die Atmung aus dem Cool-down weiter fortsetzen, bis du irgendwann einnickst. Du kannst die Übung aber auch völlig auflösen. Wenn du länger als 20 Minuten brauchst, um einzuschlafen, versuche aufzustehen und etwas Entspannendes zu tun. Im Bett zu liegen und krampfhaft zu versuchen, einzuschlafen, kann sich wie die reinste Qual anfühlen. Versuche es mit einer kalten Dusche und wiederhole danach diese Übung. Kalte Duschen sind mein Geheimrezept, wenn ich wirklich Probleme beim Einschlafen habe. Das Absenken der Körpertemperatur hilft. Wenn du länger als 30 Minuten brauchst, um einzuschlafen, dann ist das ein Anzeichen dafür, dass du bereits an Schlafmangel leidest und ein Schlafdefizit entwickelt hast. Schaue dir morgens meine Liste an, die ich etwas weiter vorn vorgestellt habe, und lies nach, was du tun kannst, um besser zu entspannen und wieder mehr zu schlafen.

Atemsequenz für Schlaf 10 Minuten			
1:1 | Inhalation:Exhalation **1:1:1 | Inhalation:innere Retention:Exhalation**			
Warm-up	***Sama Vritti*** **(dreigeteilte, ansteigende Gewichtung)** **5:5:5 → 10:10:10** Erhöhe jede Kennzahl um 1 Sekunde, von 5:5:5 bis 10:10:10. (5:5:5, 6:6:6, 7:7:7 ... 10:10:10)	1 Runde	2 Minuten (circa)
Wärmebildung	***Nadi Shodhana*** **6:12 mit** ***Bhramari*** **bei der Exhalation**	5 Runden	3 Minuten (circa)
Vitalisierung	***Vishama Vritti*** **4:6:10**	15 Runden	5 Minuten (circa)
Cool-down	**Natürliche, mühelose Atmung** (liegend)	nach Bedarf	nach Bedarf

Warm-up

Das Warm-up beginnt in einer komfortablen Sitzposition, am besten dort, wo du später auch schlafen möchtest. Nimm dir einen Moment, um den natürlichen Rhythmus deiner Atmung zu fühlen. Bei dieser Atemtechnik kommt eine Variation von *Sama Vritti* zum Einsatz, eine einfachere Methode der Box-Atmung, bei der die anspruchsvollere äußere Retention übersprungen und durch Stimulierung des parasympathischen Nervensystems und ein langsames Erhöhen des Kohlendioxidspiegels ein Zustand tiefer Entspannung erzeugt wird. Beginne mit einer 5-sekündigen Inhalation, einer 5-sekündigen inneren Retention und einer 5-sekündigen Exhalation und erhöhe schrittweise die Dauer jeder Atemkomponente, um langsam in die Übung hineinzufinden. Wie bei anderen, ähnlichen Techniken solltest du nur bis zu etwa einem Drittel deiner Vitalkapazität einatmen. Erhöhe die Kennzahlen der Atemgewichtung mit jedem Atemzug um 1 Sekunde und atme immer tiefer ein, bis du einen 30-sekündigen Atemzyklus von 10:10:10 erreicht hast (also 5:5:5, 6:6:6, 7:7:7 ... 10:10:10). Wenn du bei der 10-Sekunden-Gewichtung angelangt bist, fülle deine Lunge nur zu etwa zwei Drittel deiner vollen Kapazität oder bis zu einem Punkt kurz bevor sich das Einatmen anstrengend anfühlt.

Dieses rhythmische, repetitive und sequenzielle Abzählen der Atmung gibt dem Verstand eine Aufgabe, die ihn von anderen Gedanken befreit, die dich vielleicht wachhalten. Indem du den Atem während *Pranayama* abzählst, machst du ihn zu einer Art Meditationsobjekt. Dein Atem hält dich präsent, sodass dein Geist nicht zu den Gedanken und Geschichten hingezogen wird, die ihn einnehmen wollen. Die Übung sollte sich entspannt anfühlen. Wenn dir die letzten paar Durchgänge schwerfallen, kannst du die Kennzahlen dahingehend anpassen, dass du mit niedrigeren Werten beginnst und dich auf ein Niveau steigerst, das noch angenehm ist.

Wärmebildung

Im wärmebildenden Teil kombinieren wir mehrere Atemtechniken, um die Intention, also den Verstand, in Balance zu bringen und zu unterstützen, um den Stickoxidspiegel zu erhöhen, um das Einschlafen zu erleichtern, die Entspannung zu fördern und um die beruhigende *tamasische* Energie zu kultivieren. *Nadi Shodhana Pranayama* (Seiten 156–162) fungiert als eine Art Energieverteiler im Kopf, der eine Balance zwischen der rechten und der linken Gehirnhälfte herstellt und dabei Gedanken neutralisiert. Um beruhigende *tamasische* Energie zu erzeugen und das parasympathische Nervensystem zu stimulieren, verwenden wir eine Atemgewichtung von 1:2. Ich rate zu einer 6-sekündigen Inhalation und einer 12-sekündigen Exhalation. Wenn dir diese Gewichtung zu anspruchsvoll ist, dann versuche es zunächst mit 5:10 oder 4:8. Damit die Übung möglichst mühelos vonstattengeht, musst du die Dauer der Atmung nicht zu stark verlängern. Dafür ergänzt du die Exhalation um *Bhramari Pranayama* (Seiten 170–174), um den Stickoxidspiegel zu erhöhen. Stickoxid verbessert die Schlafqualität und -dauer und fördert REM- und Tiefschlaf, die beide wichtig für die Hirnfunktion und zum Festigen von Erinnerungen sind.

Beginne die Atemübung mit einer 6-sekündigen Inhalation durch das rechte Nasenloch, während du das linke Nasenloch verschließt. Wechsle anschließend, schließe das rechte Nasenloch und atme 12 Sekunden lang durch das linke aus, während du das Geräusch »Om« oder ein nasales Summen von dir gibst. Fahre so fort und atme 6 Sekunden durch das rechte Nasenloch ein und mit einem 12-sekündigen *Bhramari* durch das linke Nasenloch aus. Wenn du die Exhalation auf der linken Seite beendet hast, dann bist du mit einem vollen Zyklus fertig. Gehe nach 5 vollständigen Zyklen zum vitalisierenden Teil über.

Vitalisierung

Im vitalisierenden Teil verwenden wir eine Atemgewichtung mit einer langen Exhalation, die genauso lang ist wie Inhalation und innere Retention zusammen, um die beruhigende, *tamasische* Energie zu mehren und gleichzeitig für ein ausgeglichenes Gefühl *sattvischer* Energie zu sorgen. Für diesen Teil der Sequenz solltest du dich auf den Rücken legen und deine Hände auf Bauch und Brust oder an den Seiten deines Körpers ruhen lassen. Atme 4 Sekunden lang zu gleichen Teilen in Brust und Bauch ein, sodass beide sich im gleichen Umfang ausdehnen. Atme so tief ein, wie es sich gerade noch angenehm anfühlt. Halte den Atem 6 Sekunden lang an, gefolgt von einer langsamen, kontrollierten 10-sekündigen Exhalation. Wiederhole das Ganze etwa 5 Minuten lang. Wenn du das Gefühl hast, diese kontrollierte Atmung abbrechen zu wollen, dann kannst du die Übung jederzeit beenden und zum Cool-down übergehen.

Cool-down

Das Cool-down bringt dich zu deiner natürlichen, mühelosen Atmung zurück. Löse jegliche Kontrolle deiner Atmung und lasse deinen Körper wieder übernehmen. Fühle die Kadenz, die der Atem erzeugt, seinen natürlichen Rhythmus. Du kannst einen Moment damit verbringen, zu spüren, wie sich dein Atem anfühlt oder dein Geist vollständig loslässt. Scanne deinen Körper und beginne oben am Kopf. Entspanne systematisch jeden Körperteil. Es hilft, die Muskulatur im entsprechenden Bereich kurz anzuspannen, bevor du sie vollständig löst. Entspanne zunächst Gesicht und Kiefer, dann die Schultern sowie Ober- und Unterarme. Lockere deine Hände. Entspanne deine Brust und deinen Bauch. Entspanne Beine und Füße. Führe einen schnellen Körperscan durch, um herauszufinden, ob du noch irgendwo an einer Spannung festhältst. Du kannst auf dem Rücken liegen bleiben oder langsam eine bequemere Schlafposition einnehmen.

Konzentration und Gedächtnis

Diese Atemsequenz soll für mentale Stabilität sorgen, ein Gleichgewicht zwischen beiden Hirnhälften herstellen und unsere Konzentrationsfähigkeit stärken, indem wir uns nicht mehr so leicht ablenken lassen. Mit mehreren Atemtechniken erhöhen wir unsere Aufmerksamkeit, schütten weniger Stresshormone aus und erzeugen einen massiven Stickoxidschub. Stickoxid ist unter anderem ein effektiver Neurotransmitter, der mentale Klarheit, Kreativität, einen flüssigen Gedankenstrom und unsere Fähigkeit fördert, Wissen zu behalten.

Mit unserem Gehirn verhält es sich wie mit jedem anderen Muskel: Damit es optimal funktioniert, müssen wir es trainieren. Nehmen wir an, du würdest einen Marathon bestreiten, ohne dich darauf vorbereitet zu haben – vermutlich würdest du dann nicht sonderlich gut abschneiden. Ähnlich ist es mit dem Verstand: Wenn du ihn nicht regelmäßig trainierst, wird er schwach, faul, impulsiv und lässt sich leicht ablenken. Wenn wir in der Lage sein wollen, uns auf unsere Gedanken zu konzentrieren, unsere Aufmerksamkeit auf eine bestimmte Sache zu richten, unsere Kreativität auszuweiten und unsere Fähigkeit zu stärken, zu lernen und komplexe Theorien und Informationen zu erinnern, dann müssen wir das Instrument, mit dem wir all diese Dinge vollbringen können, richtig verstehen. Der Verstand ist das wirkmächtigste und komplexeste Instrument, das uns zur Verfügung steht. Dennoch ist vielen von uns nicht bewusst, wie wenig Kontrolle wir eigentlich über ihn besitzen oder wie wir diese Kontrolle wiedererlangen. Ablenkungen, Emotionen und Angst schaden unserer Fähigkeit, uns zu konzentrieren, zu lernen und neue Erinnerungen anzulegen.

Ich habe früher viel Zeit mit Ablenkungen vergeudet und nannte das Ganze dann Multitasking. Multitasking ist allerdings nichts anderes als eine Instrumentalisierung der Unfähigkeit, uns auf eine einzige Tätigkeit konzentrieren zu können. Es gab Zeiten, in denen ich auf der Couch saß und gleichzeitig ferngesehen, Nachrichten in mein Handy getippt und auf dem Computer etwas im Internet gelesen habe. Wenn ich mich dann auf etwas konzentrieren oder kreativ sein musste, dann suchte mein Verstand ständig jede Ablenkung, die er finden konnte, weil ich ihn darauf trainiert hatte, sich ablenken zu lassen.

Wenn wir etwas lesen wollen, unsere Aufmerksamkeit aber immer abdriftet und dann wieder zum Text zurückkehrt, müssen wir den bereits gelesenen Abschnitt in der Regel noch einmal lesen. Durch die Unfähigkeit, uns auf eine Tätigkeit zu konzentrieren, verschwenden wir eine Menge Zeit. Um sich auf eine Sache zu konzentrieren, nutzt unser Gehirn sein Arbeitsgedächtnis. Wenn wir ständig zwischen mehreren Tätigkeiten hin- und herwechseln, muss unser Verstand immer wieder eine Tätigkeit aus diesem Arbeitsgedächtnis löschen und eine andere neu hochladen. Je häufiger wir dies tun, umso weniger produktiv ist unser Verstand und umso länger brauchen wir, um eine Aufgabe zu erledigen. Wir nennen es Multitasking, aber diese Bezeichnung ist eigentlich unzutreffend. Wir führen nämlich nicht mehrere Tätigkeiten (Englisch: *tasks*) gleichzeitig aus, sondern wechseln zwischen einzelnen Tätigkeiten hin und her. Jeder dieser Wechsel hat seinen Preis, denn es braucht Zeit, uns auf eine andere Tätigkeit neu zu fokussieren, und unsere Fähigkeit, Informationen zu behalten, sinkt.

Aufmerksamkeit ist eine begrenzte Ressource, die unser Verstand an jene Tätigkeiten verteilt, denen er die größte Bedeutung zumisst. Wenn wir ihm also nicht klarmachen, auf was es gerade ankommt, dann wird er weiter nach Dingen suchen, die er in der jeweiligen Situation als wichtiger erachtet. Aufmerksamkeit erwächst aus Intention. Eine klare Intention zeigt dem Verstand, was uns besonders wichtig ist. Unsere Intention beleuchtet gewissermaßen den

Pfad, den unsere Aufmerksamkeit beschreiten soll. Je klarer erkennbar dieser Pfad ist, umso leichter fällt es dem Geist, sich auf eine Tätigkeit zu konzentrieren. Wenn wir verstanden haben, auf welche Weise unser Geist zu wandern versucht, dann können wir ihn schneller wieder auf Spur bringen, wenn er doch mal vom Pfad abkommt. Wie unser Leben verläuft, hängt direkt davon ab, worauf der Fokus unserer Aufmerksamkeit liegt. Wenn wir unsere Aufmerksamkeit nicht so lenken können, dass wir unsere Wünsche und Ziele manifestieren, dann wird unser Leben äußerst schwierig verlaufen.

Eine der effektivsten und eindringlichsten Methoden, den Geist zu trainieren, ist mithilfe von Meditation und *Pranayama*. Beim Meditieren beobachten wir unseren Verstand und registrieren, wohin er sich bewegt, was ihn anzieht und wie wir ihn zu einer offenbar uninteressanten Tätigkeit zurückführen, zum Beispiel einer bewussten Atmung. Meditation hat natürlich noch viele weitere Aspekte, aber um unseren Verstand verstehen zu können, müssen wir ihn eingehend aus der Ferne betrachten und dabei beobachten, was er naturgemäß tut. Wir werden unseren Geist vielleicht niemals vollständig verstehen können, das heißt aber nicht, dass wir es nicht versuchen sollten. Den Geist vollständig verstehen zu wollen, ist wie die Suche nach dem Ende des Universums: Wir werden es niemals finden, aber allein die Suche danach mehrt unser Wissen über dieses und dazu über noch viele andere Dinge. Nur indem wir unsere Aufmerksamkeit erweitern, erhalten wir vielleicht eine bessere Perspektive auf die Dinge, von denen wir wissen oder glauben, dass sie wahr sind. Unsere Perspektive führt zu Klarheit, die wiederum Kreativität erzeugt, und meiner Meinung nach ist unsere Fähigkeit, die Kreativität des Geists zu nutzen, eines der größten Geschenke, das unser Geist uns machen kann.

Unsere Atmung vermag mehr zu leisten, als dem Geist beim Meditieren etwas zu geben, auf das er sich konzentrieren kann. Atmung hat die Fähigkeit, unsere Energie so zu beeinflussen, dass wir aufmerksamer sind und uns leichter konzentrieren können, sie stabilisiert zudem unsere Emotionen und neutralisiert Stress- und Angstgefühle, wodurch wir einfacher lernen und neue Erinnerungen bilden können. Mithilfe der Atmung können wir ein Gleichgewicht zwischen beiden Hirnhälften herstellen, was Kreativität ermöglicht. Durch Atmung können wir die Produktion und Aufnahme von Stickoxid steigern, eines starken Neurotransmitters, der für mentale Klarheit sorgt und die Fähigkeit, zu lernen und Informationen zu behalten, verbessert. Wie weiter vorn in diesem Buch bereits geschrieben: Der Geist folgt dem Atem. Wenn wir die Kraft unseres Verstands nutzen wollen, müssen wir daher zunächst die Kraft unserer Atmung einsetzen.

Atemsequenz für Konzentration und Gedächtnis 20–25 Minuten			
1:1:1 | Inhalation:Exhalation:äußere Retention **1:1:1:1 | Inhalation:innere Retention:Exhalation:äußere Retention**			
Warm-up	**Box-Atmung 5:5:5*:5** * *Bhramari Pranayama* beim Ausatmen	15 Runden	5 Minuten (circa)
Wärmebildung	***Bhastrika* 30 Sekunden** Inhalation: 5 Sekunden Exhalation: 5 Sekunden äußere Retention: 15 Sekunden	6 Runden	5 Minuten (circa)
Vitalisierung	***Vishama Vritti* 10:20:10*:5** * *Bhramari Pranayama* beim Ausatmen	6–12 Runden	5–10 Minuten
Cool-down	***Nadi Shodhana* 10:10*:5** Inhalation: 10 Sekunden * *Bhramari*-Exhalation: 10 Sekunden äußere Retention: 5 Sekunden	5 Runden	5 Minuten (circa)

Warm-up

Das Warm-up beginnt mit einer modifizierten Box-Atmung. Unser Ziel ist es, den Geist zu zentrieren, einen Zustand emotionaler Balance herzustellen, die Menge der Stresshormone zu reduzieren und Angst zu lindern. Die gleichmäßige Atmung beruhigt den Geist, hält unser autonomes Nervensystem im Gleichgewicht und stärkt das *Sattva Guna*. Stress und Angst können die Fähigkeit, uns zu konzentrieren und neue Erinnerungen zu speichern, stark einschränken, weshalb es auch so schwer ist, für eine wichtige Prüfung zu büffeln, sich auf eine große Präsentation vorzubereiten oder die Details eines Streits wiederzugeben. Wir glauben vielleicht, einen Streit klar zu erinnern, aber immer, wenn ich mich mit jemandem gestritten habe und wir anschließend darüber sprechen, gibt es zu diesem Streit zwei grundverschiedene Erinnerungen. Wir erinnern Emotionen viel stärker als Fakten. Wenn wir also sehr emotional waren, dann erinnern wir mit hoher Wahrscheinlichkeit klarer, wie wir uns in der betreffenden Situation gefühlt haben, als was faktisch geschehen ist.

Diese Atemtechnik regt die Stickoxidproduktion und -aufnahme an, was unseren emotionalen Zustand beruhigt und unsere Lern- und Konzentrationsfähigkeit steigert. Die Übung beginnt mit einer relativ simplen, gleichmäßigen Atemgewichtung von 5:5:5:5 und behält diese Gewichtung während des gesamten 5-minütigen Warm-ups bei. Während der Exhalation ergänzen wir die Übung um *Bhramari Pranayama* (Seiten 170–174), wodurch die Produktion von Stickoxid um das 15-Fache erhöht wird. Durch die 5-sekündige äußere Retention wird dann sogar noch mehr Stickoxid aufgebaut, bevor wir zur nächsten Inhalation übergehen, durch die das Stickoxid in die Lunge und von dort in den Blutkreislauf gelangt und zum Gehirn und ins Körpergewebe transportiert wird. Auch in den folgenden Teilen dieser Sequenz kommt diese Technik der verlängerten Exhalation zum Einsatz. Sowohl im vitalisierenden Abschnitt als auch im Cool-down verwenden wir die *Bhramari*-Atmung, um die starken Effekte von Stickoxid für uns zu nutzen.

Wärmebildung

Der wärmebildende Teil soll unser Energielevel erhöhen, um so unsere Aufmerksamkeit zu steigern, unseren Fokus zu schärfen und durch Beleben von Geist und Körper mehr mentale Klarheit zu erzeugen. Die Übung beginnt mit der *Bhastrika*-Atmung (Seiten 149–152), um schnell das sympathische Nervensystem zu stimulieren und die *Rajas*-Energie zu stärken. Das *Rajas Guna* ist die energetische Eigenschaft, die uns den Antrieb verleiht, unsere Motivation aufrechtzuerhalten und unsere Ziele zu erreichen. Das sympathische Nervensystem ist für die Wachsamkeit und Aufmerksamkeit verantwortlich. Aktivieren wir die sympathische Reaktion, können wir Ablenkungen ausblenden und uns auf die vor uns liegende Aufgabe konzentrieren. Im sportlichen oder jeder anderen Form von Wettkampf sind wir extrem aufmerksam und fokussiert, weil die sympathische Reaktion aktiviert wird.

Bhastrika stößt auch schnell viel Kohlendioxid aus, erhöht den Blut-pH-Wert, verengt die Blutgefäße und reduziert die Menge an Sauerstoff, die dem Gehirn zur Verfügung steht. In diesem Fall ist das eine unerwünschte Nebenwirkung, die dem Lernen nicht zuträglich ist. Um solchen ungewollten Effekten entgegenzuwirken, ergänzen wir die Übung um eine äußere Retention und setzen *Uddiyana Bandha* ein (Seiten 120/121). Die äußere Retention stellt den ursprünglichen Kohlendioxidspiegel schnell wieder her und normalisiert den Blut-pH-Wert. *Uddiyana Bandha* besitzt eine enge Verbindung zu unserem dritten Hauptchakra, das Willenskraft und mentale Stärke steuert und *rajasische* Energie aufrechterhält, während es unsere sympathische Reaktion stabilisiert. Wir fühlen uns im Grunde, als hätten wir ein paar große Tassen Kaffee getrunken und wären extraaufmerksam, allerdings ohne die nervösen und hibbeligen Nebeneffekte.

Der wärmebildende Teil beginnt mit 30 Sekunden *Bhastrika Pranayama*, in denen du den Bauch wie einen Blasebalg immer wieder aufpumpst, mit einer Frequenz von 1 bis 2 Atemzügen pro Sekunde. Darauf folgen eine tiefe Inhalation und eine vollständige Exhalation. Lege beim Ausatmen das Kinn auf die Brust und nimm *Jalandhara Bandha* ein (Seiten 121/122). Führe dann *Uddiyana Bandha* aus, indem du den unteren Teil deines Bauchs in Richtung Wirbelsäule einziehst. Halte 15 Sekunden lang eine äußere Retention und wiederhole das Ganze anschließend. Absolviere insgesamt 6 Durchgänge, was etwa 5 Minuten dauern sollte.

Vitalisierung

Im vitalisierenden Abschnitt wird eine ungleichmäßige Atemgewichtung mit der *Bhramari*-Atmung kombiniert. Hauptzweck dieser Kombination ist, die Produktion und Aufnahme von Stickoxid zu erhöhen. Die summende Vibration von *Bhramari* stimuliert die Produktion und den Gastaustausch von Stickoxid in den Nasennebenhöhlen. Beginne die Atemübung mit einer langsamen 10-sekündigen Inhalation. Atme so sanft und gleichmäßig wie möglich ein, als würdest du den Duft eines Parfums schnuppern wollen. Dabei würdest du nicht schnell und tief einatmen, sondern ganz langsam und sanft, um den Duft mit deinen Riechrezeptoren aufnehmen zu können. Langsam und sanft zu atmen erhöht die Menge an Stickoxid in der Nasenhöhle und in den Nasennebenhöhlen.

Auf die Inhalation folgt eine 20-sekündige innere Retention. Während dieser längeren Retention hat die Lunge mehr Zeit, all das Stickoxid aufzunehmen, außerdem steigt der Kohlendioxidspiegel, wodurch sich die Blutgefäße weiten und mehr Sauerstoff ins Gehirn gelangt. Stickoxid erhöht die Sauerstoffaufnahme um 10 bis 20 Prozent. Wenn du die innere Retention nicht so lange durchhältst oder das Gefühl hast, schnell ausatmen zu müssen, dann verkürze diesen Teil. Physiologisch gesehen ist es zum Erfüllen des Ziels dieser Übung wichtiger, langsam und gleichmäßig zu inhalieren, als längere *Kumbhakas* zu halten.

Nach der inneren Retention kommen wir zur wichtigsten Komponente dieser Atemübung: der *Bhramari*-Exhalation, die genauso lang dauert wie die Inhalation, also 10 Sekunden. Die langsame Exhalation mit *Bhramari*-Atmung erzeugt Stickoxid und bringt dich in einen *sattvischen* energetischen Zustand. Die Haupteigenschaften von *Sattva* sind Gleichgewicht und Harmonie im Hier und Jetzt. Die meisten ablenkenden Gedanken holen dich aus dem Hier und Jetzt heraus und münden in irrelevante Geschichten, die deine Konzentration stören können. Dieser *sattvische* Aspekt hilft effektiv dabei, Konzentration und Aufmerksamkeit aufrechtzuerhalten. Wenn du mit dem summenden Om-Geräusch ausatmest, versuche, die Vibration nach oben in die Nasenhöhle zu lenken und hebe die Frequenz des Geräuschs. Eine höhere Resonanz erzeugt mehr Vibration und erhöht den Stickoxidspiegel. Pausiere nach der Exhalation mit einer kurzen, 5-sekündigen äußeren Retention, damit sich in deiner Nasenhöhle wieder ein wenig Stickoxid sammeln kann. Absolviere diesen Atemzyklus 6 bis 12 Runden oder 5 bis 10 Minuten lang.

Cool-down

Im Cool-down verwenden wir die Wechselatmung, um den Geist ins Gleichgewicht zu bringen und das volle Potenzial der logischen und einfallsreichen Aspekte des Selbst auszuschöpfen. Das Gehirn besteht aus zwei Hälften: Die linke Seite ist für Logik, Zahlen, Formen und Analysen zuständig, während sich die rechte Seite um Vorstellungskraft, Rhythmus, Sprache und Farben kümmert. Früher glaubte man, die rechte Seite sei für Kreativität verantwortlich. Heute wissen wir aber, dass wir dafür die gesamte Kapazität des Gehirns einsetzen. Je mehr der Verstand im Gleichgewicht ist, umso schneller können wir Gedanken formulieren und Ideen ausdrücken. Wenn wir den Fluss unserer Gedanken beschleunigen, dann fließt die Kreativität ganz automatisch aus uns heraus. *Nadi Shodhana* (Seiten 156–162) nutzt Berührung, Intention und Visualisierung, um beide Gehirnhälften so zu beeinflussen, dass sie zusammenarbeiten. Die Technik hat einen ganz natürlichen, beruhigenden Effekt. Achte auf eine ausgeglichene Atmung, um die *sattvische* Energie beizubehalten, die du während der Übung kultiviert hast, und gleichzeitig weiterhin von all den positiven Effekten zu profitieren, die ich im vitalisierenden Abschnitt genannt habe. Ein großer Teil der Intention aus dem vitalisierenden Teil findet sich auch im Cool-down wieder, weshalb auch hier die Exhalation um *Bhramari* und ein kurzes *Bahya Kumbhaka* ergänzt wird.

Beginne diesen Teil der Sequenz, indem du 2 *Mudras* hältst, die mit *Nadi Shodhana* im Zusammenhang stehen: *Jnana Mudra* (die *Mudra* der Weisheit) mit der linken Hand und *Vishnu*

Mudra (die *Mudra* der Balance) mit der rechten Hand. Die Inhalation erfolgt am Anfang stets durch das linke Nasenloch, da dieses den *Ida*-Kanal und die Eigenschaft Rezeptivität repräsentiert. Atme langsam 10 Sekunden lang durch das linke Nasenloch ein und im Anschluss mithilfe der *Bhramari*-Technik 10 Sekunden lang durch das rechte Nasenloch aus. Halte die äußere Retention für 5 Sekunden. Wenn du die Energie der Übung steigern willst, kannst du während der Retention auch ein *Uddiyana Bandha* einbauen. Atme dann 10 Sekunden lang durch das rechte Nasenloch ein und mit *Bhramari Pranayama* durch das linke Nasenloch aus. Halte anschließend 5 Sekunden lang die Luft an.

Die linke Seite des Körpers ist mit der rechten Hirnhälfte verknüpft und umgekehrt. Wenn du durch das linke Nasenloch atmest, dann visualisiere, wie Energie die linke Seite deines Körpers auf- und abwandert und deine rechte Hirnhälfte stimuliert. Wenn du auf das rechte Nasenloch wechselst, dann stellst du auf die rechte Seite des Körpers und die linke Gehirnhälfte um. Führe dieses Cool-down etwa 5 Minuten oder 5 bis 6 Atemzüge lang aus.

Sportliche Leistung

Diese Sequenz nutzt eine Reihe anspruchsvoller Atemtechniken und langer Retentionen, um die Sauerstoffverfügbarkeit zu verringern und den Sauerstoffbedarf zu erhöhen, wodurch die Effekte von Höhentraining simuliert werden (Seiten 43/44). Diese Atemtechniken steigern die kardiorespiratorische Fitness, stärken die Atemmuskulatur, erhöhen die VO_2 max, vergrößern die Vitalkapazität und verbessern die sportliche Leistungsfähigkeit insgesamt.

Bewegung und Fitness haben in meinem Leben schon in frühen Jahren eine wichtige Rolle gespielt. Als kleiner Junge wollte ich stets groß und stark sein. In einer meiner frühesten Erinnerungen trainiere ich in meinem Kinderzimmer vor einem Hulkamania-Trainingsposter mit einem Satz 1,5-Kilo-Hanteln aus Beton. Vielleicht waren diese frühen Erinnerungen der Ansporn für mich, in der Schule mit dem Freistilringen zu beginnen. Vielleicht lag es aber auch an der Tatsache, dass ich für mein Alter sehr klein war, dafür aber außergewöhnlich stark für meine Größe und Ringen ein Sport mit Gewichtsklassen ist, was kleineren Sportlern die Teilnahme an Wettkämpfen erleichtert. Ich begann mit dem Ringen, als ich 12 Jahre alt war, und blieb die gesamte Highschoolzeit über dabei. Als ich mit 18 Jahren dem Marine Corps beitrat, schaffte in den Sprung in die Ringerauswahl, das All-Marine-Wrestling-Team. Dies war eine tolle Möglichkeit für mich, weiter zu ringen und auf hohem Niveau Wettkämpfe zu bestreiten. Während meiner Zeit im Team bestritt ich Wettbewerbe in den gesamten USA und trainierte für die Olympischen Spiele 2004 in Athen. Leider platzte mein Traum von Olympia, als ich 2003 im Irak stationiert wurde.

Ein Ringkampf dauert nur 6 Minuten, allerdings sind dies die körperlich vielleicht anstrengendsten 6 Minuten aller Sportarten. Während der 4 Jahre, die ich für das Marine Corps rang, bestand mein tägliches Trainingsprogramm aus 1 Stunde laufen, 2 Stunden Krafttraining und 3 Stunden Ringertraining, das auch Kardioübungen umfasste. Die meisten hochklassigen Ringerduelle werden von dem Kämpfer entschieden, der die beste Ausdauer besitzt. Zwar sind auch Technik und Kraft von extremer Bedeutung, aber du musst vor allem in der Lage sein, länger durchzuhalten als dein Gegner. Ich weiß noch, wie ich um Luft rang und kaum genug atmen konnte, um den immensen Sauerstoffbedarf meines Körpers zu decken, der von der extremen Belastung der Kämpfe herrührte. Ich erinnere mich, wie meine Muskeln aufgrund des hohen Kohlendioxidspiegels brannten, ich meine Arme und Beine kaum noch bewegen konnte und mit einem Gegner auf der Matte stand, der genauso erschöpft war und dieselben Qualen litt. Obwohl ich in Vorbereitung auf meine Kämpfe extrem hart trainierte, habe ich doch nie gelernt, effektiv und effizient zu atmen, um meine sportliche Ausdauer durch die Atmung zu verbessern – und das, obwohl die kardiorespiratorische Ausdauer meist den Unterschied zwischen Gewinnen und Verlieren ausmacht. Die meisten Sportler, die sich bis an ihre Grenzen bringen, atmen schnell und schwer durch den offenen Mund. Diese Atmung mit offenem Mund ist ganz natürlich, weil unser normaler Atemluftbedarf nicht ansatzweise so hoch ist wie die Belastung unseres Körpers beim Training. Selbst leichtes Jogging oder die Treppen einige wenige Absätze hochzusteigen können unseren Sauerstoffbedarf derart erhöhen, dass wir nach Luft schnappen.

Dass ich immer nur durch die Nase atmen sollte, wurde mir erstmals beigebracht, als ich mit dem Yoga begann. Ich kenne keine körperliche Aktivität, keinen anderen Sport, bei dem das derart eingefordert wird. Inzwischen wissen allerdings viele Sportler um die erstaunlichen Vorteile der Nasenatmung im Training. Im Yoga ist die Atmung wichtiger als körperliche Bewegung. Sobald wir die Atmung verlieren, lösen wir uns aus der Pose, kehren zu einer ruhigen Nasenatmung zurück und gewinnen zunächst die Kontrolle über unsere Atmung zurück, bevor wir mit der körperlichen Übung weitermachen. Die meisten Menschen denken, Kardiofitness habe nur mit dem Herz zu tun. Deshalb trainieren wir, die Herzfrequenz schnell hochzuschrauben, auf diesem hohen Niveau zu halten, um dann ebenso schnell wieder zu unserem Ruhepuls zurückzukehren. Es geht aber eben nicht nur um Kardiofitness, sondern um kardiorespiratorische Fitness – also um Herz und Atmung. Ich wünschte, ich könnte in der Zeit zurückreisen und meinem jüngeren Ich beibringen, richtig zu atmen, um meine sportliche Leistung zu verbessern.

Yoga ist körperlich nicht so fordernd wie viele andere Sportarten, vermutlich ist es deshalb auch so viel einfacher, dabei konstant durch die Nase zu atmen. Aber auch Yoga kann sehr anstrengend sein und mir ist aufgefallen, dass vor allem neuere Kursteilnehmer immer wieder in die Mundatmung verfallen, sobald ihr Sauerstoffbedarf steigt. Nasenatmung während großer Anstrengung erfordert Übung und Training. Du wirst deine sportliche Leistung nicht steigern, nur weil du plötzlich durch die Nase atmest. Regelmäßige Nasenatmung während des Trainings kann die sportliche Leistungsfähigkeit aber spürbar verbessern. Idealerweise erhöhen wir dadurch die Menge an Sauerstoff, die wir nutzen und innerhalb des Körpers transportieren können, kurz: die VO_2 max. Je höher dieser Wert ist, umso besser sind unsere Ausdauer, Kondition und kardiovaskuläre Gesundheit. In den vergangenen Jahren habe ich deshalb besonderen Fokus darauf gelegt, im Training durch die Nase zu atmen, und egal, ob ich Yoga, HIIT-Workouts oder Handstände ausführe, ich atme stets extrem bewusst. Wenn ich lange Handstandhaltungen übe, dann tue ich dies häufig mit Wasser im Mund, um mich selbst daran zu hindern, durch den Mund zu atmen, sobald ich an meine Grenzen komme.

Mithilfe von Atemübungen können wir unsere VO_2 max erhöhen, unsere kardiorespiratorische Fitness verbessern, unsere Lunge kräftigen, unsere Vitalkapazität erweitern und unsere sportliche Leistungsfähigkeit steigern. Wenn wir unsere Fitness und sportliche Leistungsfähigkeit durch Atmung verbessern wollen, sollten wir uns auf einige bestimmte Aspekte konzentrieren. Einer dieser Aspekte ist die Lungenkapazität. Stell dir die Lunge wie den Treibstofftank deines Körpers vor. Je größer die Lunge, umso mehr Platz befindet sich darin für Luft, die letztlich über den Gasaustausch den Körper antreibt. Experten sind sich noch uneinig, ob das Lungengewebe sich dehnen kann, die meisten Physiologen sagen allerdings, dies sei nicht möglich. Studien haben dennoch gezeigt, dass sich die Lungenkapazität erhöhen lässt, etwa durch das Weiten der Brust, das Stärken unserer Fähigkeit, die Lunge einzusetzen, oder – vielleicht – tatsächlich das Dehnen der Lunge selbst. Ich habe weiter vorn in diesem Buch von Freitaucher Stig Severinsen berichtet, der seine Lungenkapazität auf 14 Liter erhöht hat – 9 Liter mehr als bei einem durchschnittlichen erwachsenen Mann.

Wir müssen außerdem unsere Atemmuskulatur kräftigen, vor allem das Zwerchfell. Wenn das Zwerchfell ermüdet, wird die Atmung schwerfälliger und weniger effizient und verbraucht dadurch mehr Energie – genau wie bei jedem anderen untrainierten Muskel. Wenn wir für die Atmung zu viel Energie aufwenden müssen, ermüdet auch die Skelettmuskulatur schneller, weil ihr weniger Sauerstoff zur Verfügung steht.

Sauerstoff wird mithilfe der roten Blutkörperchen in die Zellen transportiert. Um mehr zu transportieren, was wiederum auch Ausdauer und sportliche Leistungsfähigkeit verbessert, müssen wir die Sauerstoffsättigung der roten Blutkörperchen beziehungsweise des darin enthaltenen Hämoglobins und den Anteil der roten Blutkörperchen im Blut – das sogenannte Hämatokrit – erhöhen. Die wirksamste Methode zum Steigern des Hämatokritwerts ist das Erhöhen des Sauerstoffbedarfs bei gleichzeitiger Limitierung der Sauerstoffverfügbarkeit. Die meisten Maßnahmen, die ich im Zusammenhang mit Nasenatmung im Training benannt habe, führen zu einer verminderten Sauerstoffverfügbarkeit. Der Körper muss sich dann anpassen, indem er die Anzahl roter Blutkörperchen erhöht, entweder durch Kontraktion der Milz, wobei die in der Milz gespeicherten roten Blutkörperchen ausgeschüttet werden – was eine kurzfristige Lösung ist –, oder durch Herstellen von mehr roten Blutkörperchen, um den Bedarf des Körpers besser decken zu können. Um das mithilfe von Atmung zu erreichen, müssen wir die Sauerstoffsättigung im Blut senken, was dasselbe ist wie eine Reduzierung der Sauerstoffverfügbarkeit. Die effektivste Methode, dies zu tun, ist Atemretention, genauer gesagt: äußere Retention oder *Bahya Kumbhaka*. Je länger wir die Luft anhalten, umso weniger Sauerstoff haben wir zur Verfügung und umso größer ist unser Sauerstoffbedarf. Um in der Lage zu sein, den Atem für längere Zeit anzuhalten, müssen wir unseren Hämatokritwert und unsere Kohlendioxidtoleranz erhöhen. Außerdem sollten wir unsere Vitalkapazität steigern, wodurch wir mehr Sauerstoff in der Lunge behalten können. Wenn wir üben, den Atem anzuhalten, registriert unser Körper die niedrigere Sauerstoffsättigung und die Nieren stoßen das Hormon Erythropoietin aus, das die Produktion roter Blutkörperchen im Knochenmark anregt. Eine äußere

Retention (*Bahya Kumbhaka*) ist dabei effizienter als eine innere Retention (*Antara Kumbhaka*), weil durch das geringere Luftvolumen während der äußeren Retention weniger Sauerstoff vom Körper aufgenommen werden kann und der Kohlendioxidspiegel schneller ansteigt. Kombinieren wir aber äußere und innere Retention direkt nacheinander, können wir so unser Bemühen verlängern, Sauerstoffbedarf und Kohlendioxidtoleranz zu erhöhen. Die innere Retention fällt Anfängern zu Beginn in der Regel leichter und ist eine gute Methode, um Körper und Geist langsam auf die anspruchsvollere äußere Retention vorzubereiten.

Beim Erhöhen deiner Kohlendioxidtoleranz wirst du ein Gefühl von Lufthunger spüren, das äußerst intensiv und unangenehm sein kann, vor allem wenn du es zum ersten Mal erlebst. Lufthunger verursacht nicht selten unfreiwillige Kontraktionen des Zwerchfells, einen extremen Drang, nach Luft zu schnappen, und einen Anstieg der Körpertemperatur. Anfangs kann es deshalb mitunter schwerfallen, den Atem trotz Lufthunger weiter anzuhalten. Wenn du schon einmal gefastet hast, dann weißt du vermutlich, dass das unangenehme Hungergefühl am ersten Tag normalerweise am schlimmsten ist, mit der Zeit aber verschwindet oder leichter zu ertragen ist. Mit Lufthunger verhält es sich ähnlich, auch den erträgst du mit der Zeit deutlich einfacher.

Von allen Atemsequenzen, die ich einsetze, sind mir jene, bei denen es ums Steigern der sportlichen Leistung und um lange Atemretentionen geht, die liebsten. Vielleicht ist das so, weil ich Herausforderungen mag oder weil ich bei diesen Übungen besonders große Fortschritte erlebe. Wenn du deine sportliche Ausdauer verbessern oder deine Atemretention verlängern möchtest, dann empfehle ich dir, die nun folgende Atemsequenz oder eine ähnliche, selbst zusammengestellte mindestens 1-mal pro Woche auszuführen. Wenn du besonders große Ziele hast, dann solltest du diese Sequenz täglich ausführen und ein wenig anpassen, indem du die Dauer der Retentionen erhöhst, sobald meine Vorgaben keine Herausforderung mehr für dich darstellen. Diese Sequenz ist die intensivste und anstrengendste in diesem Buch. Wenn die Retentionen dir anfangs noch zu lang sind, darfst du sie selbstverständlich gern kürzen. Nach kurzer Zeit wirst du aber in der Lage sein, die Übungen problemlos wie angegeben auszuführen.

Atemsequenz für sportliche Leistungsfähigkeit 25–30(+) Minuten			
1:1:1 | Inhalation:Exhalation:äußere Retention **1:1:1:1 | Inhalation:innere Retention:Exhalation:äußere Retention**			
Warm-up	**Lungenexpansionsübung** maximale Inhalation, 10 Sekunden halten Inhalation mit kleiner Expansion, 10 Sekunden halten Inhalation mit kleiner Expansion, 10 Sekunden halten Exhalation mit offenem Mund	10 Runden	5 Minuten (circa)
Wärmebildung	***Bhastrika* 60 Sekunden** äußere Retention 30 Sekunden vollständige Inhalation innere Retention 60 Sekunden	3 Runden	8 Minuten (circa)
Vitalisierung	**Atemretentionssequenz** 3 vollständige Atemzüge äußere Retention 20 Sekunden innere Retention 40 Sekunden	5 Runden	6 Minuten
Cool-down	**Maximale Retentionssequenz** 10 vollständige Atemzüge maximale innere Retention	3–5 Runden	5+ Minuten

Warm-up

Das Warm-up bezeichnen wir als Lungenexpansionsübung und die unterscheidet sich von allen bisher erwähnten Techniken und Übungen. Ihre hauptsächliche Intention ist es, die Lunge zu weiten und die Atemmuskulatur zu dehnen.

Diese Übung ähnelt einer Atemtechnik, die unter dem Begriff »Lungenpacken« vor allem bei Freitauchern weitverbreitet ist. Einsteiger und Fortgeschrittene steigern durch Lungenpacken ihre Vitalkapazität und erhöhen so ihre Sauerstoffreserven. Dazu atmen sie vor dem Tauchen so viel Luft ein wie möglich. Wenn ihre Lunge komplett gefüllt ist, »packen« sie durch kleine kraftvolle Inhalationen – manchmal bis zu 6-mal – noch mehr Luft hinein. Ein sogenanntes »Overpacking«, also übertriebenes Nachschieben von Luft, kann allerdings gefährlich sein. Ich rate daher dringend dazu, diese Technik nur unter Aufsicht eines erfahrenen Freitauchlehrers auszuführen.

Die Lungenexpansionsübung ist deutlich sanfter. Auch hierbei atmest du vollständig ein, hältst die Luft dann aber 10 Sekunden lang an, damit Brust und Lunge sich für kurze Zeit weiten können, ähnlich wie du eine Dehnübung hältst, bevor du sie noch weiter vertiefst. Während du die innere Retention hältst, nimmst du einen weiteren winzigen Atemzug durch die Nase und hältst weitere 10 Sekunden lang die Luft an. Wiederhole das Ganze noch einmal, sodass du zusätzlich zur eigentlichen Inhalation noch 2-mal Luft holst, um die Lunge zu weiten und auf insgesamt 3 10-sekündige innere Retentionen kommst. Atme nach der dritten Retention durch den Mund aus und leere deine Lunge. Während jeder 10-sekündigen Retention hat die Lunge Zeit, sich zu weiten, die Luft darin kann sich setzen und die Zwischenrippenmuskulatur kann sich dehnen. Die aufeinanderfolgenden kurzen inneren Retentionen gewöhnen den Körper außerdem schrittweise an den steigenden Kohlendioxidspiegel und bauen eine Kohlendioxidtoleranz auf. Die Inhalationen und Expansionsatemzüge dürfen nicht schmerzen. Mitunter können sie sich aber ein wenig unangenehm anfühlen, genauso wie beim Dehnen anderer Muskeln in deinem Körper. Absolviere 10 Durchgänge dieser Übung.

Hinweis: Ein zu extremes Ausführen der Lungenexpansionsübung oder jeder anderen Form von Lungenpacken, etwa durch Einatmen, bis es schmerzt, oder das sogenannte Overpacking kann zu Verletzungen und schlimmstenfalls zu einem pulmonaren Barotrauma führen.

Wärmebildung

Der wärmebildende Abschnitt besteht aus 3 Teilen, in denen die Atemmuskulatur gekräftigt und die Atemretention trainiert wird. Er beginnt mit einer 60-sekündigen *Bhastrika Pranayama*. Achte bei der Ausführung dieser Übung besonders darauf, deinen Bauch einzuziehen, um deine Coremuskulatur und dein Zwerchfell zu kräftigen. Bei der Ausführung der *Bhastrika*-Atmung stößt du große Mengen Kohlendioxid aus, wodurch dein Körper sehr basisch wird. Atme nach 60 Sekunden dieser Blasebalgatmung vollständig aus und halte die äußere Retention 30 Sekunden lang. Atme anschließend vollständig ein und halte die innere Retention 60 Sekunden lang. Aufgrund des Kohlendioxiddefizits, das während der *Bhastrika*-Technik entstanden ist, sollten dir sowohl innere als auch äußere Retention relativ leichtfallen, vor allem verglichen damit, wie schwer diese Retentionen ohne vorherige kontrollierte Hyperventilation gewesen wären. Weil du aufgrund des Kohlendioxiddefizits länger die Luft anhalten kannst, hast du mehr Zeit zum Senken der Sauerstoffsättigung im Blut, aber weniger Zeit zum Aufbau einer Kohlendioxidtoleranz. Hauptziel des wärmebildenden Teils ist es allerdings, die Atemmuskulatur zu stärken. Wenn dir die Atemretentionen anfangs noch schwerfallen, dann kürze sie so, dass du sie schaffst. Atme nach 60 Sekunden *Antara Kumbhaka* vollständig aus und wiederhole den gesamten Atemzyklus 2 weitere Male, beginnend mit der *Bhastrika*-Atmung.

Vitalisierung

Der vitalisierende Teil verschiebt den Fokus auf die Atemretention und den Anstieg der Kohlendioxidtoleranz, um die Sauerstoffverfügbarkeit zu senken und den Sauerstoffbedarf zu erhöhen. Die Dauer der Retentionen in diesem Teil beträgt nur ein Drittel der Retentionen aus dem wärmebildenden Abschnitt. Weil wir die Retention aber nicht mit *Bhastrika* einleiten, kann diese Technik sogar ein wenig schwieriger sein. Wir beginnen mit 3 regulären Atemzügen durch die Nase, gefolgt von einer vollständigen Exhalation und einer 20-sekündigen äußeren Retention. Nimm anschließend einen einzelnen Atemzug und halte 40 Sekunden lang den Atem an. Im wärmebildenden Teil hast du kontinuierlich große Mengen Kohlendioxid ausgeatmet, wodurch die anschließenden Retentionen nicht so schwer waren. Bei dieser vitalisierenden Technik absolvierst du nicht genug Atemzüge, um deinen Kohlendioxidspiegel zu regulieren, weshalb jede Atemretention noch schwieriger wird. Idealerweise solltest du gegen Ende einen leichten Lufthunger verspüren. Sind die Retentionen zu lang oder zu kurz, dann passe sie entsprechend an, sodass der letzte Durchgang so intensiv ist, dass du bereits Lufthunger spürst, aber noch nicht an deiner absoluten Grenze angelangt bist. Absolviere insgesamt 5 Atemzyklen.

Cool-down

Das Cool-down bringt dich an die Grenze deiner Atemretention. Er beginnt mit 10 vollständigen, tiefen Inhalationen durch die Nase, gefolgt von Exhalationen entweder durch den offenen Mund oder ebenfalls die Nase. Bei einer Exhalation durch den offenen Mund kannst du leichter und schneller viel Kohlendioxid ausatmen. Diese Atemzüge sollten sich nicht wie Hyperventilation anfühlen, auch wenn sie, technisch betrachtet, eigentlich eine sind. Die tiefen, ununterbrochenen Atemzüge ermöglichen dir den Ausstoß großer Mengen Kohlendioxid, bevor du die Luft anhältst. Nimm nach 10 Atemzügen einen vollen, tiefen Atemzug und halte den Atem so lange an, wie du kannst. Du solltest dabei ein wenig Lufthunger spüren. Je öfter du übst, umso mehr wirst du dich an dieses Gefühl gewöhnen und kannst länger ohne größere Schwierigkeiten in dieser Phase verharren. Atme aus, sobald du die Grenze deines ersten Atemzugs erreicht hast, du die Luft also nicht mehr länger anhalten kannst, und wiederhole das Ganze 2–4 weitere Male, beginnend jeweils wieder mit 10 tiefen Atemzügen. Wenn du anfängst, diese Retentionen zu üben, versuche, auf mindestens 2 Minuten zu kommen. Mit der Zeit wirst du in der Lage sein, diese Dauer auf 4 Minuten und mehr zu erhöhen. Manchen Menschen fällt jede weitere Retention schwerer als die letzte. Bei mir ist die dritte Retention üblicherweise eine Minute länger als meine erste. Das kommt daher, dass durch die Kontraktion der Milz im Laufe der Sequenz immer mehr rote Blutkörperchen in meinen Blutkreislauf gelangen. Das Cool-down ist mein Lieblingsteil dieser Sequenz, weil ich mein persönliches Wachstum nach viel Training und Mühe direkt erkennen kann.

Ich empfehle dir, diese Atemsequenz mit einer Stoppuhr auszuführen, damit du deine Fortschritte genau verfolgen kannst. Dir sollte außerdem bewusst sein, dass die Dauer deiner Atemretentionen schwanken kann und sie an manchen Tagen länger und an anderen Tagen kürzer ausfallen. Aber auch wenn deine Leistung schwankt, wird sie im Schnitt langsam besser – nur eben nicht von heute auf morgen. Ich finde es übrigens hilfreich, auch andere Faktoren zu berücksichtigen, die einen Einfluss auf meine Atemretention haben, wie Schlaf, Ernährung und Stress, und dann zu entscheiden, welcher dieser Faktoren mich am stärksten beeinflusst, sodass ich diese Bereiche meines Lebens verbessern kann.

Schnellerer Stoffwechsel und Gewichtsverlust

Diese Atemsequenz kann, regelmäßig ausgeführt, den Stoffwechsel beschleunigen, beim Abnehmen helfen, den Appetit zügeln, Stresshormone, die zu Überernährung führen, reduzieren und den Bauch festigen und straffen. Sie umfasst eine Reihe von Schnellatemübungen mit angespanntem Core, die mit stresslindernden Atemretentionstechniken kombiniert werden.

Das Erste, an das die meisten Menschen im Zusammenhang mit dem Begriff Stoffwechsel denken, ist Abnehmen. Das geschieht aus gutem Grund, schließlich sorgen sich die meisten um ihr Körpergewicht, selbst schlanke und fitte Menschen. Tatsächlich sind gesunde Menschen sogar besonders auf ihr Gewicht bedacht, und in Form zu bleiben macht mit Sicherheit einen großen Teil ihrer Motivation aus. Eine gesunde Ernährung und einen aktiven Lebensstil mit regelmäßigem Training auf Dauer beizubehalten ist aufwendig. Allerdings ist dieser Aufwand nicht bei allen Menschen gleich groß, denn einige werden mit einem schnelleren Stoffwechsel geboren und sind aufgrund ihrer Genetik von Natur aus schlank, während andere auf ihr Gewicht achten und für jedes abgenommene Gramm Fett hart arbeiten müssen.

Mir war schon immer wichtig, wie viel Fett ich mit mir herumtrage. Als ich jünger war, konnte ich noch alles futtern und nahm trotzdem nicht zu. Das lag zum einen daran, dass ich ein sehr aktives Kind war, und zum anderen an meinem extrem schnellen Stoffwechsel. Meine Eltern waren beide schlank und ich war schon früh geradezu besessen von Fitness. Nun, da ich älter werde, merke ich, dass mein Stoffwechsel langsamer wird und ich stärker darauf achten muss, was ich esse, wie viel ich esse und wie viel ich mich bewege.

Egal, wie wir uns ernähren, welchen Sport wir treiben oder wie langsam oder schnell unser Stoffwechsel ist, um abzunehmen, müssen wir mehr Kalorien verbrennen, als wir aufnehmen. Natürlich haben Ernährung, Sport und Stoffwechsel einen direkten Einfluss auf diese Abnehmgleichung. Aber auch die Qualität der aufgenommenen Kalorien macht einen großen Unterschied. Ein Pizzastück mit 300 Kalorien ist nicht vergleichbar mit einem 300-Kalorien-Salat.

Da ich an dieser Stelle nicht zu viel Zeit dafür aufwenden möchte, die Vor- und Nachteile der verschiedenen Ernährungsformen zu diskutieren, rate ich dir, nur Lebensmittel zu essen, die dir ein gutes Gefühl geben – und damit meine ich nicht den Schokoriegel, der dich glücklich macht, wenn du mal traurig bist, sondern Lebensmittel, die dir Energie spenden und nicht dafür sorgen, dass du dich nach dem Essen schlapp, schwer, langsam oder krank fühlst. Falls du dir nicht ganz sicher bist, welche Lebensmittel das sein könnten, dann streiche zunächst einmal jedes Lebensmittel von deinem Speiseplan, für das eine Werbung existiert. Wenn ein Hersteller extra Werbung machen muss, damit du sein Produkt isst, dann ist es mit ziemlicher Sicherheit nicht gesund für dich. Schaue vor dem Kauf auf die Verpackung. Wenn du nicht jeden der Inhaltsstoffe kennst, dann wird dein Körper sie vermutlich gar nicht als Essen wahrnehmen. Wenn du im Discounter einkaufen gehst, befinden sich die echten Lebensmittel, wie Obst und Gemüse, üblicherweise in der Nähe des Eingangs, und die Dinge, von denen du besser die Finger lassen solltest, lauern, je weiter du dich in Richtung Kasse vorarbeitest. Es ist wichtig, nährstoffreiche Lebensmittel zu essen. Du bist, was du isst, und die Lebensmittel, die du verzehrst, sind in der Lage, deinen Stoffwechsel anzukurbeln oder auszubremsen.

Meine Expertise liegt hauptsächlich in Gesundheit und Fitness. Wenn ich Leuten einen Rat geben soll, wie sie mithilfe von Sport am besten abnehmen, dann erkläre ich ihnen stets: Bewegt euch einfach mehr als jetzt. Es spielt im Grunde keine Rolle, was genau du tust, solange du dich mehr bewegst, als du isst. Beginne mit einfachen Übungen. Yoga ist beispielsweise eine Trainingsmethode mit vielen Bewegungen, die jeder ausführen kann und die für jedes Fitnessniveau geeignet sind. Wenn du irgendwann fit genug bist, dass du dein Training etwas anspruchsvoller gestalten kannst, dann sind Übungen mit hoher Intensität und kurzen Erholungszeiten die richtige Wahl, um möglichst viele Kalorien in kürzester Zeit zu verbrennen. Sogenanntes High Intensity Interval Training (HIIT) stimuliert zudem auch den Stoffwechsel.

Die meisten Menschen wissen, dass Stoffwechsel etwas mit Kalorienverbrennung, Energiebereitstellung für den Körper, Gewichtsverlust und dem Steigern des Energielevels zu tun hat, aber das ist noch lange nicht alles. Zum Stoffwechsel zählen auch die chemischen Reaktionen, die kontrolliert im Inneren unserer Zellen ablaufen und Dinge wie Nahrung und Luft, die wir aus unserer Umgebung aufgenommen haben, in unzählige kleine Moleküle aufspalten und in Energie und Ersatzteile für die Zellen umwandeln. Der Zellstoffwechsel umfasst Hunderte chemische Reaktionen, die entweder kataboler Natur sind und Moleküle aufspalten oder anaboler Natur, also Moleküle miteinander verbinden und so neue Moleküle entstehen lassen. Unser Körper benötigt Nährstoffe, um sich selbst aufzubauen, zu reparieren und zu erhalten.

Wenn wir etwas essen, dann spaltet der Körper die Nahrung in Fette, Zucker und Aminosäuren auf, die dann umgewandelt und genutzt, als Energiequelle verbraucht oder als Abfallstoffe ausgeschieden werden. Alle Fette und Zucker bestehen ausschließlich aus molekularen Verbindungen aus Kohlenstoff, Wasserstoff und Sauerstoff. Aminosäuren, aus denen die verschiedenen Proteine bestehen, sind ebenfalls aus Kohlenstoff, Wasserstoff und Sauerstoff aufgebaut, plus Stickstoff und Schwefel.

Ich habe gerade erklärt, dass wir, um abzunehmen, mehr Kalorien verbrennen müssen, als wir zu uns nehmen. Doch wohin verschwinden all diese Kalorien? Der erste Hauptsatz der Thermodynamik besagt laut Einstein, dass »Energie weder erzeugt noch zerstört, sondern lediglich übertragen oder in eine andere Form überführt werden kann«. Wir können Energie nicht einfach verbrennen und dann ist sie weg. Was geschieht also mit den Kalorien, nachdem wir sie verbrannt haben? Wohin wandert unser Fett? Den Großteil davon atmen wir als Kohlendioxid aus. Wie im Abschnitt zur Zellatmung (Seiten 20/21) erklärt, die übrigens auch zum Stoffwechsel gehört, nimmt unser Körper Glukose und Sauerstoff und wandelt sie in Energie um, mit deren Hilfe unsere Zellen anabole Reaktionen ausführen. Dabei bleiben Wasser und Kohlendioxid übrig, die wir über die Atemluft ausstoßen. Wasser, oder H_2O, besteht aus zwei Wasserstoffatomen und einem Sauerstoffatom. Kohlendioxid, CO_2, besteht aus einem Kohlenstoffatom und zwei Sauerstoffatomen. Wasser und Kohlendioxid bestehen also aus denselben Bausteinen wie Zucker und Fette. Wenn wir Fett verbrennen, wird das Fett aufgespalten und in Wasser und Kohlendioxid umgewandelt, das wir, wie gesagt, ausatmen. Mit Proteinen funktioniert es genauso, außer dass die zusätzlichen Stickstoff- und Schwefelmoleküle in Harnstoff und Sulfate umgewandelt werden, die im Urin und Kot ausgeschieden werden.

Wenn wir 10 Kilogramm Fett abnehmen, werden 8,4 Kilo davon in Kohlendioxid umgewandelt und ausgeatmet und 1,6 Kilo in Wasser, das durch Schweiß, Urin, Kot oder ebenfalls den Atem ausgeschieden wird.[23] Alles, was wir beim Abnehmen verbrennen, muss also durch die Atemluft ausgeschieden werden. HIIT- und Kardiotraining sind auch deshalb so gut zum Abnehmen geeignet, weil sie die Atemfrequenz erhöhen. Wir können deshalb mehr Kohlendioxid ausatmen, das vorher noch in Form von Fett an Bauch und Hüfte festsaß.

Wenn wir abnehmen wollen, sollten wir dennoch nicht einfach draufloshyperventilieren. Wir müssen immer noch unser autonomes Nervensystem regulieren und unseren Blut-pH-Wert im Gleichgewicht halten. Übrigens: Wenn wir durch Atemretentionen Kohlendioxid im

Körper bewahren, nehmen wir nicht zu. Nur Pflanzen sind in der Lage, Kohlendioxid in Fett, Zucker und Proteine umzuwandeln, weshalb sie Sauerstoff abgeben, während wir Kohlendioxid ausatmen.

Um abzunehmen, müssen wir den Stoffwechsel anregen, Kalorien zu verbrennen und Fett und Zucker in Kohlendioxid umzuwandeln, das wir ausatmen können. Außerdem müssen wir mithilfe unserer Atmung Stresshormone reduzieren, die zu Überernährung führen, und wir müssen unseren Blut-pH-Wert regulieren, um Heißhunger zu zügeln und unseren Appetit auf gesunde Lebensmittel zu fördern. Zunächst müssen wir das sympathische Nervensystem stimulieren, um unsere Herz- und Atemfrequenz zu erhöhen. Dadurch verbrennen wir mehr Kalorien und atmen die dabei umgewandelten Fette und Zucker als Kohlendioxid aus. Anschließend arbeiten wir mit langen Retentionen, um einen parasympathischeren Tonus zu erzeugen und den Blut-pH-Wert zu senken.

Bei dieser Atemsequenz arbeiten wir uns durch eine starke energetische Welle mit mehreren Schnellatemübungen, die unser Energieniveau zügig anheben, bevor es im vitalisierenden Teil und Cool-down wieder absinkt, sodass wir uns nach der Sequenz in einem beruhigten, zentrierten Zustand befinden. Was wir nach einer Übung tun, ist genauso wichtig wie das, was wir während der Übung tun. Wenn der Fokus der Atemsequenz einzig auf Übungen lag, die den Stoffwechsel anregen, dann werden wir im Anschluss mit ziemlicher Sicherheit Heißhunger auf hochkalorische Lebensmittel verspüren. Deshalb sollten wir versuchen, die Atemsequenz mit Übungen zu beenden, die den Kohlendioxidspiegel anheben, um unseren Appetit und Heißhunger auf Ungesundes zu zügeln.

Diese Atemsequenz bringt direkt nach einem Workout die meisten Vorteile, wenn die Herzfrequenz ohnehin bereits erhöht ist. Dann können wir Stoffwechselrate und Gewichtsverlust mithilfe der Schnellatemübungen zusätzlich anregen, bevor wir mithilfe der beruhigenden *Kumbhaka*-Übungen wieder etwas herunterkommen.

Atemsequenz für schnelleren Stoffwechsel und Abnehmen 25–27 Minuten			
1:1:1 | **Inhalation:innere Retention:Exhalation** **1:1:1:1** | **Inhalation:innere Retention:Exhalation:äußere Retention**			
Warm-up	**Feueratmung 60 Sekunden** *Agnisar* 20 Wiederholungen (Kontraktionen des Bauchs)	5 Runden	6 Minuten (circa)
Wärmebildung 1	***Kapalabhati* 30 Sekunden** 1 vollständiger Atemzug äußere Retention 10 Sekunden innere Retention 20 Sekunden	5 Runden	5 Minuten (circa)
Wärmebildung 2	***Bhastrika* 10 Sekunden** innere Retention 10 Sekunden *Bhastrika* 10 Sekunden äußere Retention 20 Sekunden	6 Runden	5 Minuten (circa)
Vitalisierung	***Vishama Vritti* 5:10:10:5** ***Vishama Vritti* 5:20:10:5** ***Vishama Vritti* 5:30:10:5**	3 Runden 3 Runden 3 Runden	6 Minuten (circa)
Cool-down	***Vishama Vritti* 10:20:10** ***Sama Vritti* 10:10**	5 Runden 5 Runden	5 Minuten (circa)

Warm-up

Das Warm-up beginnt mit der Feueratmung, die in uns Wärme erzeugt, das sympathische Nervensystem stimuliert und die Atemfrequenz erhöht. Während wir diese Schnellatemübung ausführen, versuchen wir, unseren Kohlendioxidspiegel schrittweise abzusenken, um uns auf die *Agnisar*-Übung vorzubereiten, die dann folgt. Atme nach 1 Minute Feueratmung einmal vollständig ein und aus. Halte die Exhalation und führe 20 Wiederholungen *Agnisar* aus. Ziehe dabei, ohne Luft zu holen, den Bauch ein und den Nabel in Richtung Wirbelsäule, so als würdest du versuchen, deinen Magen auszuhöhlen, indem du ihn einsaugst. Halte weiter den Atem an und löse und weite den Bauch, indem du deine Coremuskulatur komplett entspannst. Wiederhole die pumpende Bewegung aus Einziehen, Kontrahieren und anschließendem Entspannen des Bauchs.

Diese Übung ist schwierig, weil sie eine äußere Retention enthält. Wenn dir 20 Wiederholungen zu anstrengend sind, dann führe so viele aus, wie du schaffst. Wenn sich 20 Wiederholungen für dich hingegen zu leicht anfühlen, dann darfst du die Anzahl natürlich gern erhöhen. Die Übung steigert Kraft und Ausdauer der Bauchmuskeln, vor allem der tiefer liegenden Coremuskulatur, der Atemhilfsmuskulatur und des Zwerchfells. Die Atemmuskeln und das Zwerchfell zu kräftigen verbessert die Atemfunktion und beschleunigt die Stoffwechselrate im Ruhezustand. Hole nach einem Durchgang *Agnisar* kurz Luft und fahre mit einem weiteren Zyklus Feueratmung fort. Jeder Durchgang besteht aus 1 Minute Feueratmung und 20 Wiederholungen *Agnisar*. Absolviere insgesamt 5 Durchgänge.

Wärmebildung

Im wärmebildenden Teil wird die Intention aus dem Warm-up fortgeführt. Während der ersten Hälfte der Übung versuchen wir, die Atemfrequenz zu erhöhen, um so viel Kohlendioxid wie möglich auszustoßen, die Coremuskulatur zu stärken und Herzfrequenz und kardiorespiratorische Ausdauer zu erhöhen, was wiederum die Stoffwechselrate erhöht.

Der erste Teil des wärmebildenden Abschnitts beginnt mit einer 30-sekündigen *Kapalabhati Pranayama*. *Kapalabhati* ist etwas schwieriger durchzuhalten als die Feueratmung und erfordert mehr Bewegung und Kraft in den Bauchmuskeln. Die Coremuskulatur, die benötigt wird, um diese Übung korrekt auszuführen, sollte von den 5 Runden *Agnisar* bereits ausreichend aufgewärmt sein. Atme nach 30 Sekunden *Kapalabhati* 1-mal vollständig ein und aus, lege das Kinn auf die Brust und führe *Jalandhara Bandha* (Kehlverschluss, Seite 121) sowie, durch Einziehen des Nabels in Richtung Wirbelsäule, sowie *Uddiyana Bandha* (Bauchverschluss, Seiten 120/121) aus und halte beides für 10 Sekunden. Lasse auf die äußere Retention eine volle Inhalation und eine 20-sekündige innere Retention folgen. *Uddiyana Bandha* funktioniert ähnlich wie *Agnisar*, ist allerdings statischer, etwa wie Liegestütze verglichen mit Planks. Die Atemretention soll in dieser Übung verhindern, dass du überatmest und dein Körper zu basisch wird. Würdest du all diese Schnellatemtechniken ohne die Atemretentionen ausführen, wärst du ganz benommen und dir wäre schwindlig.

Im zweiten Teil des wärmebildenden Abschnitts wird die Intensität der Schnellatmung erhöht und der energetische Wechsel hin zum vitalisierenden Teil eingeleitet. Dies geschieht, indem durch Retentionen, die länger als die Schnellatemphasen sind, ein parasympathischerer Tonus erzeugt wird. Dieser Abschnitt beginnt mit 10 Sekunden einer kräftigen *Bhastrika*-Übung, bei der du in einer schnellen pumpenden Bewegung immer wieder den Bauch herausstreckst und einziehst. Darauf folgen eine 10-sekündige innere Retention, weitere 10 Sekunden *Bhastrika* und eine 20-sekündige äußere Retention. Nach dieser äußeren Retention ist ein Atemzyklus beendet. Absolviere diesen Zyklus 6-mal oder etwa 5 Minuten lang. In diesem zweiten Teil des wärmebildenden Abschnitts wechseln wir schnell zwischen einer Übung, die das sympathische Nervensystem stimuliert, und einer Übung, die das parasympathische Nervensystem stimuliert. Du solltest durch die 20-sekündige äußere Retention ein größeres energetisches Gleichgewicht und einen beruhigenden Effekt spüren, da sie den sympathischen Tonus langsam reduziert und deinen normalen Kohlendioxidspiegel wiederherstellt.

Vitalisierung

Im vitalisierenden Teil legen wir einen anderen Gang ein, da wir von der primären Intention der Sequenz – die Energie zu steigern und den Stoffwechsel anzuregen – zur sekundären Intention wechseln: das Reduzieren von Stresshormonen, die Fressattacken verursachen können, das Zügeln des Appetits und Beeinflussen des Blut-pH-Werts, um Heißhunger auf Gesundes zu stimulieren. Dafür arbeiten wir uns durch mehrere Variationen von *Vishama Vritti*. Bei diesen wird die Dauer der Atemretentionen Schritt für Schritt verlängert und der Schwierigkeitsgrad somit erhöht, wodurch der Kohlendioxidspiegel ansteigt und das parasympathische Nervensystem stimuliert wird. Du beginnst mit 3 Runden der Gewichtung 5:10:10:5, gefolgt von 3 Runden 5:20:10:5 und zum Abschluss 3 Runden 5:30:10:5. Die langsamere Atemfrequenz und längeren Retentionen sorgen für einen saureren Blut-pH-Wert. Dieser saure pH-Wert signalisiert dem Körper, dass er dafür sorgen muss, das Blut wieder basischer zu machen. Dies tut er durch eine schnellere Atmung, die du bewusst kontrollieren kannst, und durch Heißhunger auf basische Lebensmittel wie Gemüse und Früchte. Ein Anstieg des Blut-pH-Werts zügelt außerdem den Appetit.

Cool-down

Das Cool-down führt die Intention aus dem vitalisierenden Teil fort und versetzt uns gleichzeitig durch eine leichtere Retentionstechnik in einen ruhigeren, friedlicheren Zustand. Es beginnt mit 5 Runden der Gewichtung 10:20:10. Die äußere Retention lassen wir weg und konzentrieren uns stattdessen auf eine ausgewogenere Inhalation und Exhalation. Das Cool-down endet mit 5 Runden 10:10 *Sama Vritti Pranayama*. Die letzten 5 Atemzüge *Sama Vritti* sollten nur so tief sein wie nötig. Ziel ist es, die Übung ruhig und entspannt zu beenden, mit dem Nervensystem in einem Zustand perfekter Balance.

Libido und sexuelle Erregung

Diese Atemsequenz im tantrischen Stil ist so aufgebaut, dass sie sexuelle Begierde entwickelt, unser intimes Verlangen manifestiert und uns hilft, durch den Austausch sexueller Energie eine tiefe Verbindung zu unserem Partner herzustellen. Wir nutzen dabei Atemübungen, die das Nervensystem regulieren und Stresshormone reduzieren, die die Testosteronverfügbarkeit senken. Außerdem verwenden wir Techniken, die die Erregbarkeit und Reizempfindlichkeit verstärken und dadurch zu intensiveren Orgasmen führen.

Vor vielen Jahren hat eine meiner Yogalehrerinnen mir den Unterschied zwischen Liebe und Verbundenheit erklärt. Sie sagte damals: »Verbundenheit ist der Wunsch, dass jemand anderes uns glücklich macht. Liebe ist der Wunsch, dass der andere glücklich ist.« Unglücklicherweise verwechseln viele von uns Liebe mit der Pflicht für andere, uns glücklich zu machen. Ein anderer Begriff, der häufig mit Verbundenheit durcheinandergebracht wird, ist Verbindung. Im Yoga fragen viele Teilnehmer nach dem Prinzip der Nichtbindung, scheitern aber oft daran, es gänzlich zu verstehen. Warum sollten wir uns den Menschen, die wir lieben, schließlich nicht verbunden fühlen?

Auch hier wird Verbundenheit mit Liebe verwechselt. Wenn wir einen Angehörigen verlieren, fühlen wir Schmerz. Dieser Schmerz entsteht durch die Trennung, die wir durch den Verlust dieser Person erleben. Verbindung ist die Wurzel der Liebe und Trennung der Auslöser allen Leids. Wenn wir uns jemandem oder etwas verbunden fühlen, dann existiert diese Verbundenheit, weil diese Person oder Sache uns glücklich macht. Im Gegenzug wollen wir, dass die Menschen oder Dinge, denen wir uns verbunden fühlen, unverändert so bleiben, wie sie sind, damit sie weiterhin ein Quell des Glücks für uns sein können. Leider bleibt aber niemals etwas unverändert und wenn wir verlieren, was wir als Quell unseres Glücks identifiziert haben, dann erzeugt diese Trennung in uns Leid. Verlieren wir jemanden, den wir lieben, egal, ob durch Tod oder das Ende einer Beziehung, dann fühlen wir auch sofort diese Trennung und den dazugehörigen Schmerz. Der Schmerz wird irgendwann vergehen, weil wir merken, dass wir diese Person nicht brauchen, um glücklich zu sein. Anstelle des Schmerzes fühlen wir nur noch unsere Verbindung und Liebe zu dieser Person. Der Schmerz verblasst, weil die Verbundenheit nur eine Illusion war, die Liebe aber bleibt, denn unsere Verbindung ist echt. Weil wir alle verbunden sind, können uns weder Zeit noch Entfernung und nicht einmal der Tod trennen. Ich will damit nicht sagen, dass Verbundenheit falsch ist oder wir den Menschen, die wir lieben, nicht verbunden sei sollten. Verbundenheit ist etwas ganz Menschliches – genauso wie Leid. Aber den Unterschied zwischen Verbindung und Verbundenheit zu verstehen kann uns helfen, Zeiten durchzustehen, in denen uns Trennungsschmerz plagt.

Es gibt viele Wege, Liebe auszudrücken und Zuneigung zu zeigen. Im Zentrum von Intimität befinden sich Liebe und Verbindung. Oft nutzen wir Sex, um eine tiefere Verbindung zueinander zu spüren, schließlich können wir jemand anderem physisch nicht noch näher sein. Emotional erzeugt Intimität einen Raum, der es uns erlaubt, dem anderen gegenüber offen und verletzbar zu sein. Wenn der Sex gut ist, dann sind unsere Emotionen und Gefühle viel intensiver und wir fühlen uns noch vereinter. Problematisch wird es erst dann, wenn wir Sex mit einer Verbindung verwechseln oder Sex benutzen, um eine Verbindung zu jemandem zu spüren, obwohl eigentlich keine da ist. Oftmals sind unsere Erwartungen, wie Sex sein sollte, der Auslöser sexueller Funktionsstörungen. Wir glauben, dass wir ein bestimmtes Aussehen haben oder eine bestimmte Leistung erbringen und soundso oft pro Woche (oder pro Tag) Sex haben müssen, um gute Liebhaber zu sein. Doch je mehr Druck wir beim Sex verspüren, umso schlechter kann er werden. Bei Intimität geht es um Verbindung, und um eine echte Verbindung zu unserem Partner herzustellen brauchen wir eine Verbindung zu uns selbst.

Eine gesunde Beziehung beginnt mit Liebe, Wertschätzung und Akzeptanz. Wenn diese Dinge das Fundament deiner Partnerschaft bilden, dann werden du und dein Partner auf gesunde Weise wachsen, euch verändern und weiterentwickeln und dabei eine nur noch tiefere Verbindung zueinander entwickeln. Wenn du deinen Partner aber unattraktiv oder unzureichend findest und glaubst, er oder sie müsse sich verändern, dann ist deine Beziehung höchstwahrscheinlich dysfunktional und ungesund und infolgedessen wird auch dein Sexleben leiden.

Mit der Beziehung zu unserem Körper ist das nicht anders. Wenn du deinen Körper abstoßend und unzureichend findest, dann musst du nicht deinen Körper verändern, sondern die Beziehung, die du zu ihm hast. Wir sorgen uns um die Dinge, die wir lieben, und betrachten sie nicht mit Abscheu. Du kannst deinen Körper zwar verändern, darfst aber nicht erwarten, dass deine Meinung über ihn sich dadurch ebenfalls wandelt. Zunächst musst du ändern, wie du dich selbst betrachtest, wie du dich selbst liebst und sogar wie du dich selbst als begehrenswert wahrnimmst. Mantras wie »Ich liebe mich selbst und meinen Körper!« sind in diesem Zusammenhang wirksamer als jede Fitnessübung der Welt. Wenn du dich selbst liebst, wirst du auch lernen, für dich selbst zu sorgen und mit dir selbst zufrieden zu sein. Selbstzufriedenheit und Selbstsicherheit in Bezug auf dein Auftreten sind für die Sexualfunktion genauso essenziell, wie dich zu deinem Partner hingezogen zu fühlen.

Für eine zu geringe Libido oder mangelnde Lust am Sex gibt es eine Reihe möglicher Gründe. Es könnte an einer dysfunktionalen oder faden Beziehung liegen. Oder daran, dass du zu beschäftigt oder am Ende des Tages zu erschöpft bist, zu viel Stress auf Arbeit hast, deinen Partner zu wenig begehrst oder ein medizinisches Problem zugrunde liegt. Gibt es ein Problem in der Beziehung, leidet normalerweise der Sex. Um unsere Libido zu verbessern, müssen wir also an der Verbindung zu unserem Partner arbeiten. Dies ist natürlich eine vereinfachte Darstellung eines äußerst komplexen Sachverhalts, aber ich glaube tatsächlich, dass sich die meisten Probleme mit Intimität durch Selbsterkundung, Aufrichtigkeit, Transparenz und – vor allen anderen Dingen – durch eine gesunde Kommunikation beheben lassen. Guter Sex kann eine gute Beziehung verbessern und die Verbindung zum Partner vertiefen, aber er kann niemals eine kaputte Beziehung kitten. Und leider können schlechter oder unregelmäßiger Sex oder ein Mangel an sexueller Intimität einer Beziehung massiv schaden. Natürlich ist jede Beziehung anders und manchen Menschen ist Sex wichtiger als anderen. Jeder besitzt einen anderen Sexualtrieb, wird von anderen Dingen erregt und hat individuelle sexuelle Bedürfnisse. Wir sollten uns nicht mit etwas vergleichen, das wir für normal halten, denn »normal« gibt es nicht. Wir müssen die Bedürfnisse und Sehnsüchte unseres Partners genauso wie unsere eigenen verstehen, offen für diese sein und gewillt sein, Kompromisse einzugehen. Das kann aber natürlich nur durch klare und ehrliche Kommunikation funktionieren.

Selbst Menschen in einer gesunden, innigen Beziehung können Probleme mit ihrem Sexleben (oder dem Fehlen desselben) haben. Die Gefahr ist groß, in Bezug auf Sex selbstzufrieden zu werden, vor allem in langen Partnerschaften, in denen Sex zur Routine geworden ist oder seine frühere Bedeutung verloren hat. Wenn wir Sex keine besondere Bedeutung zumessen, dann können wir vor uns selbst leicht rechtfertigen, warum wir uns keine Mühe mehr geben. Ohne eine gesunde Libido ruhen wir uns vielleicht lieber aus und gehen schlafen, statt Sex zu haben. Chronischer Stress, ein überaktiver Geist oder ein Ungleichgewicht im Nervensystem oder dem Hormonhaushalt sind in der Regel dafür verantwortlich.

Wir müssen unsere sexuelle Energie manifestieren, unsere intimen Sehnsüchte kultivieren und eine tiefe Verbindung zu unserem Partner herstellen, während wir einen Strom sexueller Energie austauschen. Ein Mangel an Intimität erwächst üblicherweise aus einem Mangel an Präsenz. Je mehr wir uns mit unserem Partner im Jetzt befinden, umso stärker wird zwischen uns das Band der Intimität. Meditation und *Pranayama* sind wirksame Techniken, um den Geist darauf zu trainieren, präsent und weniger abgelenkt zu sein. Wir können unseren Atem nutzen, um einige der Hindernisse aus dem Weg zu räumen, die unsere Libido blockieren, wie einen hohen Stresshormonspiegel oder ein Ungleichgewicht des autonomen Nervensystems. Wir können die Atmung auch einsetzen, um unsere sexuelle Energie zu steigern oder die Durchblutung von Penis und Klitoris zu optimieren und dadurch die erektile Funktion und den Sexualtrieb zu verbessern.

Du kannst diese Atemsequenz allein ausführen, sie entfaltet aber eine viel größere Kraft, wenn du es gemeinsam mit deinem Partner tust – in einem intimen Rahmen, in dem ihr sexuelle Energie kultivieren, vom Geräusch eures Atems erregt werden könnt und eure tiefe Verbindung zur Erotik beiträgt. Doch egal, ob du diese Sequenz allein oder mit deinem Partner ausführst, richte den Fokus deiner Aufmerksamkeit während der gesamten Übung auf deine Genitalien und sende mit jeder Exhalation mehr sexuelle Energie dorthin. Ihr könnt eure Augen geschlossen halten und den Partner visualisieren oder sie offen lassen und euch gegenseitig in die Augen sehen oder eure Körper betrachten. Diese Atemübung kann eine sehr innige Form des Vorspiels sein und körperliche Berührung ist dabei ausdrücklich erwünscht!

Atemsequenz für Libido und sexuelle Erregung 14–16 Minuten			
1:1 | Inhalation:Exhalation **1:1:1:1 | Inhalation:innere Retention:Exhalation:äußere Retention**			
Warm-up	***Rajas*-Atmung** Inhalation mit *Ujjayi*:Exhalation mit Seufzen 5:1 8:1 10:1	5 Runden 5 Runden 5 Runden	2 Minuten (circa)
Wärmebildung	***Nadi Shodhana/Kapalabhati*** 10 Wechselatmungen mit 3 Kapalabhati-Atemzügen pro Nasenloch (R, R, R–L, L, L) innere Retention 30 Sekunden	3 Runden	6 Minuten
Vitalisierung	***Vishama Vritti* 4:16:8:4** Inhalation mit *Ujjayi* Exhalation mit *Bhramari*	10 Runden	5 Minuten (circa)
Cool-down	***Sama Vritti* 10:10** Inhalation mit *Ujjayi* Exhalation mit *Bhramari*	10 Runden	3 Minuten (circa)

Warm-up

Im Warm-up verwenden wir die *Rajas*-Atmung, um das sympathische Nervensystem zu stimulieren und die *Rajas*-Energie zu stärken – die Energie von Leidenschaft und Spieltrieb. Sie wird mit neuem Leben und Fortpflanzung assoziiert und kann deine sexuellen Triebe entfachen. Wir kombinieren in dieser Übung eine lange Inhalation mit einer kurzen, kraftvollen Exhalation mit Seufzen und offenem Mund, um *rajasische* Energie zu kultivieren. Die Inhalation ergänzen wir außerdem um eine starke *Ujjayi*-Technik. Sowohl die *Ujjayi*-Inhalation als auch das Seufzen bei der Exhalation sollten hörbar erfolgen. Diese Geräusche können äußerst erregend sein, vor allem, wenn sie der Atmung deines Partners entstammen, und lösen mitunter eine autonome sensorische Meridianreaktion aus, die auf viele Menschen sehr erotisch wirken kann. Das Warm-up beginnt mit einer 5-sekündigen *Ujjayi*-Inhalation und einer seufzenden Exhalation. Wiederhole das Ganze 5-mal. Verlängere die Inhalation anschließend auf 8 Sekunden, wiederhole den Zyklus weitere 5-mal und dann verlängere sie auf 10 Sekunden und wiederhole den Zyklus erneut 5-mal. Fühle, wie die Energie jeder Exhalation in deinem Körper nach unten wandert und sich in deinen Genitalien sammelt. Wenn dir die immer länger werdende Inhalation zu schwerfällt, dann halte dich an die mittlere Gewichtung 8:1 und absolviere davon 15 Runden. Du musst auch nicht die exakte Anzahl an Runden ausführen. Vielleicht bringt es dir mehr, die Anzahl der Runden intuitiv zu bestimmen. Dies gilt für alle Bestandteile dieser Atemsequenz.

Wärmebildung

Im wärmebildenden Teil kombinieren wir die Techniken *Nadi Shodhana* und *Kapalabhati Pranayama* mit kurzen Retentionen. *Nadi Shodhana* hält zwei Energien im Gleichgewicht: *Ida*, die für Empfängnis, Fürsorge und Intuition steht, und *Pingala*, die Energie von Kraft, Durchsetzungsvermögen und Großzügigkeit. All diese Eigenschaften sind notwendig für den Austausch sexueller Energie mit einem Partner.

Wir ergänzen das Ganze um *Kapalabhati*, indem wir im Wechsel zwischen der linken und rechten Seite immer 3 Atemzüge pro Nasenloch nehmen. Dabei ist es nicht wichtig, besonders schnell zu atmen, sondern vielmehr, bei der Exhalation den Bauch kraftvoll anzuspannen. Es ist wahrscheinlich sogar besser, etwas langsamer zu machen, sodass du dich auf das Kultivieren der Energie konzentrieren kannst. Führe diese Technik 10 Atemzyklen lang aus, wobei 3 Atemzüge links und 3 rechts in Summe einem Zyklus entsprechen. Halte den Atem anschließend in einer inneren Retention 30 Sekunden lang an. Die Atemretention nach einer Schnellatemübung wirkt sehr stark gegen Stresshormone wie Cortisol, die deine Testosteronverfügbarkeit verringern können. Leite das Gefühl beim Atemanhalten in deinen Körper, sodass du deine sexuelle Energie erweitern kannst. Führe diese wärmebildende Übung 3-mal aus.

Vitalisierung

Der vitalisierende Teil bringt uns weiter ins parasympathische Nervensystem. Sex ist eine der wenigen Situationen, in denen das sympathische und das parasympathische Nervensystem gleichzeitig voll aktiv sein können. Erregung, sexuelle Stimulation und Erektionen sind Funktionen des parasympathischen Nervensystems, während Orgasmen und Ejakulation Funktionen des sympathischen Nervensystems sind. Ziel ist es einerseits, beide Systeme so zu regulieren, dass eine Balance entsteht, gleichzeitig aber auch das parasympathische Nervensystem etwas zu betonen, damit wir uns entspannter, offener und verbundener fühlen.

Wir verwenden in dieser Übung *Vishama Vritti*, um eine Atemretention zu ergänzen, den Kohlendioxidspiegel anzuheben und das parasympathische Nervensystem zu stimulieren. Die Inhalation ergänzen wir um *Ujjayi*, damit die leidenschaftliche *rajasische* Energie beibehalten wird, die du bereits kultiviert hast, und die Exhalation ergänzen wir um *Bhramari*. Das Summen der *Bhramari*-Atmung erhöht den Stickoxidspiegel. Stickoxide weiten die Blutgefäße und verbessern so die Durchblutung der Genitalien. Männer bekommen dadurch härtere Erektionen und bei Frauen steigt der Druck in der Klitoris, wodurch diese empfindlicher wird und intensivere Orgasmen möglich werden. Ganz ähnlich funktionieren übrigens Medikamente wie Viagra oder Cialis, die mithilfe von Stickoxid eine Gefäßerweiterung im erektilen Gewebe bewirken.

Wir verwenden im vitalisierenden Teil die Standard-*Vishama-Vritti*-Atemgewichtung von 1:4:2:1. Ich empfehle, mit 4:16:8:4 zu beginnen. Wenn dir das zu schwer ist, kannst du aber auch mit 3:12:6:3 einsteigen. Wähle eine relativ leicht umsetzbare Gewichtung, vor allem, wenn dein Partner an längeres Luftanhalten noch nicht gewöhnt ist. Ist die Retention nämlich zu anstrengend, kann sie dich aus dem Moment herausreißen. Allerdings sollte die Sequenz auch lang genug sein, um deinen Kohlendioxidspiegel anzuheben und das parasympathische Nervensystem zu stimulieren. Führe diese Technik 10-mal oder etwa 5 Minuten lang aus. Versuche, deine Inhalationen und Exhalationen an die deines Partners anzupassen, zähle aber nur in Gedanken beim Atmen mit. Indem du auf diese Weise übst, lernst du, auf deinen Partner zu hören, seinen Atem zu spüren und auf seine Energie zu reagieren. Das allein ist eine wahnsinnig tolle Übung für nonverbale Kommunikation.

Cool-down

Das Cool-down bringt deine Sinnlichkeit hervor. Wir verwenden eine ausgeglichene Gewichtung von 10:10, erneut mit einer kräftigen *Ujjayi*-Atmung bei der Inhalation und *Bhramari* bei der Exhalation. Eine ausgeglichene Atemgewichtung reguliert das autonome Nervensystem, das den ventralen Vagalkomplex stimuliert und ein Gefühl von Sicherheit und Freiheit erzeugt. Das gemeinsame hörbare Atmen regt zu Offenheit und Kommunikation an und löst Hemmungen. Währenddessen beeinflussen *Ujjayi* und *Bhramari* Körper und Geist weiterhin, wie in den vorangegangenen Übungen dieser Sequenz beschrieben. Führe diese Atemtechnik etwa 10 Zyklen lang aus oder bis du das Gefühl hast, das Ziel dieser Sequenz erreicht zu haben.

Regeneration nach dem Training

Diese Atemsequenz ist so aufgebaut, dass sie die Regenerationszeit nach einem Workout verkürzen kann, indem sie das autonome Nervensystem reguliert und den parasympathischen Tonus stärkt, um die kardiorespiratorische Regeneration zu fördern und die Durchblutung zu verbessern. Der Fokus der folgenden Übungen liegt auf einer konstant langsamen Atmung mit intervallartigen Atemretentionen, um die Kohlendioxid- und Stickoxidspiegel zu erhöhen, die für ein Anregen von Zellatmung und die muskuläre Regeneration wichtig sind.

Einer der wichtigsten Aspekte von Atmung in Bezug auf unsere Regeneration ist ihre Fähigkeit, das sympathische Nervensystem zu dämpfen und stattdessen die parasympathische Reaktion zu stimulieren. Das parasympathische Nervensystem wird klassischerweise auch als System der Ruhe und Erholung bezeichnet (Englisch: *rest and digest*). Es verlangsamt Herz- und Atemfrequenz, weitet die Blutgefäße, verbessert die Durchblutung und senkt den Blutdruck, damit wir die Energie zurückgewinnen, die wir im sympathischen Zustand verbraucht haben.

Für jede Form von körperlicher Aktivität, ob wir von der Couch springen, um die Tür zu öffnen, oder einen Marathon laufen, verbraucht unser Körper zum Bewegen der Muskeln Energie. Natürlich ist fürs Türöffnen deutlich weniger Energie nötig als für einen Marathonlauf. Unser Körper nutzt unterschiedliche Systeme, um die Energie für diese Tätigkeiten zu erzeugen. Muskeln und Zellen werden von Energie in Form von Adenosintriphosphat (ATP) angetrieben. ATP ist der Universaltreibstoff für den Körper. Einmal vom Körper aufgenommen, verliert ein ATP-Molekül eine Phosphatgruppe und gibt Energie ab, die wir verwenden können. Das ATP wird also zu Adenosindiphosphat (ADP), das statt drei nur noch zwei Phosphatgruppen besitzt. Damit ADP noch mehr Energie freigeben kann, muss es seine verloren gegangene Phosphatgruppe zurückbekommen und sich wieder in ATP verwandeln. Ich habe ja bereits erklärt, wie ATP durch Zellatmung hergestellt wird und wie der Vorgang der aeroben Glykolyse beziehungsweise das Umwandeln von Glukose in ATP mithilfe von Sauerstoff funktioniert. (Aerob bedeutet »mit Sauerstoff« und Glykolyse ist das Aufspalten von Zucker mithilfe von Enzymen.)

Im Ruhezustand ist die Menge an Sauerstoff, die wir benötigen, genauso groß wie die Menge an Sauerstoff, die wir zur Verfügung haben. Dies ist unser Gleichgewichtszustand, die Sauerstoffhomöostase. Sobald wir unseren Aktivitätsgrad erhöhen, verlassen wir diesen Gleichgewichtszustand und benötigen mehr Energie (ATP) und Sauerstoff, um unseren gestiegenen Bedarf zu decken. ATP steht sofort zur Verfügung, Sauerstoff allerdings nicht. Es dauert ein wenig, bis das sympathische Nervensystem reagiert und Herz- und Atemfrequenz erhöht, um sie an den gestiegenen Sauerstoffbedarf anzupassen. Durch den Mangel an verfügbarem Sauerstoff geraten wir in eine Sauerstoffschuld. Glücklicherweise hat der Körper drei Möglichkeiten, Energie zu erzeugen, und bei zwei davon ist er für die Produktion von ATP nicht auf Sauerstoff angewiesen. Sobald wir in eine Sauerstoffschuld geraten, beginnt der Körper, Energie anaerob herzustellen – also ohne Sauerstoff.

Die erste Methode, mit der unser Körper Energie erzeugt, wird als anaerob-alaktazid (also ohne Milchsäure) oder manchmal auch als Phosphatmetabolismus bezeichnet, weil dabei Phosphat und Kreatin – kurz: Kreatinphosphat – benötigt werden, um ATP herzustellen. Unsere Muskeln halten dieses Kreatinphosphat immer in ihren Speichern bereit, damit es bei intensiver körperlicher Anstrengung sofort in Energie umgewandelt werden kann. Diese Kreatinphosphatspeicher sind allerdings ziemlich schnell leer, etwa nach 8 bis 12 Sekunden. Als Nebenprodukte entstehen dabei Energie und Wärme. Unser Körper benötigt dann zwischen 30 Sekunden und 2 Minuten, um das Alaktazidsystem wieder »aufzuladen«, damit wir es nutzen können.

Wenn das erste System erschöpft ist, wechselt der Körper zum anaerob-laktaziden System, mit dem er durch Milchsäuregärung den Großteil seines unmittelbaren Energiebedarfs deckt. Bei der Milchsäuremethode wird gespeicherter Zucker (Glykogen) ohne Sauerstoff in Energie umgewandelt, und zwar durch mehrere komplexe chemische Reaktionen, in einem Vorgang, den wir als anaerobe Glykolyse bezeichnen. Das Glykogen wird aufgespalten in ATP, Wasserstoffionen (H) und Brenztraubensäure. Wir können anaerobe Tätigkeiten etwa zwischen 30 Sekunden und 3 Minuten lang aufrechterhalten, in denen unser Sauerstoffvorrat wieder anwächst, bis unser Bedarf damit gedeckt werden kann. Brenztraubensäure und Wasserstoffionen erhöhen den Säuregrad in der Muskulatur, wodurch diese ermüdet. Wenn Sauerstoff zur Verfügung steht, wird die Brenztraubensäure mithilfe des Citratzyklus (auch als »Krebszyklus« bekannt) in Energie umgewandelt. Ist dafür nicht genügend Sauerstoff verfügbar, macht die Brenztraubensäure einen Gärprozess durch, in dem Milchsäure entsteht.[24] Früher glaubte man, Milchsäure sei für den verhassten Muskelkater verantwortlich, heute sind sich die meisten Experten allerdings sicher, dass der Muskelschmerz von winzigen Rissen herrührt, die bei exzentrischer Kontraktion – hohe Spannung bei vollständiger Verlängerung des Muskels – in den Muskeln entstehen.

Unsere anaeroben Systeme sind vor Ermüdung nicht gefeit und schnell erschöpft. Sobald unsere Sauerstoffversorgung hoch genug ist, um den Bedarf zu decken, wechselt der Körper daher zur aeroben Glykolyse. Wenn wir unsere Sauerstoffschuld allerdings nicht schnell genug durch eine erhöhte Sauerstoffversorgung ausgleichen können, weil unsere VO_2 max – die Menge an Sauerstoff, die der Körper während einer Tätigkeit nutzen kann – nicht hoch genug ist, dann können wir die aerobe Tätigkeit nicht weiter fortsetzen und müssen entkräftet aufgeben. Solange wir unseren Sauerstoffbedarf aber decken können, bleibt das aerobe System unsere primäre Methode zur Energiegewinnung, bei der wir also Zucker und Sauerstoff in ATP umwandeln und dabei Kohlendioxid und Wasser als Nebenprodukte ausscheiden. Mit diesem dritten System, der aeroben Glykolyse, sollten wir inzwischen ganz gut vertraut sein, schließlich ist dies die Hauptaufgabe der Zellatmung und der Hauptgrund, weshalb wir atmen. Die aerobe Glykolyse bedient sich vorrangig aus unseren Glykogen-(Zucker-)Speichern. Sind die aber aufgebraucht, wechselt unser Körper zu Fett als Energiequelle. Es dauert ungefähr 2 Stunden, bis unsere Zuckerspeicher leer sind. Ab dann setzt die Ermüdung ein. Um Fett in Energie umzuwandeln, ist etwas mehr Energie nötig als bei Zucker und es ist viel aufwendiger für den Körper und insbesondere das kardiorespiratorische System. Jeder Sportler kennt das Gefühl, wenn von einem Augenblick auf den nächsten plötzlich »der Ofen aus ist«. Es dauert 24 bis 48 Stunden, bis unsere Glykogenspeicher sich vollständig erholt haben. Je mehr wir trainieren und Sport treiben, umso schneller sind wir in der Lage, unsere aerobe Homöostase wiederzuerlangen, den Gleichgewichtszustand, in dem die Sauerstoffversorgung unseren Sauerstoffbedarf deckt. Der Grund, weshalb wir diesen Zustand dann schneller erreichen, ist, dass wir unsere Herzfrequenz erhöhen und schneller atmen können, weshalb wir weniger Zeit in der anaeroben Phase verbringen. Unsere Sauerstoffschuld wird dadurch nicht so groß und wir erholen uns rascher.

Nach dem Training gehen wir in die finale Phase über, die häufig als Nachbrenneffekt bezeichnet wird. Der korrekte Fachterminus dafür lautet: Sauerstoffmehraufnahme nach Arbeitsende, kurz: EPOC (Englisch: *excess post-exercise oxygen consumption*). Noch einige Stunden nach einer anstrengenden Tätigkeit verbraucht unser Körper mehr Sauerstoff als üblich. Diese EPOC, also die Fortführung des erhöhten Sauerstoffverbrauchs, markiert den Beginn der Regenerationsphase. Wir verbrennen dabei zwischen 6 und 15 Prozent der Energiemenge, die wir beim Training genutzt haben.[25] Während wir uns bereits ausruhen, führt unser Körper noch immer viele der Funktionen aus, die beim Trainieren benötigt wurden. Obwohl das Workout bereits beendet ist, bleibt unser sympathisches Nervensystem zunächst dominant und unsere Adrenalin- und Noradrenalinspiegel sind erhöht. Auch unsere Stoffwechselrate ist weiterhin beschleunigt und wir benötigen mehr Sauerstoff. Herz- und Atemfrequenz sind ebenfalls noch nicht auf Normalniveau zurückgekehrt und unser Körper muss weiterhin Energie aufwenden, um seine Kreatinphosphatspeicher wieder aufzufüllen und überschüssige Milchsäure auszuscheiden. Der Nachbrenneffekt kann nach dem Training 1 bis 7 Stunden lang anhalten.[26] In dieser Phase ist es wichtig, unsere Sauerstoffzufuhr zu erhöhen, um den Regenerationsprozess zu beschleunigen.

Sobald wir das Training beendet haben und der Regenerationsprozess beginnt, sollte unser autonomes Nervensystem schnellstmöglich dazu übergehen, das parasympathische Nervensystem zu stimulieren. Die Aktivierung des parasympathischen Nervensystems verlangsamt unsere Herzfrequenz, weitet die Blutgefäße, verbessert die Durchblutung und senkt den Adrenalinspiegel. Indem wir durch Atemretentionen den Kohlendioxidspiegel erhöhen, können wir die Sauerstoffaufnahme in die Zellen erhöhen. Dies hilft dabei, Milchsäure abzubauen und die Energieproduktion aus Brenztraubensäure zu steigern. Außerdem sollten wir unseren Stickoxidspiegel anheben, denn Stickoxid hilft, die Entzündungsreaktion zu minimieren, die Zellregeneration zu

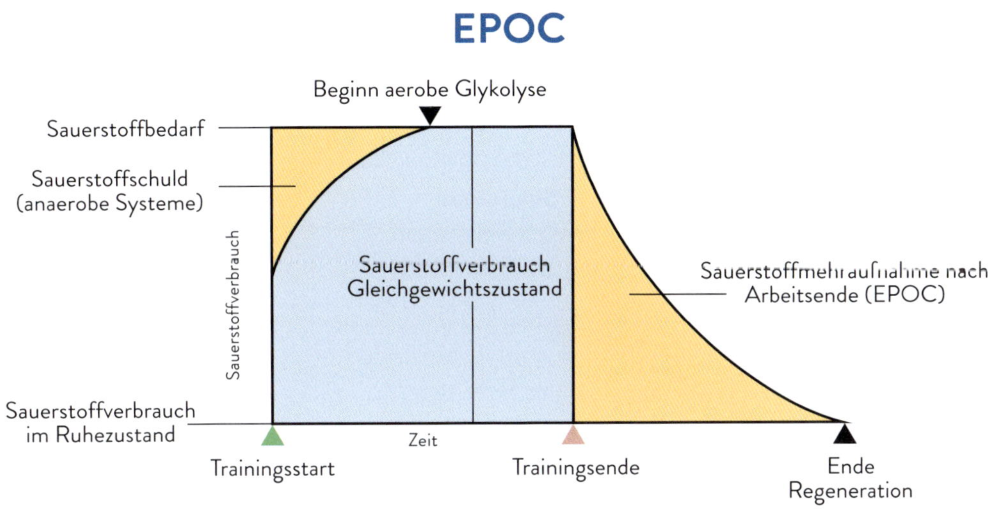

Im Ruhezustand decken sich unser Sauerstoffbedarf und unser Sauerstoffverbrauch. Beginnen wir mit einer körperlichen Aktivität, steigt der Bedarf allerdings sofort an und kann nicht mehr gedeckt werden. Um dies zu kompensieren, erzeugen wir unsere Energie mithilfe anaerober Systeme ohne Sauerstoff. Anaerobe Tätigkeiten können wir allerdings nur wenige Minuten lang aufrechterhalten. Sobald die Sauerstoffversorgung ausreicht, um den gestiegenen Bedarf zu decken, wechselt der Körper zur aeroben Energieproduktion mit Sauerstoff. Wenn wir unsere Aktivität beendet haben, treten wir in eine Regenerationsphase mit erhöhtem Sauerstoffverbrauch ein, die als Sauerstoffmehraufnahme nach Arbeitsende (EPOC) bezeichnet wird. Während der EPOC-Phase verbraucht der Körper sogar im Ruhezustand mehr Sauerstoff und verbrennt mehr Energie. Eine Verkürzung der EPOC-Zeit ist ein Zeichen von verbesserter sportlicher Leistungsfähigkeit und Regeneration.

beschleunigen, Muskelfasern zu reparieren und die Durchblutung zu fördern, um Abfallprodukte aus dem Training zu beseitigen und die Sauerstoffversorgung der Zellen zu verbessern.[27, 28]

Beginne diese Regenerationssequenz nach dem Training in einer komfortablen Sitzposition und halte dich dabei an alle Vorgaben zu einer korrekten Atemhaltung (Seiten 50–52) oder führe sie in einer liegenden Regenerationshaltung aus. Meine Empfehlung: Lege dich vor einer Wand auf den Rücken, erhöhe die Hüfte leicht auf einem Kissen oder Polster und strecke die Beine an der Wand nach oben aus oder stütze die Füße mit leicht gebeugten und gespreizten Knien gegen die Wand. Diese Position kann helfen, Stress und Erschöpfung zu lindern, fördert den venösen Rückfluss aus den unteren Extremitäten und verbessert dadurch die Durchblutung.

Atemsequenz für Regeneration nach dem Training 18–20 Minuten			
1:x:1:1 | Inhalation:Exhalation:äußere Retention 1:1:1 | Inhalation:innere Retention:Exhalation			
Warm-up	***Bhastrika* 10 Sekunden** äußere Retention 15 Sekunden innere Retention 30 Sekunden	5 Runden	5 Minuten (circa)
Wärmebildung	***Vishama Vritti* 5:x:5:10** Atme 5 Sekunden ein, atme 5 Sekunden aus, halte die äußere Retention 10 Sekunden.	15 Runden	5 Minuten (circa)
Vitalisierung	***Vishama Vritti* 5:20:5 | 5:5:20** Atme 5 Sekunden ein, halte die innere Retention 20 Sekunden, atme 5 Sekunden aus; atme 5 Sekunden ein, atme 5 Sekunden aus, halte die äußere Retention 20 Sekunden.	10 Runden	5 Minuten (circa)
Cool-down	***Sama Vritti* 15:15* → 5:5*** * Exhalation mit *Bhramari* Verkürze von 15:15 ausgehend jeden Atemzug um 1:1, bis du bei 5:5 angelangt bist. (15:15, 14:14, 13:13 ... 5:5)	1 Runde	4 Minuten (circa)

Warm-up

Das Warm-up beginnt ein wenig anders als die meisten Warm-up-Techniken in diesem Buch. Du steigst schneller ein, als du es bei vielen anderen Regenerationstechniken tun würdest, und zwar mit *Bhastrika Pranayama*. Normalerweise kommt die *Bhastrika*-Technik erst im wärmebildenden Teil. Da du diese Sequenz aber direkt nach dem Ende deines Workouts beginnst, befindest du dich energetisch bereits auf einem Hoch und in einem sympathischen Tonus. Selbstverständlich könntest du diese Sequenz aber auch mit einer sanfteren Atemtechnik beginnen, vor allem wenn deine Intention vorsieht, sie nicht direkt nach dem Training zu absolvieren. Dieses Warm-up soll dein Energielevel schrittweise absenken, indem es langsam um Atemretentionen ergänzt wird. Nach dem Training können Atemretentionen besonders schwierig sein, weil deine Herz- und Atemfrequenz bereits erhöht ist, ebenso wie dein Sauerstoffverbrauch aufgrund der EPOC. Diese Übung mit *Bhastrika* zu beginnen kann ein leichtes Kohlendioxiddefizit verursachen, weshalb dir die ersten Atemretentionen noch etwas leichterfallen könnten. Du wirst allerdings nicht zu viele *Bhastrika*-Durchgänge absolvieren, sodass die Kohlendioxidschuld im Vergleich zur Dauer der Atemretentionen nicht zu groß werden sollte. Wie jedes gute Warm-up soll dich letztlich auch dieses optimal auf den Rest der Sequenz vorbereiten.

Das Warm-up beginnt mit 10 Sekunden *Bhastrika*, gefolgt von 15 Sekunden äußerer Retention, bevor du direkt in eine 30-sekündige innere Retention übergehst. Führe diesen Atemzyklus 5-mal aus. Die ersten Retentionen dürften nicht zu anstrengend sein. Sind sie es doch, lasse dir nach dem Training ein wenig mehr Zeit, bis deine Herzfrequenz weit genug abgesunken ist, oder verkürze einfach die Dauer der Retentionen.

Wärmebildung

Im wärmebildenden Teil arbeiten wir uns in eine langsamere Atemtechnik mit Fokus auf den äußeren Retentionen hinein. Dabei verlangsamen wir die Atemfrequenz deutlich, bis auf etwa 3 Atemzüge pro Minute, wobei die Hälfte der Atemzeit auf die äußere Retention entfällt. Die Inhalationen und Exhalationen sollten nur so tief sein, dass die vorgegebene Länge der Atemzüge eingehalten werden kann. Je ruhiger wir atmen, umso leichter fällt uns der Wechsel zurück zum parasympathischen Nervensystem. Die langen äußeren Retentionen heben den Kohlendioxidspiegel an, weiten die Blutgefäße, fördern die Durchblutung und verbessern so die Sauerstoffversorgung der Zellen. Das parasympathische Nervensystem wird beginnen, die Herzfrequenz zu verlangsamen und den Körper in den Regenerationsmodus zu versetzen. Diese Atemtechnik besteht aus einer 5-sekündigen Inhalation, einer 5-sekündigen Exhalation und einer 10-sekündigen äußeren Retention. Absolviere diesen Atemzyklus 5-mal oder etwa 5 Minuten lang.

Vitalisierung

Der vitalisierende Teil ist eine leichte Steigerung zum wärmebildenden Teil. Hauptzweck dieses Abschnitts ist, den parasympathischen Tonus zu stärken und Kohlendioxid aufzubauen. Dies lässt sich mithilfe der Atmung relativ einfach bewerkstelligen und auf mehrere Arten umsetzen, hauptsächlich indem die Atemfrequenz verlangsamt und die Atemretentionen verlängert werden. Bei dieser Übung solltest du den Fokus allerdings nicht zu sehr auf lange Retentionen legen. Es bringt mehr, auf kürzere Retentionen zu setzen, sodass du eine gleichmäßig langsame Atemfrequenz beibehalten kannst, ohne den Drang zu verspüren, nach Luft schnappen zu müssen. Während körperlichen Trainings kommt es häufig zu Überatmung. Deshalb solltest du beim Übergang in die Regenerationsphase wieder ein langsameres Atemmuster etablieren. Diese Atemübung wechselt zwischen inneren und äußeren Retentionen. Äußere Retentionen sind effektiver, allerdings auch schwieriger durchzuhalten. Der Wechsel zwischen inneren und äußeren Retentionen erzeugt kurze »Pausenintervalle«, ohne jedoch Atemfrequenz oder Kohlendioxiderhöhung zu stören. Behalte die 5-sekündige Inhalation und Exhalation bei und wechsle bei jedem Atemzug zwischen einer 20-sekündigen inneren Retention und einer 20-sekündigen äußeren Retention. Dadurch sinkt die Atemfrequenz auf etwa 2 Atemzüge pro Minute. Führe dieses Atemmuster etwa 10 Zyklen oder 5 Minuten lang aus.

Cool-down

Beim Cool-down verwenden wir eine abnehmende *Sama-Vritti*-Atmung mit *Bhramari* während der Exhalation. Das energetische Ziel lautet, die Übung in einem ruhigen und ausgeglichenen Zustand ausklingen zu lassen. *Sama Vritti* ist eine exzellente Übung zur Regulierung des autonomen Nervensystems. Die Übung beginnt mit einer 15-sekündigen Inhalation, gefolgt von einer 15-sekündigen Exhalation mit summender *Bhramari*-Atmung zum Anheben des Stickoxidspiegels. Verringere die Dauer beider Komponenten um 1:1 pro Atemzug, bis du bei einer Gewichtung von 5:5 angelangt bist. Atme, während die Dauer der Atemzüge immer kürzer wird, zunehmend sanfter und weniger tief ein, sodass du die Übung in einem ausgeruhten und erholten Zustand beendest.

Eine Chance für Wachstum

Das Leben konfrontiert uns mit vielen Hindernissen, die es zu umfahren oder überwinden gilt. Jedes Mal, wenn wir auf Widerstand oder Probleme stoßen, gibt uns das Leben aber auch eine neue Chance, daran zu wachsen. Doch nicht immer, wenn wir eine Herausforderung annehmen, bewältigen wir sie, und nicht immer, wenn wir eine Herausforderung bewältigen, wachsen wir daran. Stress und Schwierigkeiten sind eine Voraussetzung für Wachstum, trotzdem müssen wir Herausforderungen nicht unbedingt meistern, um uns weiterzuentwickeln. Oftmals suchen wir neue Herausforderungen, wenn wir in unserem Alltag keine finden. Zwar hat jeder von uns Dinge gern, die uns Komfort und Freude bereiten, allerdings geben uns diese Dinge nur selten die Chance, an ihnen zu wachsen. Hast du im Urlaub schon einmal die ganze Zeit Drinks am Pool geschlürft und dich tagelang vollkommen sorglos entspannt und nach deiner Heimkehr gedacht: »Wow, ich bin als Mensch wirklich gewachsen«. Vermutlich nicht. Wir alle mussten Verluste, Liebeskummer, Enttäuschungen, Schmerz und Trauer erleben, und je nachdem, wie wir mit diesen Situationen umgehen, können wir an ihnen wachsen oder zerbrechen. Jede meiner vergangenen Beziehungen endete mit Liebeskummer, der mich letztlich zu einem besseren Menschen gemacht hat. Das mag kein besonders schönes Beispiel sein, aber fast jeder von uns hat schon einmal ähnliche Erfahrungen durchgemacht und sich zum Besseren verändert. Ich war während meiner Zeit im Irak mit dem Tod konfrontiert und habe gute Freunde verloren. Diese Erfahrung hat mich verändert. Die meisten Menschen können, abgesehen von dem, was sie in Filmen sehen, so etwas nicht nachempfinden. Einige meiner Freunde, die damals an meiner Seite kämpften, sind an dieser Erfahrung nicht gewachsen, sondern leiden bis heute darunter.

Manchmal übersteigen Situationen unsere Fähigkeiten und verursachen Leid, über das wir niemals hinwegkommen. Entscheidend dafür ist aber nicht das Ausmaß des Ereignisses, sondern wie wir damit umgehen. Einige der inspirierendsten Menschen, die je gelebt haben, waren mit Herausforderungen konfrontiert, an denen die meisten von uns zerbrochen wären. Doch sie haben diese Situationen überstanden und wurden durch all die Tragödien zu jenen Menschen, die wir heute so bewundern. Zu leben bedeutet auch, Schmerz und Verlust zu erleiden. Nicht die Schwere solcher Probleme, sondern wie wir uns in solchen Situationen voller

Chaos und Unheil verhalten, definiert wirklich, wer wir sind. Wir haben eine Wahl, wie wir Situationen wahrnehmen und wie wir auf sie reagieren, selbst wenn es sich bei diesen Situationen um ganz alltägliche Probleme handelt wie das Bezahlen von Rechnungen, obwohl kein Geld da ist, der tägliche Gang zu einer Arbeit, die wir verabscheuen, oder der Umgang mit gesundheitlichen Problemen und Verletzungen.

Meist sind es keine dramatischen Ereignisse wie Kriege, der Tod von Angehörigen, eine Scheidung oder eine Pandemie, an denen wir zerbrechen. Wir wissen, dass wir solche Herausforderungen meistern können. Es sind die kleinen und alltäglichen Kämpfe, bei denen kein Ende in Sicht ist, die uns in die Knie zwingen und den Lebensmut rauben. Ich hatte eine schwierige Kindheit, zumindest habe ich sie als schwierig wahrgenommen. Es zählt weniger, wie gut oder schlecht eine Situation tatsächlich war, sondern auf welche Weise Kinder sie emotional erinnern. Für Erwachsene gilt übrigens dasselbe. Als Kind hasste ich mein Leben. Ich litt an Depressionen und Panikattacken. Da ich niemandem von meinen Problemen erzählte, erhielt ich auch von niemandem Hilfe. Das Einzige, das mich damals weitermachen ließ, war das Wissen, dass meine Situation – wie auch immer sie gerade war – sich eines Tages ändern würde. Als ich älter wurde und mehr Kontrolle über mein Leben erhielt, wurde mir bewusst, dass ich jede Situation, die bei mir Leid und Trauer auslöst, beeinflussen und verändern kann. Es gibt Zeiten, in denen wir Herausforderungen annehmen und die alltäglichen Kämpfe ausfechten müssen, weil auch sie zum Leben dazugehören. Aber wir müssen dabei nicht leiden. Stattdessen können wir an diesen Herausforderungen und Kämpfen wachsen. Jedes Hindernis, auf das wir treffen, ist wie eine Weggabelung, an der wir entscheiden müssen, welchen Pfad wir einschlagen wollen. Zwar ist dabei nicht immer klar, welcher Weg der richtige ist – wir können aber fast immer umkehren und uns doch für den anderen entscheiden.

Wir besitzen zum Glück das Rüstzeug, um Schmerzen, Herausforderungen und Ungewissheit zu überstehen. Die größte Angst werden wir stets vor dem Unbekannten haben. Doch bis wir unseren letzten Atemzug getan haben und den Schritt ins große Unbekannte gehen müssen, bleibt unsere Atmung die eine Gewissheit, die uns sicher den rechten Pfad entlangführt.

Selbst bevor ich mich mit Atmung und ihren schier grenzenlosen Möglichkeiten auskannte, wusste ich, dass sie mich wieder zurückbringen würde, wenn das Leben mich mal an den Abgrund treiben sollte. Atemsequenzen sind Alltagshelfer. Manchmal fungieren sie als Karten, die uns zurück auf Kurs bringen, manchmal als Vehikel, um unsere persönlichen Grenzen zu durchbrechen. Du kannst die Sequenzen, die ich in diesem Buch mit dir teile, verwenden wie angegeben, an andere Intentionen anpassen oder sie als Grundgerüste für deine ganz eigenen Atemsequenzen nutzen, die dir beim Zurechtfinden im Leben helfen.

Die Konzepte, Physiologie und die Philosophien und Techniken in diesem Buch sind Hilfsmittel, die wir für positive Veränderung nutzen können. Atmen ist keine Übung, sondern eine Grundvoraussetzung zum Leben. Korrekt atmen zu lernen ist Präventivmedizin für Geist und Körper. Und so wie jede Herausforderung ist auch jeder Atemzug für uns eine Chance für Wachstum.

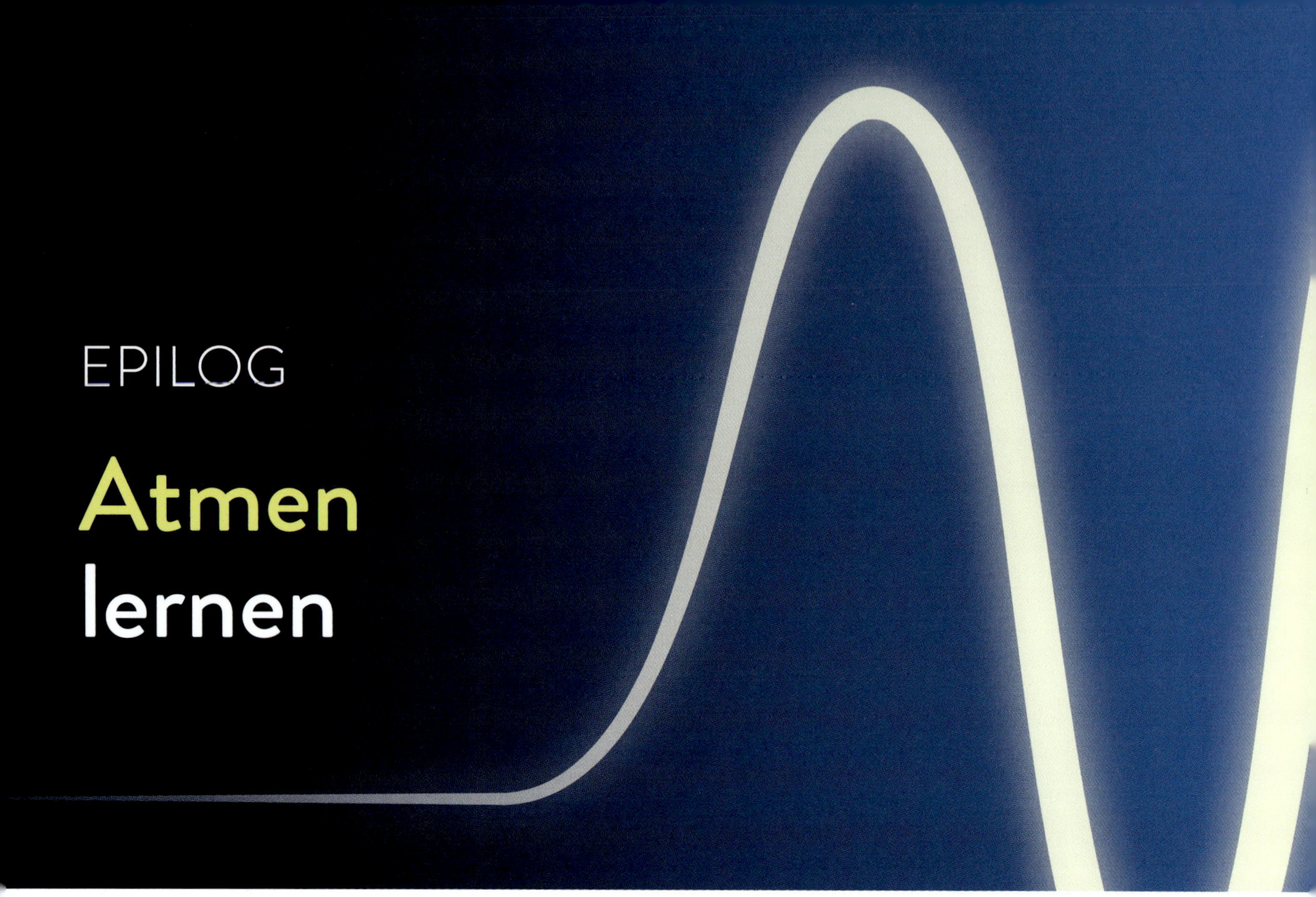

EPILOG

Atmen lernen

»Ich kann endlich wieder frei durchatmen« oder »Mir schnürt es die Kehle zu« sind bekannte Redewendungen, mit denen wir unsere Gefühle ausdrücken. Atmung dient nicht nur dem Stillen biologischer Bedürfnisse, sondern ist tief verwurzelt in unserem emotionalen Erleben. Alles, was wir erleben, wird von unseren Gefühlen zu diesem Erlebnis beeinflusst. Unsere Erinnerungen basieren auf unseren Emotionen in einer bestimmten Situation und nicht auf der faktischen Situation selbst. Diese emotionale Prägung bestimmt, wie wir die Realität wahrnehmen.

Realität ist ein spannendes Konzept. Es basiert auf der Annahme, dass etwas real ist, völlig unabhängig davon, wie wir es wahrnehmen. Realität impliziert also, dass etwas, von dem wir wissen, dass es wahr ist, unabhängig von unseren Vorstellungen existiert. Der Begriff unterscheidet zwischen etwas Echtem und etwas, das möglicherweise nur echt erscheint. Es ist die Antithese zu Fantasie. Noch niemand hat Realität je erfahren. Wir glauben das zwar, aber alles, was wir kennen, ist nur eine subjektive, individuelle Sicht auf etwas, das wir als echt konzeptualisieren.

Stell dir folgendes Szenario vor: Du bist mit einer blauen Brille geboren, weißt aber nicht, dass du die Welt durch gefärbte Gläser siehst. Und selbst wenn du es wüsstest, du könntest die Brille nicht abnehmen. Alles, was du siehst, ist blau, also glaubst du, alles sei tatsächlich blau, und nimmst an, dass auch andere Menschen die Welt im selben blauen Farbton sehen wie du. Doch jeder hat seine eigene kolorierte Brille und sieht die Welt in seinem individuellen Farbton. Wenn also jeder die Welt anders sieht, ohne zu wissen, welche Farbe die eigene Brille besitzt, und ohne in der Lage zu sein, die Umgebung ohne gefärbte Brillengläser zu betrachten, wie soll dann jemand wissen, welche Farbe der Himmel, die Bäume und alles andere tatsächlich besitzen? Dennoch glauben wir, auf Basis dessen, was wir sehen und erleben, die Realität zu kennen. Was wir sehen, ist aber nur eine subjektive Realität, die nicht real ist, denn sobald wir nicht mehr da sind, wird auch diese Realität verschwunden sein. Echte Realität existiert außerhalb unseres Erlebens und sie existiert mit oder ohne uns fort.

Wie wir etwas wahrnehmen, hängt von unseren Interpretationen der Erfahrungen ab, die wir in unserem Leben gemacht haben. Wir entwickeln Überzeugungen, indem wir das gesamte Spektrum der Existenz erleben. Wir folgern, was etwas ist, indem wir festlegen, was es nicht ist. Das Wesen der Definition ist es, Unterscheidung und Trennung zu ermöglichen. Schwarz ist nicht weiß, heiß ist nicht kalt, hell ist nicht dunkel, gut ist nicht böse und ich bin nicht du. Damit will ich nicht implizieren, dass Realität binär sei oder ich nicht du bin, sondern dass das, was wir für echt halten, auf dem Konzept von Trennung beruht und wir, weil wir uns selbst als etwas vom Ganzen Getrenntes betrachten, nur bedingt die Fähigkeit besitzen, etwas anderes als unsere subjektive Wahrnehmung zu erleben.

Zwei Dinge formen unsere Wahrnehmung der Realität: unsere Präferenzen und unsere Perspektive. Unsere Präferenzen sind lediglich die Dinge, die wir mögen oder eben nicht mögen. Unsere Perspektive ist unsere einzigartige Sicht auf die Welt. Wir alle haben persönliche Erfahrungen gemacht, weshalb alles, was wir wissen oder lernen, auf unseren individuellen Begegnungen, unseren Beobachtungen, dem Wissen und der Erfahrung basiert, die wir gesammelt haben. Wir werden niemals verstehen können, wie andere das Leben erleben, weil wir niemals deren Wahrnehmung dieses Erlebens teilen werden. Selbst wenn du und ich dasselbe Ereignis durchleben, werden wir es unterschiedlich wahrnehmen.

Wenn du und ich beispielsweise dieselbe Mahlzeit zu uns nehmen, werde ich nie wissen, was du schmeckst, selbst wenn ich mir einbilde zu wissen, was du gern magst. Warst du jemals mit jemandem essen, der wollte, dass du etwas kostest, weil er dachte, es sollte dir schmecken, obwohl er längst wusste, dass es das nicht tut? Wir glauben zu wissen, was andere tun, denken oder glauben sollten, weil wir glauben zu wissen, was das Beste ist. Unsere Perspektive hindert uns daran, wirklich zu verstehen, was andere mögen, wollen oder brauchen. Ein Mensch, der blind auf die Welt gekommen ist, wird zum Beispiel niemals erfahren, wie es sich anfühlt, plötzlich in der Dunkelheit zu sein. Denn ohne Licht als Referenz existiert auch keine Dunkelheit. Dennoch bemitleiden wir Blinde vielleicht, weil wir annehmen, es sei besser, sehen zu können. Unsere Wahrnehmung macht uns glauben, wir wüssten aufgrund unserer Erfahrungen und Erkenntnisse etwas besser als andere. Dadurch sind wir geneigt, unsere Meinungen, Überzeugungen und oft auch unsere Ängste auf andere zu projizieren.

Selbst die Worte, die wir verwenden, basieren häufig auf der Annahme, dass sie für uns dieselbe Bedeutung besitzen wie für andere. Als ich begann, als Yogalehrer langsam bekannter zu werden, wurde ich häufig kritisiert für das, was ich tat. Mein Yogatraining ist sehr körperlich und dynamisch, mit vielen Armbalancen, Handständen und schwierigen Übergängen, die viele Leute nicht schaffen. Wenn ich Fotos oder Videos von meinem Training in den sozialen Medien postete, dann kritisierten viele Nutzer, dass das, was ich da tat, kein Yoga sei, sondern Zirkus oder Turnen.

Nachdem ich meinem Training so viel Zeit und Mühe gewidmet hatte, glaubte ich zu wissen, was Yoga war. Die Kritik fasste ich als Beleidigung auf und hatte das Gefühl, mich und mein Yoga verteidigen zu müssen. Ich begann, berühmte Yogalehrer wie Pattabhi Jois zu zitieren, der sagte: »Yoga ist eine innere Praxis. Der Rest ist bloß Zirkus.« Ich wollte mich rechtfertigen, weil ich wusste, dass ich im Recht war. Ich hatte viele Jahre lang Yoga studiert und praktiziert, von Lehrern mit berühmten Abstammungslinien gelernt und Dutzende Bücher zum Thema gelesen. Was gab diesen Leuten das Recht, mir zu erklären, was ich tat, sei kein Yoga? Dabei hätten die eigentlichen Fragen lauten sollen: Warum kümmerte mich das? Was hatte ich zu beweisen? Lagen meine Kritiker falsch?

Sie lagen nicht falsch und ich genauso wenig. Ich habe meine auf meinen individuellen Erfahrungen basierenden Überzeugungen, die mein Verständnis der Realität definieren … genau wie jeder andere auch. Als ich mit Yoga begann, war es nicht mehr als körperliches Training für mich. Das heißt nicht, dass es deshalb kein Yoga war oder dass es mehr zu Yoga geworden wäre, wenn ich dabei in die Tiefen der yogischen Philosophie und Spiritualität eingetaucht wäre. Das ist in etwa so, als würde ich glauben, ich allein verstünde die wahre Bedeutung von Liebe und alle anderen nicht, solange sie meine Meinung dazu nicht exakt teilen.

Wenn wir etwas für wahr halten und wirklich fest daran glauben, dann gibt es keinen Grund, es vor anderen zu verteidigen. Denn was wir dann eigentlich verteidigen, ist unser eigenes Ego, weil wir unsere Identität an das knüpfen, was wir glauben. Unsere Überzeugungen formen unser Ego und unsere Erfahrungen formen unsere Überzeugungen. Wenn dann andere nicht damit einverstanden sind, wie wir etwas, woran wir glauben, definieren, dann nehmen wir das persönlich. Deren Definition wird aber immer eine andere sein, weil sie von ihren, logischerweise einzigartigen, individuellen Erfahrungen geformt wurde.

Jeder hat das Recht, Dinge so zu definieren, wie er möchte. Wenn wir über verschiedene Dinge sprechen, dabei aber dieselben Worte verwenden, dann wird die Unterhaltung mitunter verwirrend. Das passiert ständig und erzeugt Konflikte, obwohl das eigentliche Problem nur ein Mangel an Verständnis ist. Statt uns gegenseitig unsere Ideen, Überzeugungen und Definitionen aufzudrängen, müssen wir erkennen, dass die Realität, die wir erleben, nicht die tatsächliche Realität ist, sondern nur unsere persönliche. Wenn wir unseren eigenen Blickwinkel weiten können und sehen, dass wir nur eine sehr verengte Perspektive auf das haben, was wir zu wissen glauben, dann können wir anderen den Raum für ihre Ansichten geben, ohne zu glauben, dass wir wüssten, was am besten oder am wichtigsten ist.

Was wir als wichtig erachten, beeinflusst unsere Entscheidungen, Taten und Überzeugungen. Die Wahrheit ist: Nichts ist wichtig – nicht das Leben, die Umwelt oder die Existenz des Universums –, solange wir nicht für uns beschließen, dass es wichtig ist. Eine solche Bewertung ist stets etwas Persönliches. Leider teilen wir nicht alle dieselben Werte, andererseits ist das aber auch ganz gut so. Natürlich hätten wir gern, dass die ganze Welt unsere Werte und Ansichten teilt, aber würden wir die Werte und Ansichten von jemandem teilen wollen, der menschliches Leben oder die Welt, die wir bevölkern, nicht achtet? Auf keinen Fall! Unsere Werte, Moralvorstellungen, Begehrlichkeiten und Abneigungen entstammen den Vorlieben, die wir unser ganzes Leben über entwickelt haben – manche durch eigene Entscheidungen, aber viele übernommen von Familie, Freunden und Kultur. Uns wird beigebracht, was wir mögen und wollen sollten. Die Vorstellung ist verrückt, dass viele unserer Träume und Wünsche, vor allem jene, die in unserer Kindheit entstanden, uns von anderen gegeben wurden. Einige Vorlieben sind natürlich unsere eigenen, aber wie viele haben wir schlicht von Menschen übernommen, die uns früh im Leben beeinflusst haben? Die Abneigung gegen bestimmte Lebensmittel kann etwas Persönliches sein, unterschiedliche Kulturen besitzen aber auch unterschiedliche Präferenzen, wenn es ums Essen geht. Dinge wie Hass, Rassismus und Bigotterie sind allesamt gelernte Präferenzen. Nelson Mandela sagte einst: »Niemand wird geboren und hasst einen anderen Menschen wegen seiner Hautfarbe, seiner Herkunft oder Religion. Der Mensch lernt erst, zu hassen …« Wir könnten Rassismus in einer einzigen Generation beenden, wenn wir unseren Kindern beibringen würden, sich gegenseitig zu lieben und andere nicht als weniger wert zu betrachten, nur weil wir alle verschieden sind. Wir alle sehen anders aus – welche Präferenz wir diesem Unterschied zumessen, entscheidet darüber, ob das etwas Gutes oder etwas Schlechtes ist.

Unsere Präferenzen diktieren, was uns Freude bereitet oder unglücklich macht. Je mehr Präferenzen wir haben, umso starrer gibt unsere Perspektive auf das Leben uns unsere Bedürfnisse vor, wodurch wir den wundervollen Zauber einer Existenz voller Überraschungen unmöglich genießen können. Wie wir uns entscheiden, die Welt zu betrachten, unterscheidet sich davon, wie wir uns entscheiden, in dieser Welt zu leben. Und obwohl wir alle individuelle Erfahrung besitzen, leben wir doch in derselben Welt und atmen dieselbe Luft. Verschieden bedeutet nicht voneinander getrennt. Wir fühlen uns getrennt, weil unsere Erfahrungen uns eine individuelle Perspektive geben. Doch nur aufgrund dieser limitierten Perspektive sind wir nicht in der Lage, das große Ganze zu erkennen. Wir alle besteigen einen Berg, jeder von uns auf seinem eigenen Pfad auf dem Weg zum Gipfel. Wenn wir diesen Berg hochlaufen und dabei nur auf unsere Füße starren, dann glauben wir vielleicht, unser Pfad sei der einzige. Schauen wir uns aber um und entdecken all die anderen, dann werden wir erkennen, dass es genauso viele Wege zum Gipfel gibt wie Menschen, die ihn erklimmen wollen. Erst wenn wir unsere singuläre Perspektive verlassen, werden wir verstehen, dass nicht viele Pfade zu einem Gipfel führen, sondern dass es nur einen Berg gibt, jeder von uns sich auf derselben Reise befindet und diese nur auf unterschiedliche Weise wahrnimmt. Wir alle sind unterschiedlich, aber wir sind alle miteinander verbunden – nicht nur im Leben, sondern auch auf unserer Reise durch dieses Leben.

Atmen zu lernen ist wie leben zu lernen. Die kleinsten Details haben die größte Bedeutung. Ein einziger kleiner Schritt in einem so epischen Abenteuer trägt all die Feinheiten der

Erfahrung mit sich, die wir auf unserem bisherigen Weg gesammelt haben. Das Ziel ist nur ein weiterer Schritt im immerwährenden Kreislauf aus Inhalationen und Exhalationen. In jedem Atemzug steckt das gesamte Potenzial des Lebens und beide können wir nicht ewig anhalten. Vielleicht können wir aber, indem wir lernen zu atmen, auch entdecken zu leben. Nur zwei Atemzüge sind uns in unserem Leben sicher: der erste und der letzte. Wir können jeden weiteren verschwenden, indem wir bloß existieren, oder jeden Atemzug nutzen, um etwas Bedeutsames zu schaffen und das wahre Wunder des Lebens zu erfahren.

Über den Autor

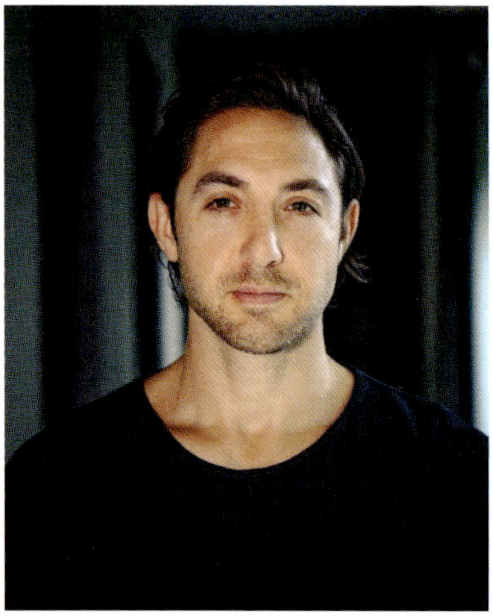

Dylan Werner war in seiner Jugend Extremsportler. Mit 18 Jahren ging er zur US-Marine, war dort Feuerwehrmann und trat dem Wrestling-Team bei. Später meldete er sich als Freiwilliger für den Irakkrieg. Nach seiner ehrenhaften Entlassung kehrte er nach Kalifornien zurück und studierte Anatomie und Notfallmedizin. Danach arbeitete er einige Jahre in der Notfallambulanz und war Sanitäter bei der Feuerwehr. Mit Yoga kam er zum ersten Mal 2001 in Berührung, entdeckte aber erst 2009 die Bedeutung und Philosophie dahinter. Von da an war Yoga Teil seines Lebens und er hängte den stressigen Job als Sanitäter an den Nagel. Heute ist Dylan Werner ein international gefragter Yogalehrer und -ausbilder, hält Vorträge und gibt auf der ganzen Welt Workshops. Seine Passion ist es, Menschen zu helfen, durch Yoga eine tiefe innere Beziehung zu sich selbst aufzubauen, um in Harmonie zu leben.

Quellenverzeichnis

Kapitel 1

1 Kellum, John A. (2000): »Determinants of Blood pH in Health and Disease«, *Critical Care* 4, Nr. 1: 6–14, doi:10.1186/cc644

2 Patel, A. K.; Benner, A.; Cooper, J. S. (2020): » Physiology, Bohr Effect«, aktualisiert am 29. Juli 2019. *StatPearls* [Internet]. Treasure Island (FL): StatPearls Publishing, www.ncbi.nlm.nih.gov/books/NBK526028/

3 Kahana-Zweig, Roni; Geva-Sagiv, Maya; Weissbrod, Aharon; Secundo, Lavi; Soroker, Nachum; Sobel, Noam (2016): »Measuring and Characterizing the Human Nasal Cycle«, *PloS One* 11, Nr. 10: e0162918, doi:10.1371/journal.pone.0162918

4 Nussler, Andreas K.; Billiar, Timothy R. (1993): »Inflammation, Immunoregulation, and Inducible Nitric Oxide Synthase«, *Journal of Leukocyte Biology* 54, Nr. 2: 171–178

5 Ribeiro, Genef C.; Dos Santos, Isadora D.; Santos, Ana C.; Paranhos, Luiz R.; César, Carla P. (2016): »Influence of the Breathing Pattern On the Learning Process: A Systematic Review of Literature«, *Brazil Journal of Otorhinolaryngology* 82, Nr. 4: 466–478, doi:10.1016/j.bjorl.2015.08.026

6 Dishy, Victor; Sofowora, Gbenga; Harris, Paul A.; Kandcer, Michelle; Zhan, Frank; Wood, Alastair J. J.; Stein, C. Michael (2001): »The Effect of Sildenafil on Nitric Oxide-Mediated Vasodilation in Healthy Men«, *Clinical Pharmacology & Therapeutics* 70, Nr. 3: 270–279, doi:10.1067/mcp.2001.117995

7 Allahdadi, Kyan J.; Tostes, Rita C. A.; Webb, R. Clinton (2009): »Female Sexual Dysfunction: Therapeutic Options and Experimental Challenges«, *Cardiovascular & Hematological Agents in Medicinal Chemistry* 7, Nr. 4: 260–269, doi:10.2174/187152509789541882

8 Lynch, Kevin (2013): »Stig Severinsen Sets World Record Double With Pair of Daring Freedives Beneath the Ice«, *Guinness World Records*, 16. Oktober 2013, einsehbar unter: www.guinnessworldrecords.com/news/2013/10/freediver-stig-severinsen-sets-new-world-recordwith-wim-250-feet-below-the-ice-on-a-single-breath-52227/

9 Lowery, Erin M.; Brubaker, Aleah L.; Kuhlmann, Erica; Kovacs, Elizabeth J. (2013): »The Aging Lung«, *Clinical Interventions in Aging* 8: 1489–96, doi:10.2147/CIA.S51152

Kapitel 2

10 Porges, Stephen W. (2009): »The Polyvagal Theory: New Insights Into Adaptive Reactions of the Autonomic Nervous System.« *Cleveland Clinic Journal of Medicine* 76, Suppl 2: S86–90, doi:10.3949/ccjm.76. s2.17

11 Steffen, Patrick R.; Austin, Tara; DeBarros, Andrea; Brown, Tracy (2017): »The Impact of Resonance Frequency Breathing on Measures of Heart Rate Variability, Blood Pressure, and Mood«, *Frontiers in Public Health* 5: 222, doi:10.3389/fpubh.2017.00222

12 Kop, Willem J.; Synowski, Stephen J.; Newell, Miranda E.; Schmidt, Louis A.; Waldstein, Shari R.; Fox, Nathan A. (2011): »Autonomic Nervous System Reactivity to Positive and Negative Mood Induction: The Role of Acute Psychological Responses and Frontal Electrocortical Activity«, *Biological Psychology* 86, Nr. 3: 230–238, doi:10.1016/j.biopsycho.2010.12.003

Kapitel 3

13 Bianconi, Eva et al. (2013): »An Estimation of the Number of Cells in the Human Body«, *Annals of Human Biology* 40, Nr. 6: 463–471, doi: 10.3109/03014460.2013.807878

14 Qin, Junjie et al. (2010): »A Human Gut Microbial Gene Catalogue Established by Metagenomic Sequencing«, *Nature* 464: 59–65, doi: 10.1038/nature08821

15 Svatmarama, Swami: »Hatha Yoga Pradipika«, unbekannt. Kindle Edition

16 Lin, I. M.; Tai, L. Y.; Fan, S. Y. (2014): »Breathing at a Rate of 5.5 Breaths Per Minute With Equal Inhalation-to-Exhalation Ratio Increases Heart Rate Variability«, *International Journal of Psychophysiology* 91, Nr. 3: 206–11, doi: 10.1016/j.ijpsycho.2013.12.006

17 Weitzberg, Eddie; Lundberg, Jon O. N. (2002): »Humming Greatly Increases Nasal Nitric Oxide«, *American Journal of Respiratory and Critical Care Medicine* 166, Nr. 2: 144–145, doi: 10.1164/rccm.200202-138BC

18 Schulz, R.; Schmidt, D.; Blum, A.; Lopes-Ribeiro, X.; Lücke, C.; Mayer, K.; Olschewski, H.; Seeger, W.; Grimminger, F. (2000): »Decreased Plasma Levels of Nitric Oxide Derivatives in Obstructive Sleep Apnoea: Response to CPAP Therapy«, *Thorax* 55: 1046–1051, doi: 10.1136/thorax.55.12.1046

19 Yong, Min-Sik; Lee, Yun-Seob; Lee, Hae-Yong (2018): »Effects of Breathing Exercises on Resting Metabolic Rate and Maximal Oxygen Uptake«, *Journal of Physical Therapy Science* 30, Nr. 9: 1173–1175, doi:10.1589/jpts.30.1173

Kapitel 5

20 Sakhaei, Shahriar; Sadagheyani, Hassan E.; Zinalpoor, Soryya; Markani, Abdolah K.; Motaarefi, Hossein (2018): »The Impact of Pursed-Lips Breathing Maneuver on Cardiac, Respiratory, and Oxygenation Parameters in COPD Patients«, *Open Access Macedonian Journal of Medical Sciences* 6, Nr. 10: 1851–1856, doi:10.3889/oamjms.2018.407

21 Fernandez-Mendoza, Julio; He, Fan; Vgontzas, Alexandros N.; Liao, Duanping; Bixler, Edward O. (2019): »Interplay of Objective Sleep Duration and Cardiovascular and Cerebrovascular Diseases on Cause-Specific Mortality«, *Journal of the American Heart Association* 8, Nr. 20: e013043, doi: 10.1161/JAHA.119.013043

22 Digby, Jane (2017): »Trouble Sleeping? Learn How Long Caffeine Stays in Your System«, *PrepScholar Blog*, Okt. 16, https://blog.prepscholar.com/how-long-does-caffeine-stay-in-your-system

23 Meerman, Ruben; Brown, Andrew J. (2014): »When Somebody Loses Weight, Where Does the Fat Go?«, *British Medical Journal* 349: g7257, doi: 10.1136/bmj.g7257

24 »Catabolism«, *Boundless Microbiology, Lumen Learning*. https://courses.lumenlearning.com/boundless-microbiology/chapter/catabolism/

25 Laforgia, J.; Withers, R. T.; Shipp, N. J.; Gore, C. J. (1997): »Comparison of Energy Expenditure Elevations After Submaximal and Supramaximal Running«, *Journal of Applied Physiology* 82, Nr. 2: 661–666, doi: 10.1152/jappl.1997.82.2.661

26 Borsheim, Elisabet; Bahr, Roald (2003): »Effect of Exercise Intensity, Duration and Mode on Post-Exercise Oxygen Consumption«, *Sports Medicine* 33, Nr. 14: 1037–1060, doi: 10.2165/00007256-200333140-00002

27 Filippin, Lidiane I.; Moreira, Andrea J.; Marroni, Norma P.; Xavier, Ricardo M. (2009): »Nitric Oxide and Repair of Skeletal Muscle Injury«, *Nitric Oxide* 21, Nr. 3–4: 157–163, doi: 10.1016/j.niox.2009.08.002

28 Anderson, J. E. (2000): »A Role For Nitric Oxide In Muscle Repair: Nitric Oxidemediated Activation of Muscle Satellite Cells«, *Molecular Biology of the Cell* 11, Nr. 5: 1859–1874, doi:10.1091/mbc.11.5.1859

Register

A

Adenosintriphosphat (ATP) 20, 222 f., 227, 274 f.
Agni Pran-Atmung *siehe auch Feueratmung* 153, 155 f., 182, 189 ff., 193
Agnisar-Atmung *siehe auch Essenz des Feuers* 121, 178, 180 ff., 189 ff., 193, 263 f.
Agnisar Kriya siehe auch Agnisar-Atmung 178
Angst 12, 49, 60, 70 f., 76, 94 f., 109, 132, 141, 143, 154 f., 157, 173, 202, 206, 217, 222, 229 ff., 244 ff., 282, 286
Apana Vayu 92, 94 f., 96 f., 101 f., 157, 189, 195, 220
Atemfrequenz 39 f., 45, 47 f., 116, 128, 144 f., 147, 154, 195, 204, 219, 227, 234, 261 ff., 273 f., 276, 279 f.
Atemmethode 45, 105, 153, 229
Atmung
- kühlende *siehe auch Sitali- und Sitkari-Atmung* 175, 182, 189 ff., 193, 227
- siegreiche *siehe auch Ujjayi-Atmung* 127, 182, 185, 189 ff., 193
- gleichmäßige *siehe auch Sama Vritti-Atmung* 109, 135, 150, 153, 182, 189 ff., 193, 248
- ungleichmäßige *siehe auch Vishama Vritti-Atmung* 140, 142, 182, 189 ff., 193, 233, 248
- unterbrochene *siehe auch Viloma-Atmung* 162, 182, 189 ff., 193, 227

Atemmuskulatur 36, 38, 124, 126 f., 132, 134, 165, 203, 232, 250, 253, 255 ff.
Atemretention 44, 71, 73 f., 77, 100, 112, 114 ff., 135 ff., 140, 143 f., 146, 149, 151 f., 156, 203 f., 211, 218, 226 f., 233, 253 f., 256 ff., 264, 271 f.
Atemsequenz 7, 14 f., 69, 120, 143, 185 f., 188, 198 ff., 203 f., 207 f., 211 ff., 216 ff., 222 ff., 229, 231, 235, 239 f., 243, 246, 254 f., 258 f., 262 f., 266, 269 ff., 273, 278, 282 f.
Atemtechnik 11, 13 f., 38, 40, 45 f., 48, 72 f., 94, 101, 115, 123 ff., 129 ff., 136, 143, 146, 148 ff., 154 ff., 165 f., 172 f., 175, 178, 185 ff., 192, 195 f., 200, 204 ff., 214, 219 f., 225, 227, 233 ff., 241, 243, 246, 250, 255, 273, 278 f.
Atemübung 10, 14 f., 28, 34, 36, 39, 43, 67, 69, 71, 73, 77, 81, 88, 90, 105 f., 111, 122, 127 ff., 135 ff., 150, 153 ff., 157 f., 161 f., 170, 178, 182, 185 ff., 189 f., 192, 194 ff., 212, 219, 222 ff., 230, 232, 242, 248, 252, 259, 262 f., 266, 269, 280
Atemzugvolumen 34 f., 37, 47, 116, 145 f., 160

B

Balance 12 f., 16, 19, 55 f., 59 ff., 64 ff., 69 ff., 81 ff., 87 f., 91 f., 95, 97 ff., 127, 136, 139, 156, 158, 161 f., 188 f., 194 f., 207, 212 ff., 224, 228 f., 235, 241, 246, 250, 266, 272
Bandha siehe auch Verschlüsse, energetische 117 f., 120 f.
- Jalandhara siehe auch Kehlverschluss 118, 121, 175, 177, 179 f., 248, 264
- Mula siehe auch Wurzelverschluss 118 ff.
- Uddiyana siehe auch Bauchverschluss 117 f., 120 f., 145, 178 f., 247 f., 250, 263 f.

Bauchatmung 38, 226
Bauchmuskeln 37, 51, 147, 264

Bauchverschluss *siehe auch Uddiyana Bandha* 118, 120, 264
Bewegung 12 f., 50, 58, 75 f., 79, 83, 85 f., 88 f., 93, 100 f., 112, 117 f., 125, 130, 145, 151, 153, 179, 197, 205, 217, 228, 250, 260, 263 ff.
Bewusstsein 23, 76, 79 f., 82 ff., 89, 92, 95, 99, 126, 129 ff., 157, 159 f., 207, 227
Bhastrika-Atmung *siehe auch Blasebalgatmung* 148 ff., 178, 182, 188 ff., 193, 195, 204, 224 ff., 233, 246 ff., 255 ff., 263, 265, 278 f.
Bhramari-Atmung *siehe auch Bienenatmung* 170 ff., 182, 189 ff., 193, 197, 240, 242, 246 ff., 270, 272 f., 278, 280
Bienenatmung *siehe auch Bhramari-Atmung* 170, 182, 189 ff., 193
Blasebalg-Atmung *siehe auch Bhastrika-Atmung* 145 f., 149, 182, 189 ff., 193, 256
Blockade 91, 94 ff., 156
Blutdruck 13, 27, 30, 32, 39 ff., 44, 55, 58 f., 72, 121, 123, 131, 134, 139, 142, 144, 147, 149, 152, 156, 170, 187, 192, 195, 204, 206, 221, 234, 273
Blutgefäß 27, 30, 41, 60 f., 63, 96, 134, 147, 149, 152, 156, 247 f., 272 f., 276, 279
Blutkreislauf 44, 142, 144, 146, 170, 227, 247, 258
Bohreffekt 24 f., 41, 131, 134, 146
Box-Atmung *siehe auch* Vier-Quadrat-Atmung 74, 135 ff., 195, 213 ff., 241, 246
Brustatmung 38 f.
Brusthöhle 34, 37, 50, 124, 131, 145
Brustkorb 37 f., 49, 52, 120, 124

C
Chakra 31, 82, 118, 120 f., 150, 178, 247
Coremuskeln 38, 45, 51 f., 118, 120, 124, 145 f., 148 ff., 178 f., 225 f., 256, 259, 263 f.

D
Depression 49, 66, 97, 132, 155, 157, 229, 282
Dirgha Svasam-Atmung *siehe auch Yogaatmung* 123 ff., 163, 165, 182, 188 ff., 218 ff.
Durchblutung 30, 32, 41, 59, 61, 91, 96, 145, 178, 181, 269, 272 f., 276 f., 279
Dysfunktion 32, 91, 97, 99, 119, 150, 205, 268

E
Effekt 12, 14, 31, 43, 59, 61, 66, 72 f., 98 f., 114, 116, 119, 122 f., 125, 127, 129, 131 f., 134, 137 ff., 149, 151 f., 154, 156, 162 f., 165, 168, 170 f., 174, 177 f., 181 ff., 185 ff., 192 f., 206, 225 ff., 233, 247, 249 f., 365
– emotionaler 11, 15, 122, 188
– energetischer 11, 15, 183, 188, 195
– physiologischer 11 f., 15, 44, 117, 122, 126, 132, f., 137, 142, 145 f., 154, 172, 183, 188, 192, 194 f., 228
Emotion 12 f., 70, 76, 88, 91 f., 94 ff., 106, 108, 110, 129, 157 f., 192, 194, 199, 202, 205 f., 212, 230, 239, 244 ff., 267, 284
Energien 89, 91, 111, 159, 205, 271
Energiefluss 81, 91 f., 94, 96, 117, 121
Energiekanal 79, 82
Energieniveau 72 f., 151, 182, 226, 262
Energieschub 61, 135, 149 f., 201, 222 ff.
Energiesystem 12 f., 99, 101, 194
Entspannung 42, 44, 62, 64, 84, 86, 89 f., 95, 115, 133 f., 137, 144, 172, 187, 196, 201, 214, 217 f., 221, 234 f., 241
Entzündung 30, 41, 62, 66, 171, 276
Ernährung 30, 46, 69, 95, 236 f., 258 f., 262
Erregung, sexuelle 59, 132, 266, 270, 272
Erschöpfung 30, 85, 100, 108, 134 f., 277

Essenz des Feuers *siehe auch Agnisar-Atmung* 178, 182, 189 ff., 193
Exhalation *siehe Rechaka* 20, 37, 71, 92, 102, 111 ff., 115, 125, 129, 131 f., 135 ff., 139 f., 142 f., 145 ff., 155, 162 ff., 171 ff., 175 f., 179, 185, 195, 198, 213 ff., 218, 220, 224 f., 227 f., 231 ff., 240 ff., 246 ff., 255, 257, 263, 266, 269 ff., 278 ff., 289

F

Fett 27, 41, 95, 259, 261 f., 275
Feueratmung *siehe auch Agni Pran-Atmung* 145 f., 153 f., 161, 182, 189 ff., 193, 231, 233, 263 f.

G

Gasaustausch 19, 32, 35, 73, 178, 252
Gleichgewicht 12, 15, 38, 41, 65, 85, 91, 93, 98 ff., 135 f., 139, 150, 157 ff., 168, 188, 202, 205, 207, 212 ff., 219, 235, 243, 245 f., 249, 261, 265, 271
Gleichmut 80, 82, 189, 212 f., 215 f.
Glukose 20, 63, 261, 274
Guna 13, 70, 75, 83 ff., 99 f., 136, 159, 183, 188 f., 191 f., 201, 203, 225
– *Rajas* 84 ff., 100 ff., 131, 134, 143, 147, 149 f., 152 f., 156, 159, 161, 165, 170, 178, 181, 183, 193 f., 203 f., 206 f., 216, 222 f., 225, 227, 233, 247, 270
– *Sattva* 84 f., 88 ff., 100, 102, 127, 134, 136, 159, 170, 183, 189, 191, 194, 204, 206, 212, 214, 229, 232, 246, 249
– *Tamas* 84, 86 ff., 100 ff., 159, 170, 172, 175, 177, 183, 191, 194, 203, 206 f., 229

H

Haltung 49 ff., 124, 138 f., 144, 196 f.
Hämoglobin 23, 25, 28, 43, 142, 146, 253
Herzfrequenz 12 f., 36, 39 f., 55, 58, 62 f., 71 f., 121, 131 f., 134, 139, 142, 144, 147, 154, 170, 187, 195, 204, 234, 238, 252, 262, 264, 276, 279
Herzfrequenzvariabilität (HFV) 65 ff., 71, 137, 139, 168, 214, 237
Höhentraining 43 f., 151, 250
Homöostase 12, 41, 59, 136, 276
Hyperventilation 42, 146 f., 155, 192, 195, 226, 257 f.
Hypokapnie 27, 148, 179, 233
Hypoventilation 42 f., 146, 192

I

Inhalation *siehe Puraka* 20, 37, 71, 80, 92, 102, 111 ff., 119, 125, 129, 132, 135 ff., 145 f., 148 ff., 152 f., 155, 162 ff., 173, 175 f., 185, 194, 198, 213 ff., 218 ff., 223 ff., 227, 231 ff., 240 ff., 246 ff., 250, 255 ff., 263 f., 266, 270 ff. 278 ff., 289
Intention 77, 79, 81, 97, 108 ff., 112, 122, 126 ff., 132, 136, 141, 143 f., 148, 150, 152, 155 ff., 160, 178, 185 ff., 192, 194 ff., 203, 205 ff., 213, 215 f., 220, 224, 228, 232, 241, 244, 249, 255, 264 ff., 278, 283

K

Kapalabhati-Atmung *siehe auch Schädelleuchten* 145 ff., 153 f., 178, 182, 188 ff., 193, 204, 233, 263 f., 270 f.
Kehlverschluss *siehe auch Jalandhara Bandha* 118, 121, 264
Koffein 236 f., 239
Kohlendioxid 22 ff., 30, 41 f., 45, 48, 114 f., 147 f., 151, 154, 178, 182, 193, 220, 225 f., 233, 247, 256 ff., 261 f., 264, 275, 280
Kohlendioxidgehalt 24 ff., 48, 148
Kohlendioxidspiegel 25, 27 f., 42, 48, 73, 115, 126, 131, 134, 141 ff., 146, 148 f., 150, 152 ff., 156, 167, 170, 178, 190, 192, 194 f., 214, 221, 223, 225 f., 234, 241, 247 f., 251, 254, 256 f., 262 f., 265, 272, 276, 279

Kohlendioxidtoleranz 47 f., 142, 144, 170, 221, 253 f., 256 f.
Kohlensäure-Bicarbonat-Puffersystem 22
Kumbhaka siehe auch Retention 113 f., 126, 135, 137, 141, 148, 152, 155, 160, 162, 188, 192, 196, 205, 248, 262
- Antara siehe auch Retention, innere 114 f., 121, 140, 165, 220, 254, 257
- Bahya siehe auch Retention, äußere 114 f., 121, 140, 143, 165, 167, 178, 180, 192, 220, 249, 253
- Kevala 114, 116

L

Leistungsfähigkeit, sportliche 13, 19, 44, 142, 178, 181, 187, 192, 196, 206, 208, 250, 252 ff.
Libido 19, 31, 132, 171, 174, 197, 237, 266, 268 ff.
Lufthunger 23, 48, 141 ff., 216, 226, 254, 257 f.

M

Mantra 98, 129 f., 219, 268
Meditation 62, 81, 89, 94, 109, 115 f., 158, 187, 198, 230, 235, 239, 241, 245, 269
Mudra 111, 156, 158 ff., 171 f., 174, 206 f., 215, 249 f.
Muskelschmerz 229, 275
Mundatmung 28, 31, 175, 252

N

Nadi 70, 75 ff., 79 ff., 82, 96, 99 f., 121, 183, 188 f., 192
- *Ida* 75, 79 ff., 100 ff., 156, 160 ff., 183, 190, 194, 250, 271
- *Pingala* 75, 77, 79 ff., 100, 102, 156, 161 f., 183, 190, 194, 271
- *Sushumna* 75, 79 f., 82, 100, 102, 161, 183, 189 f., 194, 212

Nadi Shodhana-Atmung *siehe auch Wechselatmung* 77, 156, 158 ff., 182, 189 ff., 193, 195, 197, 213 f., 240 f., 246, 249, 270 f.
Nasenatmung 31, 176, 251 ff.
Nasenzyklus 28 f., 160
Nervensystem 12, 15, 19, 23, 49, 57, 65 f., 70 f., 75, 79, 98, 137, 150, 158, 183, 192, 217, 220, 235, 266, 272
- autonomes 12 f., 22 f., 31 f., 38, 55 ff., 62 ff., 69 ff., 85, 91, 94, 96, 98 f., 102, 110, 127, 131 ff., 137, 139, 141, 143, 147, 162 f., 168, 188, 190, 192, 194 f., 199, 206 f., 212, 214 ff., 219, 221, 223, 227, 229, 233 ff., 246, 261, 269 ff., 273, 276, 280
- parasympathisches 12, 32, 42, 57 ff., 66, 70 ff., 80 f., 84 ff., 91 f., 98 ff., 102, 121, 132 ff., 137, 141 f., 144, 147, 151, 164, 178, 181, 183, 194 f., 206, 214, 220, 233 ff., 237, 241 f., 262, 265, 272 f., 276, 279 f.
- peripheres 57 f., 220
- somatisches 57 ff., 96
- sympathisches 12, 31 f., 42, 57 ff., 70 ff., 80 ff., 84 ff., 91 f., 94, 98 ff., 102, 131 ff., 137, 141, 143, 147, 149 ff., 156, 161, 165, 170, 176, 183, 192, 194, 204, 206 , 222, 224 ff., 228, 233 f., 239, 247, 262 f., 265, 270, 272 f., 274, 276
- zentrales 22, 57 f.

Neurotransmitter 31, 60, 171, 235, 243, 245

P

pH-Wert 13, 19 ff., 23 ff., 41 ff., 110, 134, 144, 149, 170, 190, 194, 199, 221, 225, 247, 262, 265
Polyvagaltheorie 12, 57, 62 ff., 70, 74 f., 99, 102, 192, 194, 228
Prana 11 f., 16, 75, 78 f., 91, 93 f., 97, 102, 112 f., 156, 160, 183, 191

Pranayama 6 ff., 10 f., 13 ff., 69, 76 f., 81, 90, 105 f., 108 ff., 117, 119, 121 ff., 127, 132, 135 f., 140 ff., 145, 153, 161, 173, 182 f., 185 f., 188 ff., 193, 198, 200, 205 f., 215, 227, 233, 239, 241, 245, 269 f., 278, 280
Prana Vayus 70, 75 f., 91 ff., 98, 100 ff., 188 f., 194, 212
Puraka siehe Inhalation 112 f., 115 f., 119, 129 f.

R
Rechaka siehe Exhalation 112 f., 115 f., 119, 129 f.
Regeneration 30, 57, 59, 62 69, 86, 142, 144, 172, 174, 217, 273, 276 ff.
Reservevolumen 35, 47, 115, 146
Residualvolumen 35, 41, 47
Retention *siehe auch Kumbhaka* 25, 113, 115, 137, 140 ff., 155, 163 ff., 188, 194, 203, 215 f., 220 ff., 225 ff., 229, 233, 248, 250, 254, 256 ff., 262, 265 f., 271 f., 279 f.
– äußere *siehe auch Bahya Kumbhaka* 14, 71, 111, 115, 121, 135 f., 140, 142, 144, 167, 178 f., 213, 215, 218, 221, 224, 226, 241, 246 ff., 253 ff., 263 ff., 270, 278 ff.
– innere *siehe auch Antara Kmubhaka* 14, 71, 111, 114, 135 f., 140, 142 ff., 167, 213, 215, 218, 221, 224 ff., 231, 235, 240 ff., 246, 248, 254 ff., 263 ff., 270 f., 278 ff.
Ruhepuls 39 f., 68, 252
Ruhezustand 21, 45, 47 f., 136 f., 145, 160, 178, 181, 207 f., 264, 274, 277

S
Samana Vayu 92, 94, 97 f., 101 f., 194
Sama Vritti-Atmung *siehe auch Atmung, gleichmäßige* 135 ff., 182, 188 ff., 193, 213 f., 216, 231 f., 240 f., 263, 266, 270, 278, 280
Sauerstoffbedarf 46, 250 ff., 257, 274 ff.
Sauerstoffsättigung 23, 25 f., 42, 115, 144, 170, 226, 253, 257
Sauerstoffversorgung 142, 275 ff., 279
Schädelleuchten *siehe auch Kapalabhati-Atmung* 145, 182, 189 ff., 193
Schlaf 61, 64 ff., 88, 90, 122, 144, 173, 208, 229 f., 235 ff., 258
Sex 12, 31 f., 119, 171, 174, 267 ff., 272
Sitali-Atmung *siehe auch Atmung, kühlende* 175 ff., 182, 189 ff., 193, 224, 227 f.
Sitkari-Atmung *siehe auch Atmung, kühlende* 175 ff., 182, 189 ff., 193
Spiritualität 11, 76, 78, 92, 287
Stimulation 59 f., 64, 71, 85, 226, 234, 272
Stickoxid 30 ff., 52, 126 f., 170 f., 173, 182, 190, 192 ff., 197, 206, 241 ff., 245 ff., 272 f., 276, 280
Stickstoffmonoxid 29 ff.
Stoffwechsel 22, 43, 45, 97, 147, 149, 151 f., 156, 178, 181, 194, 204, 237 f., 259 ff., 276
Stress 32, 49, 55, 60 ff., 64 ff., 69 f., 85, 90, 94 f., 98, 108, 125, 137, 139, 143, 173, 206, 212, 217 f., 222, 229 ff., 236 f., 239, 245 f., 258, 268 f., 277, 281
Stresshormon 239, 243, 246, 259, 262, 265 f., 269, 271

T
Tonus 60, 62
– parasympathischer 61, 66, 71 f., 74, 81, 85, 132 ff., 137, 141 f., 147, 206, 239, 262, 265, 273, 280
– sympathischer 61, 66, 71 f., 85, 131 ff., 143, 154, 170, 207, 223, 226, 238, 265, 278

U
Überatmen 27 f., 41 f., 44 ff., 68, 128 ff.
Udana Vayu 92, 94 ff., 101, 120, 157, 194

Ujjayi-Atmung *siehe auch Atmung, siegreiche* 45 f., 127 ff., 138, 160, 171, 182, 185, 189 ff., 193, 224 f., 227, 270 ff.
Ungleichgewicht 12 f., 87, 91, 98 f., 150, 156, 158, 205 ff., 269
Unteratmen 41 ff.

V
Vagalkomplex
- dorsaler 62 ff., 70, 80, 84, 86 f., 92, 99 ff., 150, 172, 183, 194, 220, 228
- ventraler 62 ff., 70, 73 ff., 80, 84 f., 92, 100 ff., 127, 183, 192, 194, 212, 215, 273

Vagaltonus 121, 131, 133 f.
- dorsaler 73, 150, 167, 170
- ventraler 74, 168, 170, 224

Vagusnerv 62, 70, 94, 121, 131, 185, 234
Vyana Vayu 92, 94, 96, 98, 101, 194
Verdauung 12, 19 f., 55, 58 ff., 87, 91, 94, 97 f., 139, 149, 151 f., 156, 178, 181, 194 f., 238
Verschlüsse, energetische *siehe auch Bandha* 117 f.
Vier-Quadrat-Atmung *siehe auch Box-Atmung* 74, 97, 135
Viloma-Atmung *siehe auch Atmung, unterbrochene* 162 f., 165 ff., 182, 189 ff., 213, 215 f., 224, 227
Vishama Vritti-Atmung *siehe auch Atmung, ungleichmäßige* 140 ff., 182, 188 ff., 193, 233, 240, 246, 263, 265, 270, 272, 278
Vitalkapazität 33, 35, 41, 46, 52, 114, 124 f., 127, 163, 165, 170, 214 f., 219, 241, 250, 252 f., 255
VO_2max 35 f., 43, 142, 144, 170, 178, 181, 187, 192 f., 226, 250, 252, 275

W
Wachstum 30, 83, 85, 94 ff., 100, 130, 139, 162, 208, 258, 281, 283
Wasserstoff 22, 147, 261, 275
Wechselatmung *siehe auch Nadi Shodhana-Atmung* 77, 156, 182, 189 ff., 193, 249, 270
Werte, klinische 39 f.
Wurzelverschluss *siehe auch Mula Bandha* 118

Y
Yogaatmung *siehe auch Dirgha Svasam-Atmung* 123, 163, 167, 182, 189 ff., 193, 220
Yogaphilosophie 13, 15 f., 79, 106

Z
Zellatmung 20, 25, 73, 110, 114 f., 131, 142, 222 f., 227, 261, 273 ff.

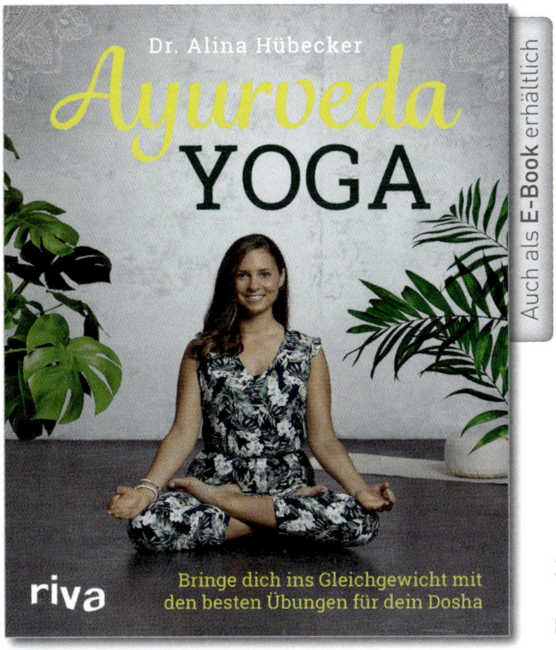

272 Seiten
19,99 € (D) | 20,60 € (A)
ISBN 978-3-7423-1191-7

Dr. Alina Hübecker

Ayurveda-Yoga

Bringe dich ins Gleichgewicht mit den besten Übungen für dein Dosha

Yoga und die indische Heilkunst Ayurveda sind eng verknüpft. Beide steigern die Harmonie von Körper und Geist. Wer sich dauerhaft gesund fühlen will, sollte im Einklang mit der Natur und seiner Konstitution, seinem Dosha, leben. Wie das gelingt, zeigt Ärztin, Ayurveda-Therapeutin und Yogalehrerin Dr. Alina Hübecker. Anhand eines Fragebogens kann zunächst das eigene Dosha analysiert werden. Darauf abgestimmte Yogaflows für Frühling, Sommer, Herbst und Winter ermöglichen eine individuelle Yogapraxis, die auf die wechselnden Bedürfnisse des Körpers eingeht und ideal auf das persönliche Dosha zugeschnitten ist. Zusätzliche Sequenzen lindern Beschwerden wie Entzündungen oder Verdauungsprobleme. Anregungen zur richtigen Ernährung und entspannende Rituale helfen dabei, die eigene Gesundheit zu stärken und langfristig ins Gleichgewicht zu bringen.

riva